DAS GROSSE BUCH DER

HOMÖOPATHIE

Dr. med. Klaus Wachter
Claudia Sarkady
Laszlo Sarkady

Compact Verlag

Die Autoren

Dr. med. Klaus Wachter arbeitete nach seinem Studium der Humanmedizin an der Medizinischen Universität in Wien weltweit als Rettungssanitäter. Derzeit ist er in einem Wiener Krankenhaus tätig und hat zahlreiche Erfahrungsberichte über die Wirkung diverser homöopathischer Komplexpräparate verfasst.

Claudia Sarkady ist mit einem Arzt verheiratet und als freie Medizin- und Wissenschafts-journalistin tätig. Ihre Spezialgebiete sind alle Fachbereiche der Medizin inklusive Natur-heilkunde und Prävention.

Laszlo Sarkady ist seit 1993 niedergelassener Arzt in eigener Praxis mit Schwerpunkt Naturheilverfahren. Zuvor war er als Assistenzarzt an verschiedenen Krankenhäusern in München, der Oberpfalz und Rheinland-Pfalz tätig. Nebenbei arbeitet der studierte Humanmediziner als Sachbuchautor und Medizinjournalist.

© 2008 Compact Verlag München
Alle Rechte vorbehalten. Nachdruck, auch auszugsweise,
nur mit ausdrücklicher Genehmigung des Verlages gestattet.
Alle Angaben wurden sorgfältig recherchiert, eine Garantie
bzw. Haftung kann jedoch nicht übernommen werden.
Chefredaktion: Dr. Angela Sendlinger
Redaktion: Barbara Fuhrmann
Produktion: Wolfram Friedrich
Titelabbildungen: pixelio.de/Bolliger Hanspeter (1. v. l.), pixelio.de/Helga Keweloh/NaturspurWerkstatt Lage/Heiden (2. v. l.), fotolia.com/Gina Sanders (3. v. l.), Klosterfrau Gesundheitsdienst (4. v. l.)
Typografischer Entwurf: Regina Rechter
Umschlaggestaltung: Regina Rechter

ISBN: 978-3-8174-6840-9
5468401

Besuchen Sie uns im Internet: www.compactverlag.de

Vorwort

Hektik, Unruhe, Stress. Der Mensch ist großen körperlichen und seelischen Belastungen
ausgesetzt. Daher nimmt die Homöopathie
einen zunehmend höheren Stellenwert ein.
Denn sie vermag es, das Gleichgewicht eines
erkrankten Organismus auf ganzheitlicher
Ebene wiederherzustellen.

„Das große Buch der Homöopathie" ist eine
umfassende Anleitung zur Selbstbehandlung
und homöopathischen Unterstützung der
Schulmedizin. So finden Sie in den Kapiteln
„Leichte Erkrankungen" sowie „Schwere und
chronische Erkrankungen" alle wichtigen
Beschwerden. Die Selbstdiagnose wird durch
eine ausführliche Darstellung der Symptome
und durch eine Kapitelunterteilung in Kör-

perteile (z. B. Kopf, Nase) und seelische Beschwerden erleichtert. Im Kapitel „Individuelle
Anwendung für Jung und Alt" werden
typische Erkrankungen in bestimmten Lebenssituationen und bei bestimmten Zielgruppen
(z. B. Kinder, Schwangere) beschrieben.

Hat Ihr Kind z. B. pochende Kopfschmerzen?
Dann schlagen Sie in den Kapiteln über leichte
und schwere Erkrankungen unter dem Stich-
wort „Kopf" sowie beim Kapitel über Kinderkrankheiten nach. Nun können Sie nach den
Symptomen suchen, die auf den kleinen Patienten zutreffen. Daraus wiederum ergibt
sich die Wahl des richtigen homöopathischen
Mittels. So werden Sie und Ihre Familie schnell
wieder gesund – auf eine natürliche Weise.

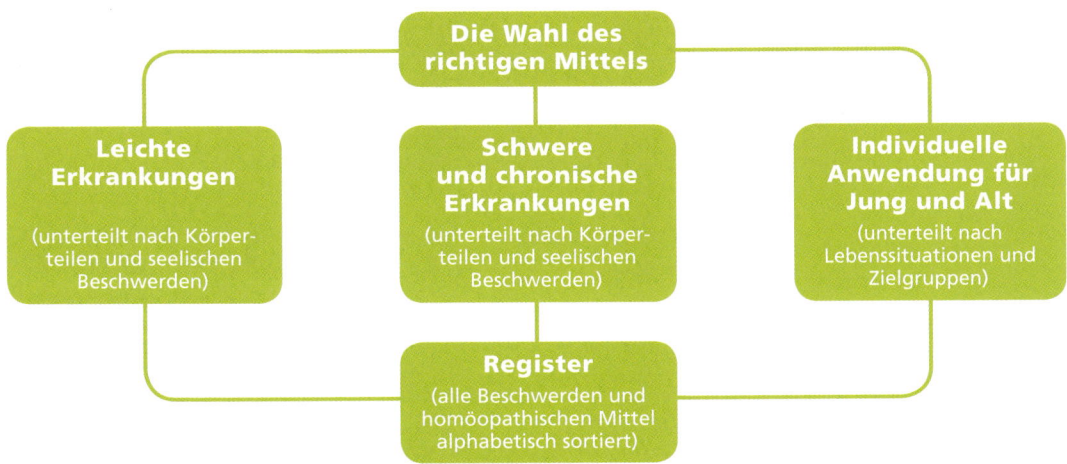

Die Wahl des richtigen Mittels

Leichte Erkrankungen
(unterteilt nach Körper-
teilen und seelischen
Beschwerden)

Schwere und chronische Erkrankungen
(unterteilt nach Körper-
teilen und seelischen
Beschwerden)

Individuelle Anwendung für Jung und Alt
(unterteilt nach
Lebenssituationen und
Zielgruppen)

Register
(alle Beschwerden und
homöopathischen Mittel
alphabetisch sortiert)

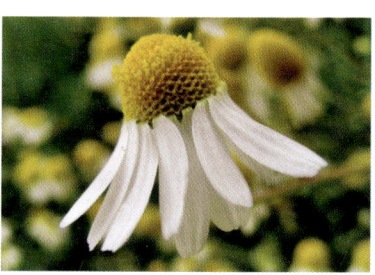
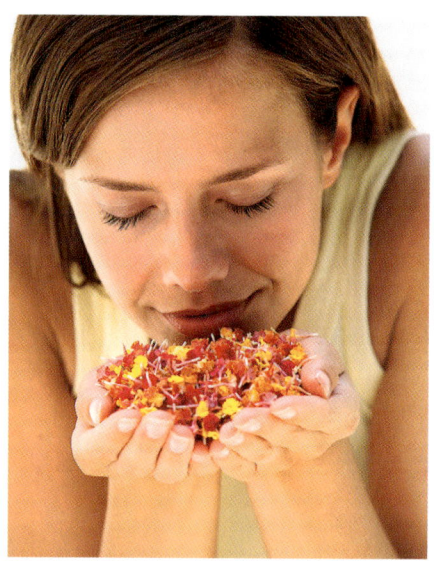
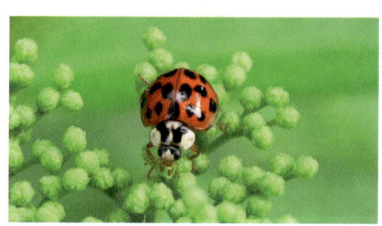

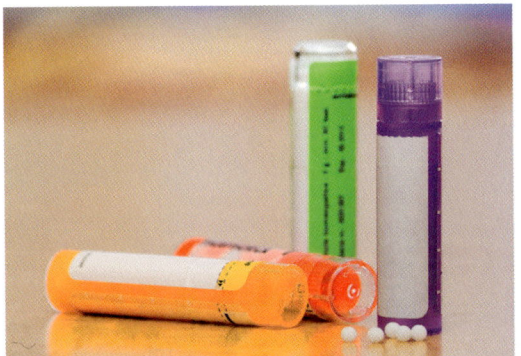

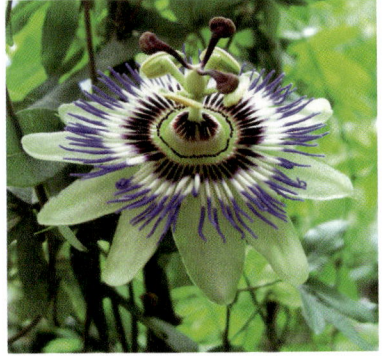

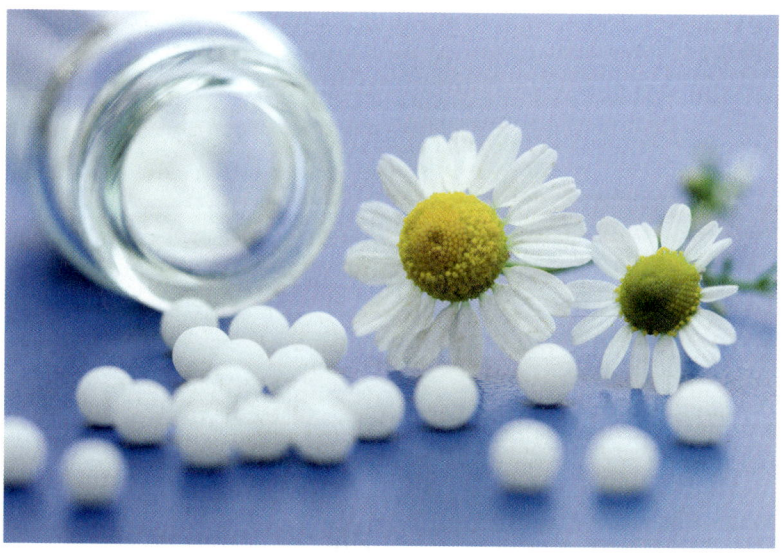

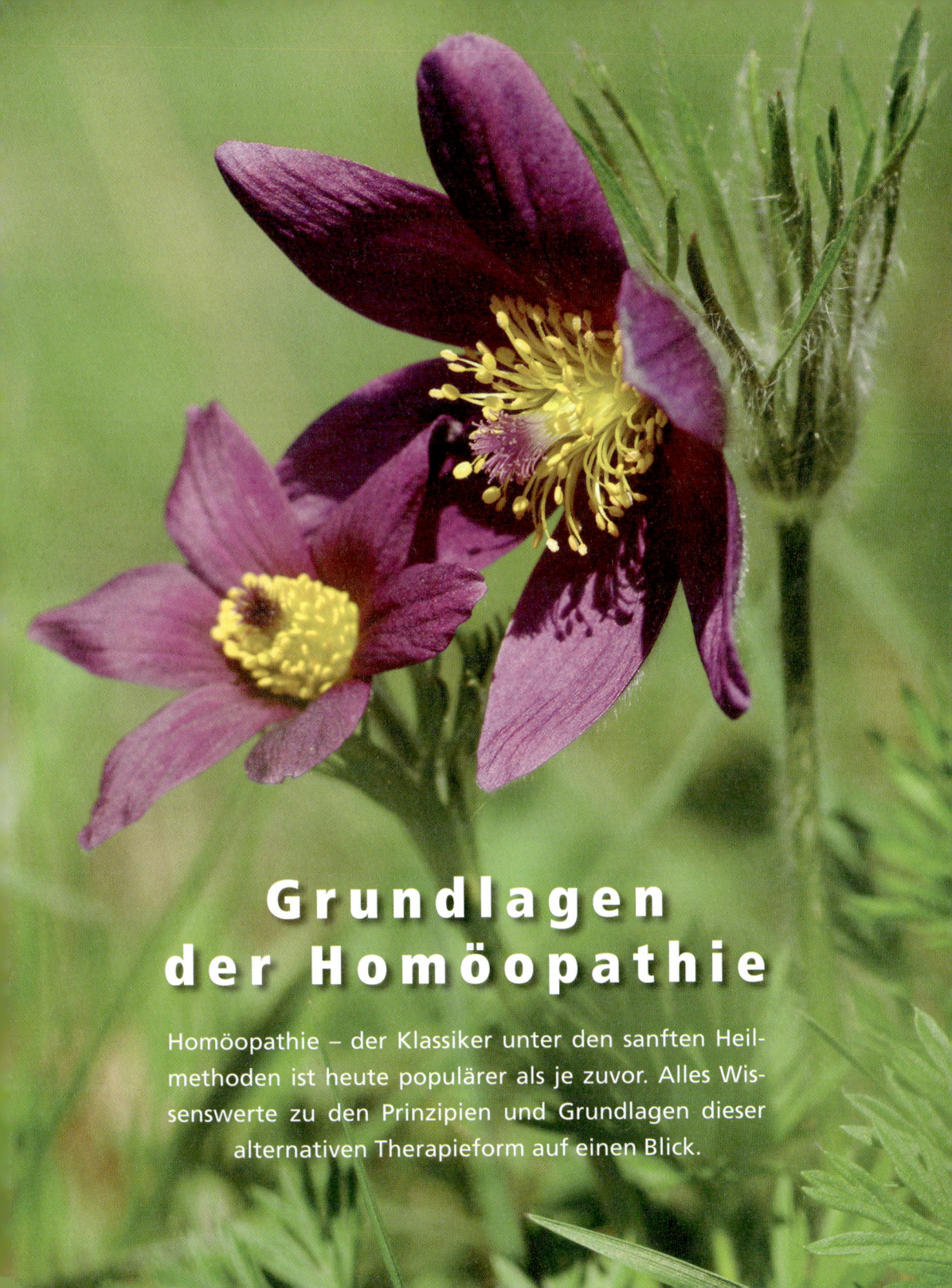

Grundlagen der Homöopathie

Homöopathie – der Klassiker unter den sanften Heilmethoden ist heute populärer als je zuvor. Alles Wis-
senswerte zu den Prinzipien und Grundlagen dieser
alternativen Therapieform auf einen Blick.

Eine Heilkunde und ihre Geschichte

Mehr als 200 Jahre ist die homöopathische Heilkunde alt und dennoch ist sie heute populärer als je zuvor. Der angesehene Wissenschaftler und Arzt Christian Friedrich Samuel Hahnemann (1755–1843) war es, der das homöopathische Prinzip zu einem anerkannten Heilkundesystem ausarbeitete.

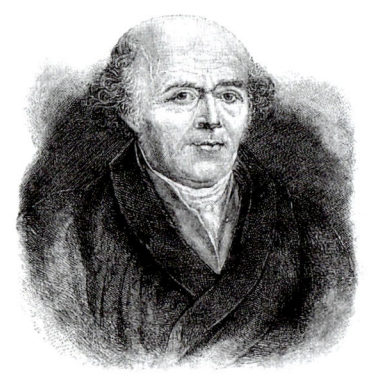

Alte Wissen-schaft

Homöopathisch orientierte Ansätze lassen sich im Verlauf der Geschichte weit zurückverfolgen. Bereits der griechische Arzt Hippokrates (460–377 v. Chr.) schreibt in seinen Schriften davon. Im Mittelalter, also 2.000 Jahre später, findet man beim Arzt und Philosophen Paracelsus (1493–1541 n. Chr.) Gedanken des homöopathischen Prinzips.

Mutiger Selbstversuch

Nach zwölf Jahren in der eigenen Praxis zweifelte Hahnemann an den damaligen Heilmethoden, die hauptsächlich aus Aderlass und Blutegeln bestanden, ja hielt sie sogar für schädlich. Als er wieder als Übersetzer arbeitete, stieß er auf eine ausführliche Abhandlung über die Heilwirkung von Chinarinde bei Malaria. Da er den Hypothesen des Autors keinen Glauben schenkte, entschied er sich, zu Testzwecken selbst Chinarinde einzunehmen. Und das, obwohl er nicht an Malaria erkrankt war. Plötzlich entwickelten sich Symptome beim eigentlich gesunden Hahnemann, die denen der Malaria auffallend ähnlich waren. Diese verschwanden wieder, als er die Chinarinde nicht mehr einnahm. Das Ergebnis war eindeutig: Ein Mittel, das bei einem Gesunden Symptome einer Erkrankung hervorruft, heilt genau diese Symptome bei einem Kranken. Gestützt auf diese Entdeckung formulierte Hahnemann das homöopathische Grundgesetz: „Ähnliches soll durch Ähnliches geheilt werden".

Der „Vater" der Homöopathie wollte ein System entwickeln, mit dem man die genauen Eigenschaften der Substanzen – seien es Heilpflanzen, tierische Giftstoffe oder Mineralien – ermitteln konnte. Auf diese Weise sollte man im Voraus festlegen können, bei welchen Erkrankungen welches Mittel hilfreich ist. So schuf er eine große Sammlung genauer Symptome, die mithilfe verschiedener homöopathischer Arzneien geheilt werden können.

Potenzen

Allerdings verschlimmerten sich nach der Gabe eines Mittels zunächst die Symptome, bevor eine Besserung eintrat. Um diese Verschlechterung zu unterbinden, begann Hahnemann die Dosierungen immer mehr zu verringern und zuletzt schrittweise zu verdünnen.

Er entdeckte außerdem, dass, wenn man das Mittel bei jedem Verdünnungsvorgang kräftig schüttelte, die Besserung gewöhnlich ohne jede Verschlimmerung eintrat. Hahnemann nannte diesen Prozess „Potenzierung"; die auf diese Weise hergestellten Mittel heißen bis heute

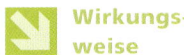
Wirkungsweise

Der Wirkungsmechanismus der Potenzen hat etwas mit Energie zu tun, die durch den Schüttelvorgang freigesetzt wird.

Selbstheilende Kräfte

Nach Ansicht Hahnemanns hängen alle normalen Funktionen des Körpers von der Lebenskraft ab, also vom Streben nach Heilung und Ausgewogenheit der Körperfunktionen. Krankheitssymptome sind demnach auf eine gestörte Lebenskraft zurückzuführen. Homöopathische Potenzen können eine Wirkung auf die Lebenskraft des Menschen ausüben. Die selbstheilenden Mechanismen des Organismus werden geweckt und in die richtigen Bahnen gelenkt. Die Homöopathie ist also die Kraft, die den Körper gesund erhält, indem sie die Abwehrkräfte des Organismus steuert.

„Potenzen". Je höher ein Mittel potenziert ist, desto besser wirkt es. Der Vorteil dieser Methode ist, dass Nebenwirkungen ausgeschlossen werden und bisher unzugängliche Stoffe, etwa Schlangengifte und Arsen, ihre giftige Wirkung verlieren, nicht aber ihre Heilkraft. Außerdem entfalten Substanzen wie z. B. Kiesel oder Blei die in ihrer ursprünglichen Form wirkungslos sind, in potenzierter Form eine große Heilkraft.

Prinzipien der Homöopathie

Ähnlichkeitsgesetz

„Ähnliches soll durch Ähnliches geheilt werden", so lautet das Grundprinzip Hahnemanns. Es ist der Ausgangspunkt der Homöopathie, auf dem Hahnemann seine ganzen Lehren aufbaute. Dieses Ähnlichkeitsprinzip (Simile-Regel; lateinisch simile = ähnlich) besagt, dass eine Substanz, die beim gesunden Menschen bestimmte Symptome hervorruft, ähnliche Symptome beim Kranken heilt – oder umgekehrt. Sprich: Zur Heilung eines Kranken muss das Mittel gefunden werden, das am Gesunden die ähnlichsten Beschwerden hervorruft.

Dazu sollte die Gesamtheit der Anzeichen und Symptome einer Krankheit mit der der verschiedenen Arzneimittelbilder (siehe Seite 13) verglichen werden. Die größte Ähnlichkeit bestimmt dann die Arznei.
Beispiel: Die Küchenzwiebel (Allium cepa), die beim gesun-

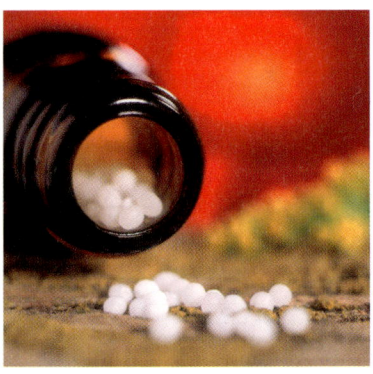

Wortstamm
Das Wort Homöopathie ist aus dem Griechischen hergeleitet, wobei „homeos" „ähnlich" bedeutet und „pathos" „Leiden".

den Menschen bekanntlich die Augen reizt, diese zum Tränen bringt und einen Niesreiz hervorruft, wird entsprechend dem Ähnlichkeitsprinzip als Schnupfenmittel eingesetzt. Denn bei einer Erkältung treten bekanntlich dieselben Symptome auf.

Arzneimittelprüfung

Ein homöopathisches Mittel besitzt die Fähigkeit, im menschlichen Körper Befindlichkeitsstörungen – also eine Art künstliche Krankheit – hervorzurufen. Um die Wirkung eines Arzneimittels auf den gesunden Menschen festzustellen, werden daher sogenannte Arzneimittelprüfungen durchgeführt. Diese Tests stellen die Grundlage der homöopathischen Arzneimittellehre dar.
Dabei werden alle auftretenden Symptome auf körperlicher, emotionaler und geistiger Lebensebene erfasst und ausgewertet. Alle Symptome zusammen ergeben ein Arzneimittelbild.

Materia medica

Die Ergebnisse der Arzneimittelprüfungen werden in einer Arzneimittellehre (Materia medica) dargestellt. Darunter versteht man eine Sammlung, in der die Homöopathika mit all ihren Leitsymptomen, sortiert nach Körperregionen, dargestellt werden und die inzwischen Informationen über 2.000 verschiedene Mittel enthält.

Neben den Symptomen werden auch die Merkmale der Konstitution der Personen festgehalten, etwa die äußere Erscheinung, Haar- und Augenfarbe sowie Charakterzüge.

Bedeutung der Konstitution

In der homöopathischen Betrachtungsweise spielt der Begriff der Konstitution eine große Rolle. Darunter versteht man die Gesamtheit aller Eigenschaften und Merkmale eines Individuums. Sie umfasst dem-

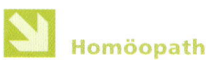

Homöopath

Die genaue Bestimmung des eigenen Konstitutionstyps ist für einen Laien sehr schwierig. Gehen Sie dafür möglichst zu einem Homöopathen.

**Typbestim-
mung**

Da der Typ nicht nur
nach den äußeren
Merkmalen bestimmt
wird, sondern auch
nach seinem Verhal-
ten/Wesen, beobachten
Homöopathen z. B.
auch, ob Menschen sehr
ängstlich oder vertrau-
ensvoll reagieren.

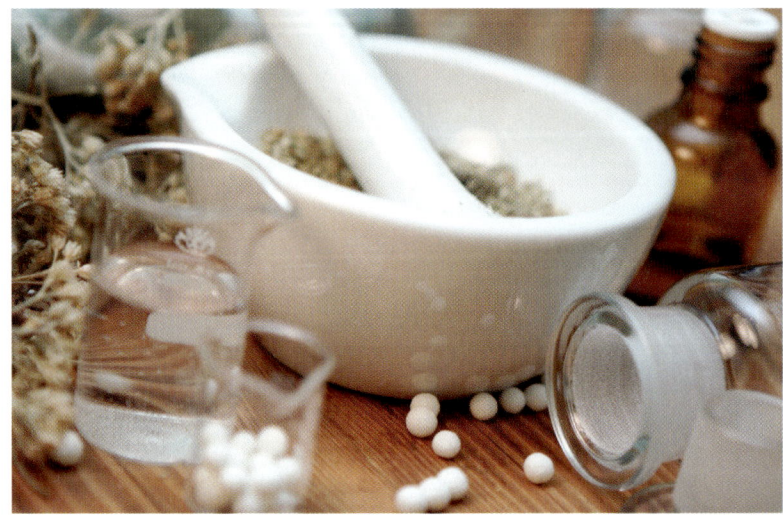

nach die geistige und seelische Verfassung eines Menschen, seine Gestalt und spezifische Reaktionsweise auf Einflüsse von außen sowie die Leistungs- und Anpassungsfähigkeit. Die Konstitution wird teils angeboren und teils im Laufe des Lebens weiterentwickelt. Verschiedene Personen, die unter eine bestimmte Konstitution (Typenbild) fallen, neigen auch zu entsprechenden Krankheiten, den sogenannten Konstitutionskrankheiten.

In der Homöopathie gibt es zahlreiche Konstitutionstypen, die sich aus dem entsprechenden Arzneimittelbild ergeben. Der Konstitutionstyp ist nur ein Hilfsmittel bei der Arzneimittelwahl. Primär sucht der Homöopath – entsprechend der Ähnlichkeitsregel – das Mittel nach der Ähnlichkeit der Symptome aus. Der Typus (die Konstitution) gibt also nur Hinweise, etwa: Dieser Mensch könnte von der Konstitution her Calcium carbonicum gebrauchen o. Ä. Denn bereits Hahnemann bemerkte, dass sich ähnliche äußere Merkmale eines Typus auch bei hundert anderen Patienten feststellen lassen.

Verschiedene Strömungen in der Homöopathie

Klassische Homöopathie

Ein gesunder Mensch ist in der Lage, viele schädliche Einwirkungen von außen (z. B. Infektionen, Verletzungen) in der Regel ohne fremde Hilfe zu überwinden. Ziel der Behandlung ist es daher, durch das passende, dem Krankheitsbild besonders ähnliche homöopathische Mittel Heil bringende Reaktionen des Körpers hervorzurufen. Diese sollen es dem Körper ermöglichen, die Krankheitsursache und nicht die Symptome zu überwinden.

In der klassischen Homöopathie wird stets mit Einzelmitteln und nicht mit Komplexmitteln (siehe Seite 14 f.) gearbeitet. Dabei wird nicht nur die Organerkrankung betrachtet, sondern sämtliche vorhandenen körperlichen und psychischen Symptome werden einbezogen. Die Kunst besteht vor allem darin, aus der Gesamt-

heit der Symptome diejenigen, die auffallend, ungewöhnlich und charakteristisch sind, herauszufiltern und nur einen Stoff als Heilmittel auszuwählen (meist in einer mittleren oder hohen Potenz). Dieses so gewählte Medikament beinhaltet die Gesamtheit aller aufgetretenen Krankheitssymptome und erzielt eine optimale Wirkung.

Beispielsweise gibt es bei Verstopfung etwa 250 homöopathische Mittel. Wenn keine näheren Angaben gemacht werden, ist es praktisch unmöglich, das richtige Mittel zu finden. Tritt diese Verstopfung jedoch nur nach Ärger auf, so stehen durch diese genauere Angabe nur noch wenige homöopathische Mittel in der engeren Wahl. Hieraus wird ersichtlich, dass nicht nur die Krankheitserscheinung an sich, sondern auch alle begleitenden Umstände von großer Wichtigkeit sind.

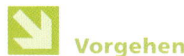

Vorgehen

Ein klassischer Homöopath arbeitet ausschließlich nach den Regeln Hahnemanns und deren Weiterentwicklungen.

Klinische Homöopathie

Alternative Heilmethoden

Häufig werden sämtliche alternative Therapieformen in einen Topf geworfen. Tatsächlich aber sind etwa die Bachblütentherapie, Akupunktur oder anthroposophische Medizin von der Homöopathie abzugrenzen.

In der klinischen Homöopathie werden Mittel in Niederpotenzen (D1-D12) mit geringer energetischer Kraft eingesetzt. Die Arzneien werden nach klinisch gestellter Diagnose angewendet und basieren auf der Gleichartigkeit zwischen der Ähnlichkeit der Heilmittelsymptome und den örtlichen Symptomen des erkrankten Organs. Die Dosen werden mehrmals täglich verordnet. Zudem werden verschiedene Mittel gleichzeitig verschrieben. Dadurch, dass die Auswahl der infrage kommenden Mittel durch die klinische Diagnose bestimmt wird, fehlt die Offenheit für eine ganzheitliche Wahrnehmung des Patienten. Anstatt

den gesamten Menschen in Betracht zu ziehen, wird nur ein sehr kleiner Aspekt, nämlich die lokale Symptomatik, berücksichtigt. Die Heilerfolge der klinischen Homöopathie bleiben daher eher oberflächlich.

Komplexhomöopathie

Auch die komplexhomöopathische Behandlung beginnt mit einer Krankheitsdiagnose. Auf Grundlage der Übereinstimmung örtlicher Erkrankungen mit Heilmittelsymptomen wird das weitere Vorgehen bestimmt. Alle oder zumindest die wirksamsten Mittel, die ein bestimmtes Beschwerdebild beeinflussen können, werden zu einem Arzneimittelkomplex zusammengestellt. Die kombinierten Mittel sind fast immer D-Potenzen. Erfolgt z. B. die klinische Diagnose einer Herzerkrankung, stellt der Homöopath ein „homöopathisches Herzmittel" zusammen, das etwa Strophantin, Ranunculus bulbosus, Spigelia anthelmia und Kalmia enthält. Die komplexhomöopathische Behandlung wirkt nicht so tief wie ein einzelnes, genau den Symptomen entsprechend ausgewähltes Medikament. Die Mittel müssen über einen längeren Zeitraum hinweg und mehrmals täglich verabreicht werden, um Erfolge zu erzielen.

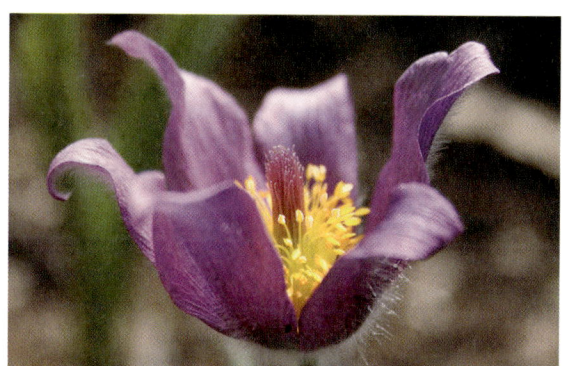

Die Behandlung beim Homöopathen

Die Aufgabe des homöopathischen Therapeuten besteht darin, für jeden Patienten das individuelle Heilmittel zu finden. Er nimmt dafür alle krankhaften Veränderungen des Befindens seines Patienten auf und bestimmt daraus das Medikament. Neben den Beschwerden auf körperlicher und psychischer Ebene und den krankheitsauslösenden Faktoren gehen auch seine Vorlieben und Gewohnheiten, also seine gesamte Persönlichkeit, in die Behandlung mit ein.

Anamnese

Grundlage für die Ermittlung des Arzneimittels ist eine sehr differenzierte Anamnese des Kranken, die dessen Einzigartigkeit gerecht zu werden versucht. Diese erste Ermittlung der Krankheitsgeschichte dauert etwa ein bis zwei Stunden.
Ausschlaggebend für die Wahl des Mittels ist dabei weniger ein einzelnes Krankheitssymptom als vielmehr der Typus des Kranken in seiner Gesamtheit und die sich

Frei und spontan

Bei der Anamnese ist es wichtig, dass der Patient frei und spontan seine Hauptbeschwerden und die möglichen Krankheitsursachen beschreibt. Dabei sollte er nur seine persönliche Empfindung und nicht die Meinung der Ärzte oder Therapeuten wiedergeben.

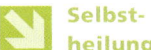 **Selbstheilung**

Ein Vorteil der Homöopathie ist die Aktivierung der Selbstheilungskräfte des Patienten. Dadurch ist das Risiko eines erneuten Ausbrechens der Krankheit gering.

daraus ergebenden besonderen Begleitumstände der Erkrankung. Dabei wird das Arzneimittelbild mit dem Persönlichkeitstypus des Patienten und der aktuellen Erkrankung verglichen. Auf Grundlage dieser Erkenntnisse verordnet der Homöopath ein Mittel, das in seiner Charakterstruktur dem Erkrankten am ähnlichsten ist.

Nachuntersuchung

Nimmt der Patient das Mittel und sind krankheitsauslösende

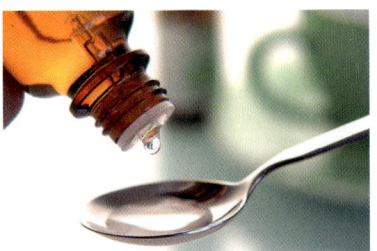

Faktoren beseitigt, sollte nach vier bis sechs Wochen noch einmal eine Nachuntersuchung erfolgen. Dabei beurteilt der Homöopath, ob die eingeleiteten Maßnahmen ausreichend waren, was das Mittel bewirkt hat, ob es die richtige Stärke hatte und ob gegebenenfalls ein Folgemittel bestimmt werden muss. Der weitere Behandlungsverlauf ist sehr individuell. Die Abstände zwischen den Nachuntersuchungen werden im Regelfall größer. Meist finden die Kontrollen nur noch alle drei Monate statt. Allerdings können z. B. schwerwiegende hoch akute Erkrankungen einen früheren Besuch notwendig machen oder äußere belastende Faktoren die Verschreibung eines neuen Arzneimittels veranlassen. In diesen Fällen ist ein sehr enger Arzt-Patienten-Kontakt notwendig.

Homöopathische Selbstbehandlung

Es gibt gewisse Einnahmeregeln für homöopathische Heilmittel, damit sie ihre optimale Wirksamkeit entfalten können. Zunächst einmal gilt: Homöopathika wirken sofort. Es ist also keine Einwirkungszeit nötig.

- **Tropfen-Präparate** werden entweder direkt auf die Zunge gegeben oder mit einem Tee- bis Esslöffel Wasser verdünnt (kein Metalllöffel!). Kindern sollten Tropfen aufgrund des Alkoholgehalts stets verdünnt verabreicht werden.
- **Tabletten-Präparate** werden zerkaut und im Mund verteilt. Für Kleinkinder sollten die Tabletten mit einem Löffel zerdrückt und in etwas Wasser aufgelöst werden. Verabreichen Sie diese Lösung mit einem Löffel.
- **Gobuli-Präparate** werden direkt auf oder unter die Zunge gegeben und langsam zergehen gelassen.

- **Pulver (Triturationen)** werden auf die Zunge gegeben oder in etwas Wasser aufgelöst. Pro Arzneimittelgabe wird eine Messerspitze voll verabreicht. Sofern angezeigt, können Triturationen auch durch die Nase eingeschnupft werden.

Einnahme mehrerer Mittel

Wenn mehrere Mittel gleichzeitig eingenommen werden müssen, etwa aufgrund einer plötzlichen Grippe bei chronischer Magenübersäuerung, sind folgende Varianten möglich: Bei akuten Beschwerden werden die verschiedenen Mittel im regelmäßigen Wechsel, z. B. alle 30 Minuten, eingenommen. Bei chronischen Beschwerden werden die verschiedenen Mittel im täglichen Wechsel eingenommen, sprich: Mittel A am Mon-

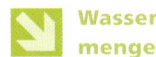
Wassermenge

Die zur Verdünnung der Tropfen verwendete Menge Wasser ist für die Wirkung ohne Bedeutung.

verschwinden die Beschwerden bei der richtigen Wahl des Mittels rasch; es kommt selten zu Rückfällen. Die Behandlung wird meist am gleichen Tag bei Ausbleiben der Beschwerden abgebrochen.

Bei chronischen Beschwerden kann eine monatelange Einnahme notwendig sein. Die Behandlung dauert grundsätzlich so lange an, bis keine spür- und sichtbaren Symptome bzw. störenden Reaktionen (Modalitäten) mehr vorhanden sind. Grundsätzlich ist eine gewisse Nachbehandlungszeit notwendig, auch wenn keine Symptome mehr vorliegen. Denn die Ursachen sind eventuell noch nicht ganz beseitigt. Außerdem gelten folgende Regeln:

- Homöopathische Mittel werden so oft wie nötig und so selten wie möglich eingenommen.
- Je akuter und ernsthafter eine Krankheit ist, desto häufiger muss man das Mittel einnehmen.
- Wenn sich die Krankheitssymptome deutlich verbessern, sollte das homöopathische Mittel nicht mehr eingenommen werden.

tag, Mittel B am Dienstag, Mittel A am Mittwoch etc.

Einnahmehäufigkeit

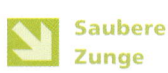

Saubere Zunge

Spülen Sie vor der Einnahme des homöopathischen Mittels gründlich den Mund aus!

Bei der Einnahme eines homöopathischen Mittels muss berücksichtigt werden, dass jeder Mensch individuell reagiert. Die Einnahme wird immer dann wiederholt, wenn die Wirkung der vorherigen Gabe nachlässt oder wenn die Beschwerden erneut auftreten.

Bei akuten Erkrankungen kann z. B. eine viertelstündliche Einnahme nötig sein. In der Regel

- Bei einer Erstverschlimmerung sollte man das Mittel absetzen, bis die Reaktion verschwunden ist.

Dosierung

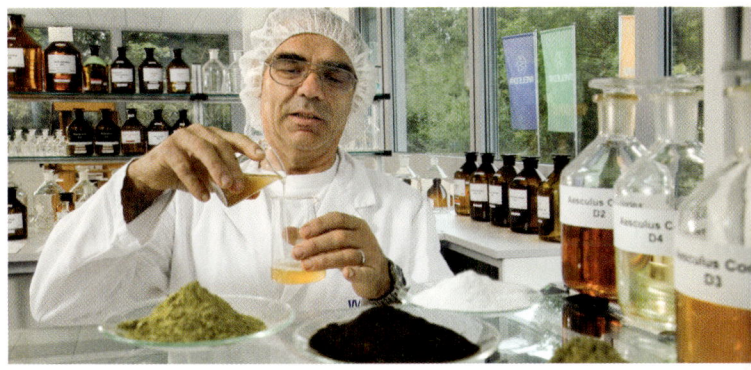

Niedrige Potenzen (bis D/C12)

Niedrige Potenzen sind vorwiegend bei akuten Krankheitsgeschehen anzuwenden. Stündlich werden fünf bis zehn Tropfen, fünf bis zehn Globuli bzw. eine Tablette verabreicht.

Die Einnahme erfolgt höchstens zwölfmal täglich, bei einer spürbaren Besserung nur noch dreimal am Tag. Bei chronischen Erkrankungen werden ein- bis dreimal täglich fünf bis zehn Tropfen, fünf bis zehn Globuli oder auch eine Tablette eingenommen.

Hohe Potenzen (ab D/C30)

Hohe Potenzen werden in der Regel bei chronischen Erkrankungen eingesetzt und gehören in die Hand eines Therapeuten. Die Einnahme von fünf bis zehn Tropfen, fünf bis zehn Globuli oder einer Tablette sollte nur in

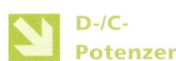 **D-/C-Potenzen**

D-Potenzen sind im Verhältnis 1:10 verdünnt, C-Potenzen im Verhältnis 1:100.

Beeinträchtigung der Wirkung

Einige Substanzen können die Wirkung der Homöopathika beeinträchtigen. Dazu gehört Kaffee, der den homöopathischen Mitteln entgegenwirkt. Schwarzer Tee kann ebenfalls, wenn auch nur in geringem Maße, die Heilung verzögern.
Verzichten Sie außerdem auf Nikotin, stark aromatische Essenzen wie Kampfer, Pfefferminzöl, Menthol und Eukalyptus, Pfefferminztee sowie Bonbons oder Kaugummis, die Menthol oder Pfefferminze beinhalten.

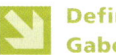

Definition: Gabe

Wird von einer Gabe gesprochen, sind fünf Kügelchen (Globuli) gemeint.

großen zeitlichen Abständen, also nach Wochen oder gar Monaten, wiederholt werden.

Dosierung für Kinder

Für Kinder gelten Bruchteile der genannten Erwachsenen-

dosis: Säuglinge im ersten Lebensjahr erhalten ein Drittel, Kleinkinder bis zum sechsten Lebensjahr etwa die Hälfte, Kinder zwischen sechs und zwölf Jahren etwa zwei Drittel davon.

Grenzen der Selbstbehandlung

Chronische Erkrankungen

Schwere oder chronische Erkrankungen sollten Sie niemals auf eigene Faust behandeln, sondern immer mit Ihrem Arzt oder Homöopathen besprechen. Häufig übernimmt Ihre Krankenkasse hierfür auch die Kosten. Fragen Sie nach!

Es ist ein fataler Irrtum, zu glauben, dass man mit homöopathischen Mitteln nichts falsch machen kann – auch wenn diese Arzneimittel rezeptfrei in der Apotheke zu kaufen sind. Denn das falsche homöopathische Mittel, kann – selbst in niedriger Dosis –, wenn es z. B. über längere Zeit hinweg eingenom-

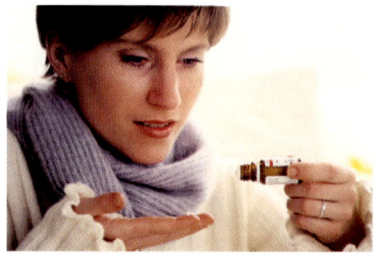

men wird, Schäden verursachen. Durch falsch verordnete Arzneimittel, besonders durch sogenannte Komplexmittel können die Symptome derart verschleiert werden, dass eine Heilung kaum noch möglich ist. Durch den Mangel an medizinischer Kenntnis besteht die Gefahr, dass Patienten im Fall einer Selbstbehandlung Symptome schwerer Krankheiten übersehen, verharmlosen oder nicht richtig deuten. Besprechen Sie also eine mögliche Selbstbehandlung vorab mit einem Arzt. Dieser kann auch die Erkrankung richtig diagnostizieren.

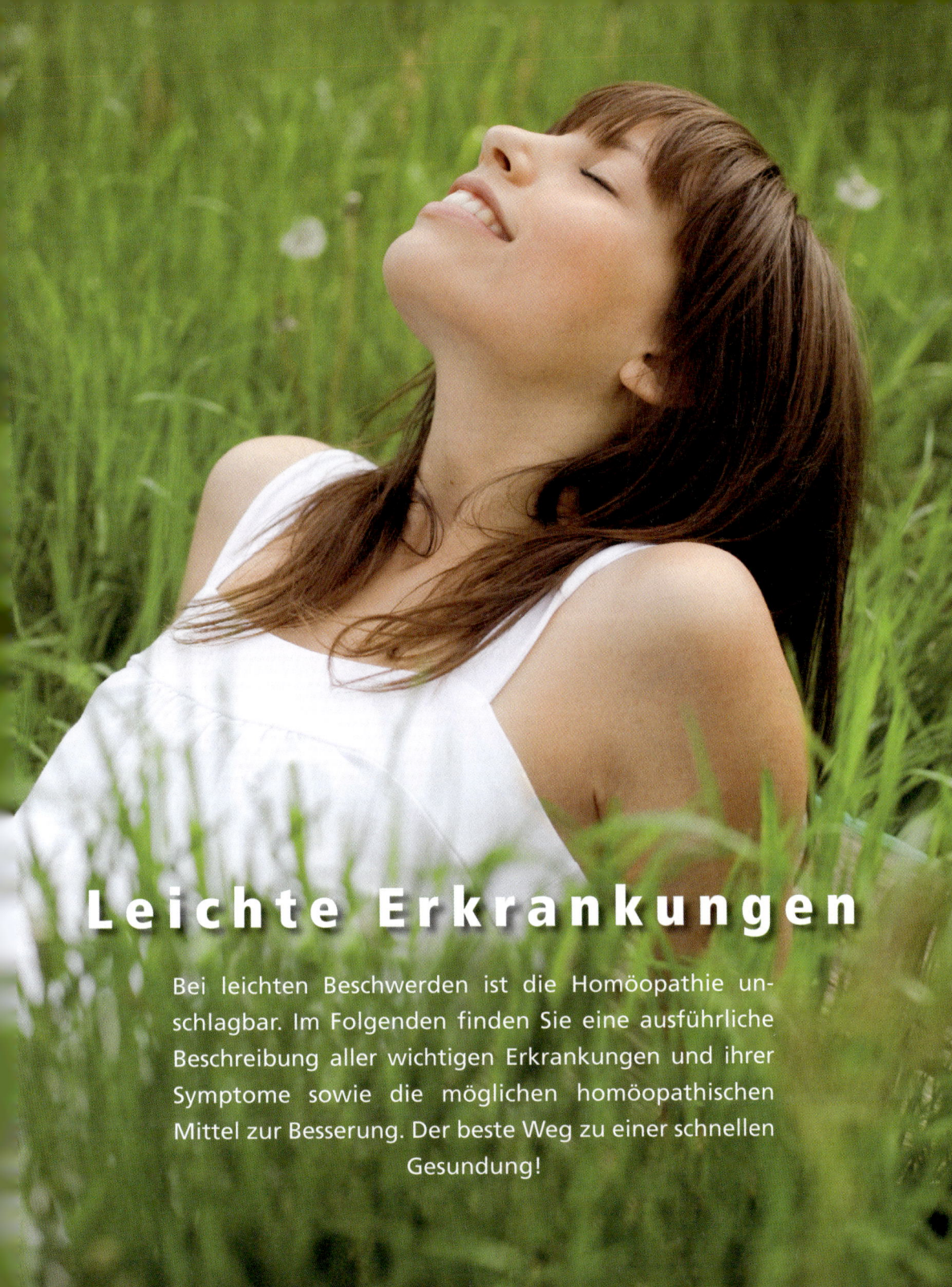

Leichte Erkrankungen

Bei leichten Beschwerden ist die Homöopathie un-schlagbar. Im Folgenden finden Sie eine ausführliche Beschreibung aller wichtigen Erkrankungen und ihrer Symptome sowie die möglichen homöopathischen Mittel zur Besserung. Der beste Weg zu einer schnellen Gesundung!

Kopf

Migräne

Kopfschmerz ist nicht gleich Kopfschmerz. Grundsätzlich wird zwischen primären und sekundären Kopfschmerzen unterschieden. Sekundäre Kopfschmerzen sind symptomatische Kopfschmerzen, d. h., ihnen liegt eine andere Krankheit zugrunde. Die Schmerzen sind also nur ein Symptom, sie stellen nicht die Krankheit selbst dar. Sie werden behandelt, indem die zugrunde liegende Krankheit behandelt wird.

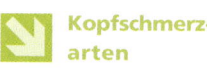
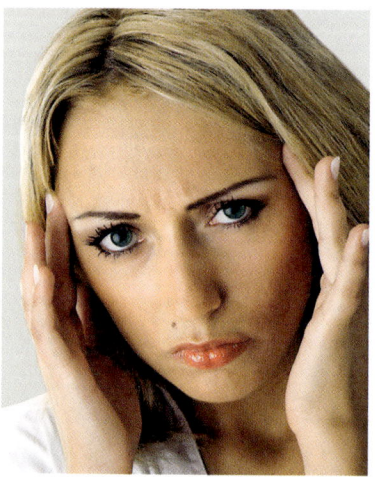

Bei primären Kopfschmerzen können keine organischen Störungen festgestellt werden, welche die Ursache des Kopfschmerzes sind. Der Schmerz ist also nicht Zeichen einer anderen organischen oder psychischen Grunderkrankung, sondern er ist die eigentliche Krankheit. Zu derartig eigenständigen Schmerzkrankheiten zählen z. B. Clusterkopfschmerzen, Migräne und Spannungskopfschmerzen, die etwa 92 Prozent aller Kopfschmerzerkrankungen ausmachen.

Zu den Auslösern einer Kopfschmerzattacke gehören Veränderungen im Schlaf-wach-Rhythmus, Auslassen oder Verzögerung von Mahlzeiten, körperlicher und psychischer Stress, etwa Schulstress oder problematische Familienverhältnisse, Teilleistungsstörungen, Ängste oder Aufregung, aber auch Lärm, grelles Licht, Gerüche, Kälte, Wetterumschwung, Bewegungsmangel, zu wenig frische Luft sowie Schwankungen des Blutzuckerspiegels („Unterzuckerung") oder Allergien. Zudem weisen Studienergebnisse darauf hin, dass gewisse Nahrungsmittel (z. B. Kuhmilch, Eier, Zitrusfrüchte) eventuell einen Migräneanfall auslösen können, was jedoch nur sehr selten der Fall ist.

Symptome

Bei Migräne handelt es sich um eine Erkrankung, die in Attacken mit pulsierendem oder hämmerndem Kopfschmerz auftritt.

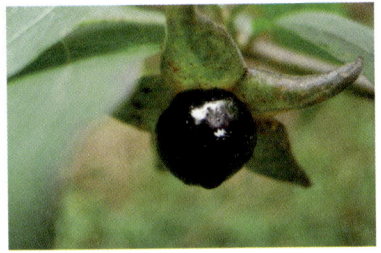

Intensität, Dauer und Frequenz der Kopfschmerzen variieren dabei deutlich. Die Kopfschmerzen sind meist halbseitig lokalisiert, oft wechseln sie während einer Migräneattacke die Seite.

Primäre Erkrankung

Migräne gehört zu den primären Kopfschmerzen, der Schmerz ist also die eigentliche Erkrankung.

Regeln zur Vorbeugung von Migräne

- Wenn Sie Ihre persönlichen Migräneauslöser kennen, sollten Sie diese vermeiden!
- Gewöhnen Sie sich einen regelmäßigen Schlaf-wach-Rhythmus an und behalten Sie diesen bei – auch am Wochenende.
- Essen Sie regelmäßig und stets zur gleichen Zeit.
- Achten Sie auf einen möglichst geregelten Tagesablauf.
- Betreiben Sie regelmäßig leichten Ausdauersport. Das hilft, zu entspannen und Anfällen vorzubeugen.
- Sagen Sie auch einmal „nein" zu Dingen, die Sie aus dem Takt bringen könnten.
- Achten Sie auf regelmäßige Entspannungspausen.
- Führen Sie ein Kopfschmerztagebuch. Darin können Sie notieren, wann, wie oft und wie stark Sie Kopfschmerzen haben.
- Überfordern oder überanstrengen Sie sich nicht.

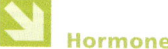

Hormone

Migräne ist von
hormonellen Abläufen
im Körper abhängig.
Daher erkranken
vermutlich auch
wesentlich mehr Frauen
daran als Männer.

Es gibt aber noch weitere wichtige Kriterien für die Abgrenzung des Migränekopfschmerzes gegenüber „normalen" Kopfschmerzen. Diese Unterscheidung ist wichtig, um einschätzen zu können, ob es sich um Migräne handelt oder ob die Kopfschmerzen ein Hinweis auf andere Krankheiten sind. Solche weiteren Merkmale sind

- das Auftreten von Begleitsymptomen wie Übelkeit, Brechreiz, Erbrechen, Licht- und Lärmempfindlichkeit,
- neurologische Ausfälle wie z. B. Wahrnehmungsstörungen sowie
- sehr starke Schmerzen.

Die Häufigkeit der Anfälle ist von Person zu Person recht un-

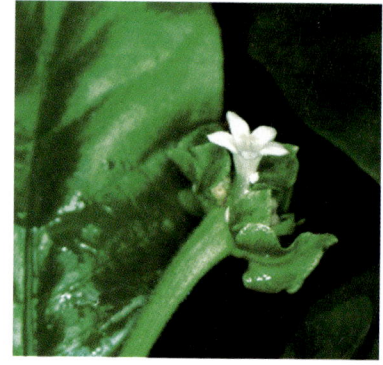

terschiedlich. Migräneattacken können sich regelmäßig in kurzen Abständen oder täglich wiederholen, dann aber für längere Zeit, etwa Monate oder gar Jahre ausbleiben. Andere Personen wiederum leiden jahrzehntelang unter regelmäßig wiederkehrenden Anfällen, so etwa Frauen während der Menstruationsblutung.

Wortherkunft

In der Literatur findet man zwei Erklärungen für den Begriff Migräne. So soll sie auf das griechische Wort „hemikrania" zurückgehen, was man wörtlich mit „halber Schädel" übersetzen könnte. Dies ist ein Hinweis auf das halbseitige Auftreten der Kopfschmerzen, wie es bei den meisten Betroffenen der Fall ist. Die zweite Erklärung geht auf das lateinische Wort „migrare" (lateinisch = wandern, umherziehen) zurück. Ebenfalls ein Hinweis auf ein typisches Merkmal der Migräne: das „Wandern" bzw. Sichausbreiten sowohl der Schmerzen als auch der Aura.

Migräneattacken lassen sich in ihrem Ablauf in vier Phasen unterteilen, die jedoch nicht bei jeder Attacke gleich ablaufen; sie können auch ganz fehlen. Aufeinanderfolgende Anfälle sind durch das sogenannte Migräneintervall, die anfallsfreie Zeit, getrennt. In diesem Zeitraum ist der Patient schmerzfrei.

Vorphase: Ein bis zwei Tage oder Stunden vor der Migräneattacke kommt es zu erkennbaren Vorboten oder Warnzeichen, die einen Anfall ankündigen. Diese Hinweissymptome können sehr

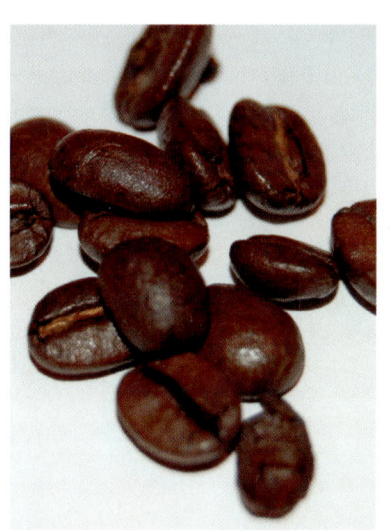

unterschiedlich sein: Müdigkeit, Gereiztheit, depressive Verstimmungen, Überaktivität/ Aufgedrehtheit, verminderte Leistungsfähigkeit, Konzentrationsstörungen, häufiges Gähnen, Hunger auf Süßes, Verspannungen im Nacken, leichte Kopfschmerzen, Übelkeit. Aber auch Frieren oder Schwitzen können die Attacke ankündigen.

Aura: Migräneanfälle mit Aura, früher als „klassische Migräne" bezeichnet, machen etwa 35 Prozent der Anfälle aus und können manchmal einen schweren Verlauf haben.

Vor dem Einsetzen der eigentlichen Kopfschmerzen kommt es dabei zu Störungen des zentralen Nervensystems und zu Ausfallserscheinungen (Fehlleistungen der Sinneswahrnehmung wie Seh-, Gefühls- und Sprachstörungen), die man als Aura bezeichnet und sich in einem Zeitraum von etwa fünf bis 20 Minuten entwickeln. Diese Erscheinungen treten vor den Kopfschmerzen wie bei einem Sonnenaufgang (daher auch der

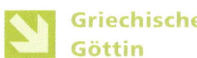
Griechische Göttin

„Aura" leitet sich von Aurora, der griechischen Göttin der Morgenröte ab und bedeutet „Schein, Ausstrahlung".

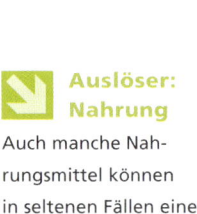

Auslöser: Nahrung

Auch manche Nahrungsmittel können in seltenen Fällen einen Migräneanfall auslösen, so z. B. Kuhmilch, Eier, Schokolade und Weizenmehl.

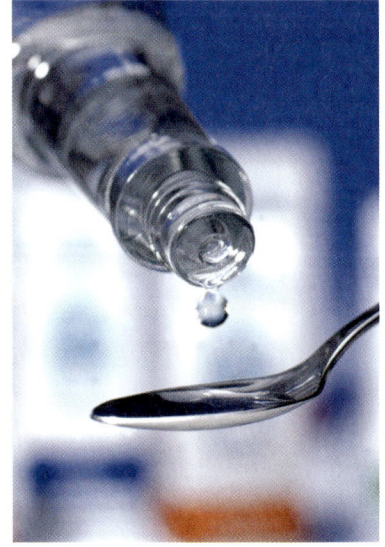

Name) auf und werden langsam stärker.

Charakteristisch ist die Wanderung der Symptome. So wandern z. B. Sehstörungen im gesamten Gesichtsfeld, oder das Kribbelgefühl wandert den Arm entlang. Die Symptome dauern in der Regel nicht länger als zehn bis 30 Minuten, maximal eine Stunde.

Kopfschmerzphase: Wenn die Aura abgeklungen ist, beginnen meist unmittelbar die Kopfschmerzen und andere Begleit-

erscheinungen wie Übelkeit, Erbrechen, Licht- und Geräuschempfindlichkeit. Eine Migräneattacke kann zwischen vier und 72 Stunden dauern. In den meisten Fällen ist die Schmerzphase jedoch nach einem Tag vorbei.

Die Kopfschmerzen sind in der Regel einseitig. Das Zentrum der Beschwerden liegt an der Schläfe oder Stirn; von dort strahlen die Schmerzen, die sich im Verlauf der Attacke ausbreiten oder auch wandern, aus. Ihre Intensität und auch ihr Charakter können sich verändern: An Anfang und Ende eines Anfalls sind sie eher dumpf oder drückend, im weiteren Verlauf werden sie pulsierend, stechend, hämmernd oder wellenförmig und sind intensiver als „normale" Kopfschmerzen.

Migränekopfschmerzen verschlimmern sich bei jeder körperlichen Tätigkeit oder Bewegung. Dies ist ein wichtiges diagnostisches Unterscheidungsmerkmal zur Abgrenzung von normalen Kopfschmerzen.

Vergleich der Migräneformen

Symptome einer einfachen Migräne

- einseitige Kopfschmerzen um die Augen oder im Schläfenbereich
- pulsierend hämmernder oder pochender Schmerzcharakter
- Begleitsymptome: Übelkeit und Erbrechen, Verstopfung oder Durchfall, Harndrang, niedriger Blutdruck, blasse Gesichtsfarbe, kalte Füße und Hände, Ruhebedürfnis, Licht- und Geräuschempfindlichkeit, Geruchsüberempfindlichkeit

Symptome einer Migräne mit Aura

- Aurasymptome: fünf bis maximal 60 Minuten
- Dauer der Kopfschmerzen: vier bis 72 Stunden
- Schmerzen häufig nur auf einer Kopfseite
- pulsierender, pochender Schmerzcharakter
- Schmerzintensität: mäßig bis stark
- Verstärkung der Kopfschmerzen bei körperlicher Aktivität oder Anstrengung
- Begleitsymptome: Übelkeit und Erbrechen, Licht- und Geräuschempfindlichkeit, Ruhebedürfnis

Rückbildungsphase: Nach Abklingen der Kopfschmerzphase setzt die Rückbildungs- oder Erholungsphase ein. Die Rückbildungsphase ist gekennzeichnet von Appetitlosigkeit, starker Erschöpfung, Müdigkeit, dem Bedürfnis nach Ruhe sowie Konzentrationsstörungen. Es besteht außerdem eine erhöhte Schmerzempfindlichkeit.

Diese Phase kann bis zu zwei Tage nach dem eigentlichen Anfall anhalten. In den meisten Fällen ist das Schlafbedürfnis der Patienten nach einer Attacke sehr hoch.

Homöopathische Mittel

Belladonna D30 oder Coffea D3 (im Anfall), Arsenicum D12-30 (bei heftigen, brennenden Schmerzen mit Unruhe, Angst), Nux vomica D12-30 (bei gleichzeitiger Übelkeit und Brechreiz), Ipecacuanha D4 (bei Übelkeit), Calcium carbonicum D30 (bei Migräne mit dem Gefühl von Eiseskälte am Kopf), Sanguinaria D12 (bei rechtsseitigen Anfällen), Sepia D30 und Pulsatilla D4-6 (bei menstrueller Migräne),

Behandlung

Den Migräneanfall wird man mithilfe homöopathischer Mittel nicht stoppen können, man kann aber den Verlauf erleichtern oder verkürzen.

Relax

Gegen Kopfschmerzen
jeder Art hilft Entspan-
nung. Lernen Sie z. B.
Yoga, autogenes Trai-
ning oder Progressive
Muskelentspannung.
Viele Sportvereine oder
Volkshochschulen
bieten entsprechende
Kurse an.

Gelsemium (bei Doppelsehen, Depression und Zittern), Natrium muriaticum D12-30 (bei häm- mernden, berstenden Kopfschmer- zen, Lichtempfindlichkeit).

Spannungs- kopfschmerzen

Spannungskopfschmerzen tre- ten am häufigsten auf. Etwa 78 Prozent der Bevölkerung bekommt zumindest zeitweise diese Art von Kopfschmerzen. Frauen sind etwas häufiger betroffen als Männer. Zudem leiden auch immer mehr Schul- kinder zwischen acht und 16 Jahren darunter.

Die Frage, wie ein Kopfschmerz vom Spannungstyp entsteht, ist noch nicht genau geklärt. Als Ursachen werden eine familiäre Vorbelastung, Muskelverspan- nungen, eine gestörte Schmerz- verarbeitung im Zentralen Nervensystem, psychologische Stressfaktoren und veränderte Botenstoffe im Gehirn diskutiert.

Symptome

Typische Anzeichen sind beid- seitige, drückende und ziehende Kopfschmerzen, die leicht bis mäßig ausgeprägt sind. Sie wer- den am stärksten an der Stirn oder im Nackenbereich empfun- den. Die Schmerzen sind im Gegensatz zur Migräne nicht

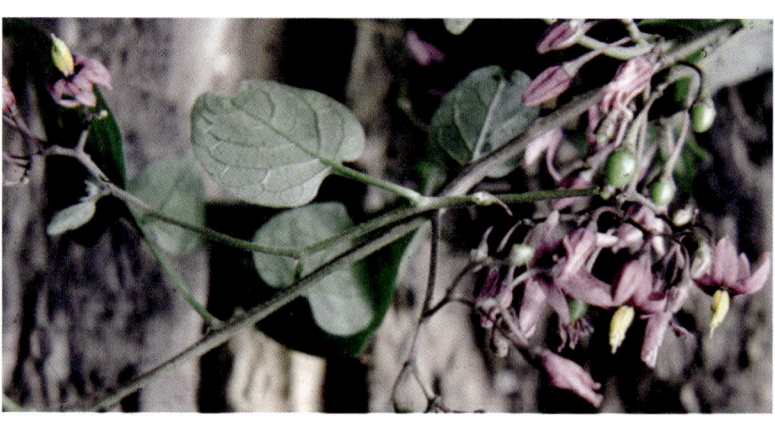

pulsierend und verstärken sich nicht durch körperliche Aktivität. Ebenso fehlen auch die anderen Begleiterscheinungen der Migräne (siehe Seite 22 ff.). Appetitlosigkeit kann ebenso wie leichte Lärm- und Lichtempfindlichkeit vorkommen.

Die Schmerzen können eine halbe Stunde, aber auch bis zu einer ganzen Woche andauern. Die üblichen Aktivitäten des Alltags oder des Berufs können weiter ausgeführt werden. Je nach Häufigkeit unterscheidet man eine episodische und eine chronische Form.

Homöopathische Mittel

Ignatia D6 (bei Schmerzen, als ob ein Band um den Kopf gebunden wäre), Cimex lectularius D6 und Nux vomica (nach Alkoholmissbrauch, zu viel Nikotin, zu reichhaltigem Essen), Ammonium bromatum (bei Schmerzen über dem rechten Auge), Silicea D6 (bei chronischen Schmerzen), Helonias dioica (bei pulsierenden Schmerzen), Dulcamara D6 (nach Erkältung, bei stechenden und reißenden Schmerzen mit Spannungsgefühl).

Mögliche Ursachen
- erbliche Vorbelastung
- gesteigerte Schmerzempfindlichkeit
- Stress
- Angst
- Depressionen
- Muskelverspannungen
- Funktionsstörungen des Kauapparats
- Missbrauch von Schmerzmitteln
- Alkohol, Nikotin

Cluster-Kopfschmerzen

Cluster ist ein englisches Wort und bedeutet „Gruppe". Diese Form von Kopfschmerzen verdankt ihren Namen der Tatsache, dass die typischen Anfälle zu bestimmten Zeiten gehäuft auftreten, d. h. in Serien von Wochen oder Monaten (Cluster-Perioden), besonders häufig im Frühjahr oder Herbst. Die Zeit dazwischen verläuft völlig beschwerdefrei.

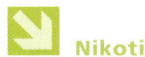

Nikotin

Wenn Sie oft unter Kopfschmerzen leiden, sollten Sie auf keinen Fall rauchen. Nikotin kann die Beschwerden nämlich auslösen oder verstärken.

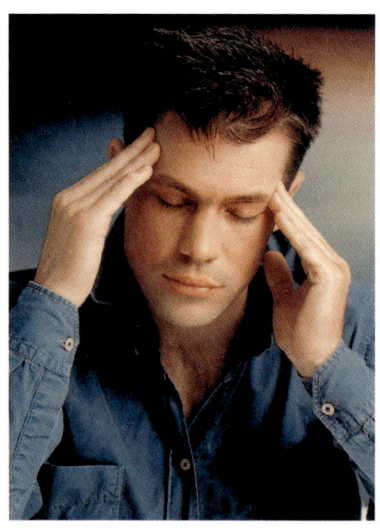

Auch beim Cluster-Kopfschmerz sind die genauen Ursachen unbekannt. Das Auftreten zur selben Zeit weist auf eine Funktionsstörung im Zwischenhirn (Hypothalamus) hin, wo biologische Rhythmen entstehen. Darüber hinaus wird auch eine Beteiligung der Gefäße diskutiert, da gefäßerweiternde Substanzen wie Alkohol zu den Auslösern zählen.

Weitere Ursachen können Nikotin, gefäßerweiternde Herzmittel, Histamin, die Blendung des Auges durch helles Licht sowie ein Aufenthalt in sehr hohen Lagen sein.

Symptome

Die Kopfschmerzen strahlen immer einseitig im Bereich der Augenhöhle oder in die Schläfe aus. Die Schmerzen sind extrem stark. Die Häufigkeit der Attacken schwankt zwischen einem Anfall an jedem zweiten Tag bis hin zu fünf Anfällen täglich. Die Dauer der Attacken beträgt zwischen 30 Minuten und drei Stunden. Häufig treten die Anfälle stets zur gleichen Tages- und Nachtzeit auf, oft am frühen Morgen.

Typische Begleiterscheinungen sind einseitige Augenrötung, tränende Augen, verstopfte Nase und starkes Schwitzen der betroffenen Gesichtshälfte. Die Erkrankten sind während eines Anfalls sehr unruhig, laufen herum, drücken sich die Hand gegen die Augenregion und schlagen im Extremfall mit dem Kopf gegen die Wand. Diese Beschwerden sind genau das Gegenteil von Migräneattacken, wo die Betroffenen Bedürfnis nach Ruhe haben.

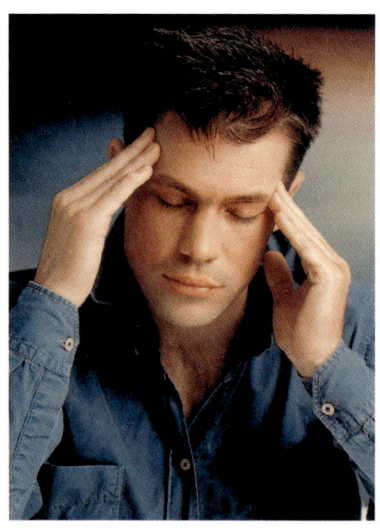

Starke Schmerzen

Bei starken oder lang anhaltenden Kopfschmerzen sollten Sie unbedingt einen Arzt aufsuchen. Denn die Beschwerden können Symptome einer ernsthaften Erkrankung sein.

Homöopathische Mittel

Bryonia D6 (bei berstenden Kopfschmerzen), Petroleum (bei dumpfen Schmerzen), Ferrum muriaticum (bei Schmerzen auf der rechten Kopfseite), Cimicifuga D6 (bei heftigen Schmerzen, die bis in die Augen hinein ausstrahlen), China (bei Schmerzen in täglich wechselndem Rhythmus).

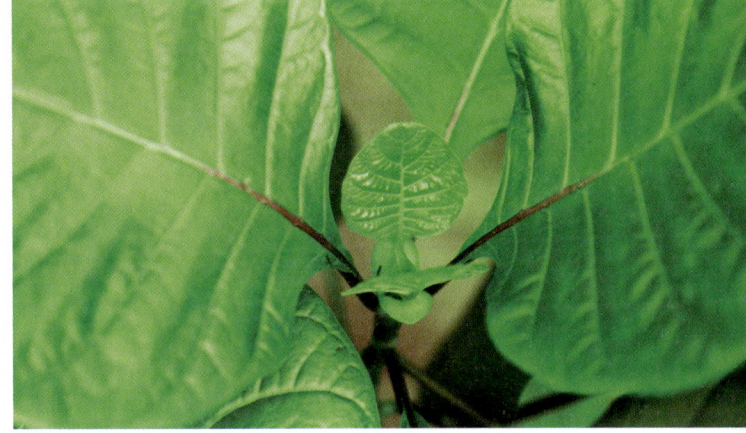

Anstrengungskopfschmerzen

Diese Form des Kopfschmerzes wird durch jede Form von körperlicher Anstrengung hervorgerufen. Die Beschwerden treten entweder schon nach kurzer, starker Überanstrengung auf, z. B. beim Heben und Tragen schwerer Lasten, oder aber auch nach längerer Zeit, z. B. nach einem Dauerlauf.

Symptome

Die Kopfschmerzen sind beidseitig, haben pochenden Charakter und dauern zwischen wenigen Minuten und 48 Stunden an. Sie werden durch Hitze und einen Aufenthalt in hohen Lagen begünstigt.

Homöopathische Mittel

Sanguinaria D6 (bei klopfenden Schmerzen, die sich durch Bewegung verschlimmern), Lachesis (bei Schmerzen auf der linken Kopfseite), Acidum aceticum (bei Nervosität als Ursache), Cactus (bei pulsierenden Schmerzen, als ob ein schweres Gewicht auf den Kopf drücken würde), Natrium carbonicum (bei Schmerzen in der Sonne), Nux vomica (bei Schmerzen in der Stirn und an den Schläfen, bei Konzentrationsschwäche).

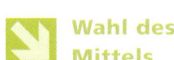

Wahl des Mittels

Beobachten Sie Ihre Symptome genau, um das richtige Mittel zu bestimmen.

Augen

**Kontakt-
linsen**

Wer Kontaktlinsen
trägt, sollte sie vor der
Anwendung von
Augentropfen
herausnehmen.

Bindehaut-
entzündung

Eine Bindehautentzündung (Konjunktivitis) kann eine eigenständige Erkrankung sein oder als Begleiterscheinung einer anderen Krankheit, etwa bei Erkältungen oder Infektionen (Masern), auftreten. Die Ursachen können unterschiedlich sein: Bakterien, Viren, physikalische Reize wie Staub, Rauch, grelles Sonnenlicht und Wind, chemische Reize wie z. B. Haushaltmittel, Sprays, Tabakrauch oder stark gechlortes Wasser, Fremdkörper oder auch eine allergische Reaktion auf Pollen bzw. Hausstaubmilben.

Während der Geburt können Bakterien aus dem mütterlichen

Formen der Bindehautentzündung

Bei der Bindehautentzündung unterscheidet man zwischen ansteckenden oder infektiösen und nicht infektiösen Erkrankungen.

Infektiöse Bindehaut-
entzündung

Verschiedene Viren können Auslöser für eine Augeninfektion sein (Virusinfektion). Dazu zählen das Herpes-, Grippe-, Adeno- und Zostervirus. Bakterielle Infektionen werden durch Streptokokken und Staphylokokken verursacht.

Die Übertragung der infektiösen Bindehautentzündung kann entweder durch direkten oder auch durch indirekten Augenkontakt mit verunreinigten Händen erfolgen.

Nicht infektiöse Bindehaut-
entzündung

Zu den nicht ansteckenden Bindehautentzündungen gehören allergische Augenentzündungen, die u. a. durch Blütenpollen, Hausstaub und Kosmetika verursacht werden. Häufig tritt diese Form der Entzündung in Zusammenhang mit Heuschnupfen auf. Verunreinigungen durch Fremdkörper, Staub oder Chemikalien, starkes UV-Licht oder Schweißarbeiten („Verblitzen") können ebenfalls zu einer Entzündung führen.

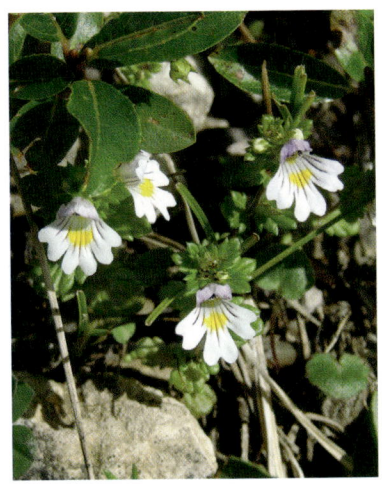

Vaginalsekret in die Bindehaut des Neugeborenen gelangen und eine Entzündung hervorrufen. Bei Säuglingen kann die Bindehautentzündung außerdem Folge eines verstopften Tränen-Nasen-Kanals sein.

Symptome

Eine akute Bindehautentzündung erkennt man an der Rötung der Bindehaut, an der Schwellung der Lider und dem Ansammeln eines schleimigen oder eitrigen Sekrets im Auge. Es bestehen Juckreiz oder ein brennendes Gefühl sowie in einigen Fällen Kopfschmerzen.

Vor allem bei Infektionen wird ein schleimig-eitriges oder grünliches Sekret abgesondert, das die Wimpern verklebt. Zusätzlich besteht eine starke Lichtempfindlichkeit, und man spürt ein Stechen oder Fremdkörpergefühl im Auge („Sand im Auge").

Homöopathische Mittel

Euphrasia D4 (als Augentropfen) und Euphrasia Globuli D1-4 (bei Tränen und leichtem Schnupfen), Spigelia anthelmia (bei Bindehautentzündung mit Lichtscheu), Aconitum D4 und Belladonna D4 (im akuten Zustand, bei Erkältungen oder Infektionen als Ursache), Apis mellicica D3-6 (bei Schwellungen, heftigem Stechen und Lichtempfindlichkeit), Rhus toxicodendron D4 (bei Anschwellung, eitrigen Absonderungen), Mercurius sublimatus D6 und Pulsatilla D4 (für die chronische Form), Arsenicum D6 (bei brennenden Schmerzen), Belladonna D6 (bei Entzündung und Reizzustand, Lichtscheu, Tränenfluss, starker Sonneneinwirkung

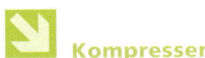

Kompressen

Feuchte lauwarme Kompressen tun den Augen gut, besonders wenn sie verklebt sind.

als Ursache), Argentum nitricum D3 (bei der Augenentzündung von Neugeborenen).

Gersten-, Hagelkorn

Bei einem Gerstenkorn (Hordeolum) handelt es sich um eine akute eitrige Entzündung der Talg- oder Schweißdrüsen im Augenlid. Die Infektion wird von Bakterien, meist Staphylokokken, verursacht und ist ansteckend. Betroffen sein können die im Lid eingelagerten Drüsen (inneres Gerstenkorn) oder die

Drüsen am Lidrand (äußeres Gerstenkorn). In der Regel ist ein Gerstenkorn harmlos, aber schmerzhaft. Ein Wiederauftreten der Krankheit ist häufig.

Symptome

Entwickelt sich ein äußeres Gerstenkorn, bildet sich zunächst eine lokale schmerzhafte rötliche Schwellung am Lidrand mit nachfolgender Verhärtung. Manchmal kommen Lichtscheu und Fremdkörpergefühl hinzu. Nach zwei bis drei Tagen erscheint eine gelbliche Eiterpustel, die später normalerweise von selbst aufbricht. Die Schmerzen lassen nach und die Schwellung und Rötung klingen ab. Das Gerstenkorn heilt dann vollständig ab.

Beim inneren Gerstenkorn entwickelt sich durch Eiteransammlung auf der Lidinnenseite ein hartes, weißliches Knötchen (Hagelkorn, Chalazion), das ein Fremdkörpergefühl im Auge verursacht. Die Heilung kann Monate dauern, und das Gerstenkorn muss unter Umständen durch einen kleinen Schnitt ge-

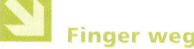
Finger weg
Drücken Sie nicht auf einem Gerstenkorn herum. Sonst kann es im Ernstfall zu Komplikationen, etwa einer eitrigen Hirnhautentzündung, kommen.

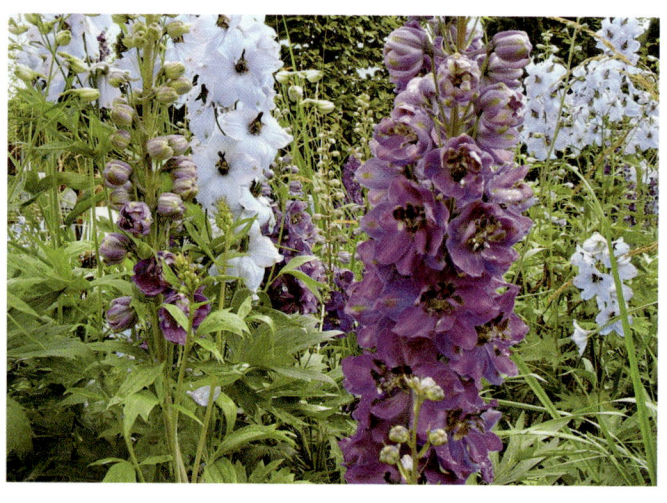

öffnet werden. Gefährlich wird es dann, wenn sich die Entzündung auf die Augenhöhle und den Augapfel sowie auf die Tränendrüsen oder den Tränensack ausbreitet.

Homöopathische Mittel

Staphisagria D6, Graphites D6 (bei immer wiederkehrenden eitrigen Entzündungen), Hepar sulfuris D6 (im akuten Stadium), Sulfur D12 (bei Hagelkorn, Verschlimmerung).

Überanstrengung der Augen

Wer stundenlang am Computerbildschirm arbeitet, lange Zeit konzentriert lesen muss oder Auto fährt, kennt das Problem: Die Augen sind am Abend überanstrengt und müde. Weil man dann seltener blinzelt, wird die Augenoberfläche nicht mehr ausreichend mit Feuchtigkeit benetzt – das Auge beginnt zu brennen oder gar zu schmerzen. Diese häufige und lang andauernde einseitige Belastung ist für die Augen schädlich, und ihre Sehschärfe kann nachlassen.

Symptome

Die Augen sind müde, gerötet, trocken und brennen. Augenbewegungen sind schmerzhaft. Außerdem haben Betroffene Schwierigkeiten, auf Nah- und Fernsicht umzustellen. Verstärkt können Augenentzündungen, wie eine Binde- oder Hornhautentzündung, auftreten.

Homöopathische Mittel

Cedron D6 (bei stechenden Schmerzen), Crocus (bei brennenden Augen nach dem Lesen), Rhus toxicodendron (bei eitrigen Absonderungen), Natrium muriaticum D6 (bei Druck über den Augen, Lichtempfindlichkeit), Euphrasia D6 (bei gereizten Augen), Ruta graveolens D6 (bei unscharfem Sehen).

Trockene Augen

Anders als bei gesunden Augen wird bei sogenannten trockenen Augen (Sicca-Syndrom) die Au-

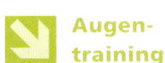

Augentraining

Trainieren Sie auch auf der Arbeit Ihre Augen. Fixieren Sie im Wechsel einen Gegenstand in der Ferne und in der Nähe.

genoberfläche nicht ausreichend befeuchtet. Normalerweise werden Binde- und Hornhaut ständig von einem Tränenfilm überzogen. Diese auseichende und gleichmäßige Befeuchtung ist wichtig für das reibungslose Schließen und Öffnen der Augenlider. Wird nicht genügend Tränenflüssigkeit produziert, entstehen trockene Stellen auf der Hornhaut. Bindehautreizungen und ein Trockenheitsgefühl sind die Folge. Es handelt sich dabei um eine chronische Erkrankung, die eine ständige Behandlung erfordert.

Häufig treten trockene Augen im Alter zwischen 40 und 50 Jahren auf. Immer häufiger betroffen sind Frauen, besonders in den Wechseljahren, da sich durch die Hormonumstellung auch die Beschaffenheit des Tränenfilms verändern kann. Als weitere Ursachen sind u. a. bekannt: Bildschirmarbeit, trockene Räume, Umweltbelastungen (Autoabgase, Chemikalien, Tabakrauch), verschiedene Erkrankungen, regelmäßige Einnahme bestimmter Medikamente, Duftstoffe in Kosmetika oder Kontaktlinsen.

Symptome

Die Augen jucken und brennen unangenehm. Aufgrund der Trockenheit verspürt man ein Kratzen oder Stechen und Sandgefühl mit jedem Lidschlag. Häufig sind die Augen vermehrt gerötet und zugleich sehr lichtempfindlich.

Homöopathische Mittel

Alumina D12, Natrium chloratum D12.

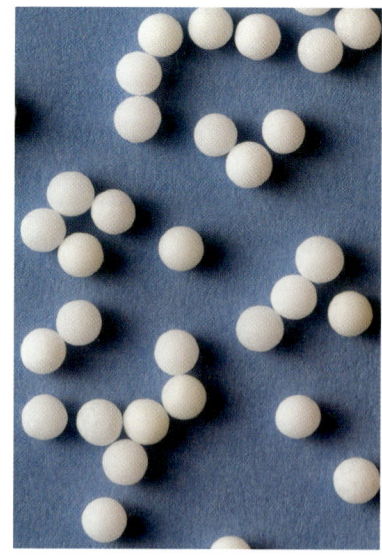

Nie wieder müde Augen

Durch die Beachtung einiger Tipps können Sie müden und trockenen Augen mit wenig Aufwand vorbeugen.

- Legen Sie regelmäßig Pausen ein, besonders wenn Sie am Bildschirm arbeiten. Blinzeln Sie häufig bewusst.
- Vermeiden Sie Zugluft.
- Stellen Sie Luftbefeuchter im Zimmer auf.
- Lüften Sie mehrmals täglich.
- Meiden Sie überheizte und verrauchte Räume oder Klimaanlagen.
- Verzichten Sie auf Rauchen.
- Trinken Sie ausreichend (zwei bis drei Liter täglich). Geeignet sind Wasser, Fruchtsaftschorlen sowie ungesüßte Früchte- oder Kräutertees.

Nervöse Augenstörungen

Nervöse Augenbeschwerden fallen in das Grenzgebiet zwischen Augen- und Nervenheilkunde. Eine innere nervöse und äußerst angespannte Verfassung kann sich nach außen hin bemerkbar machen, z. B. durch schnelle Augenbewegungen oder ein unkontrolliertes Zucken des Lidrands. Lässt die Anspannung nach, bessern sich meist auch die Beschwerden. Häufig tritt zudem das sogenannte Augenzittern (Nystagmus) auf, das angeboren oder erworben sein kann. Darunter versteht man ruckartige rhythmische Bewegungen der beiden Augäpfel.

Symptome

Die Fähigkeit, einen Gegenstand mit den Augen zu fixieren, ist verloren gegangen. Es kommt zu unwillkürlichen, ruckartigen Augenbewegungen, die waagrecht oder senkrecht verlaufen können. Die Augen sind lichtempfindlich, brennen und schmerzen. Gelegentlich begleiten Übelkeit und Erbrechen oder auch Kopfschmerzen den Zustand.

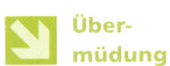 **Übermüdung**

Auch bei gesunden Menschen können nervöse Augenstörungen vorkommen, z. B. als Übermüdungserscheinung.

Homöopathische Mittel

Menyanthes (Bitterklee), Agaricus D12 (Fliegenpilz; bei nervösen Erregungszuständen des Auges), Nux vomica (bei erhöhter Reizbarkeit).

Augenschmerzen

↘ **Augen-
schmerzen**

Augenschmerzen sind keine Krankheit, sondern ein Symptom.

Es gibt viele Auslöser, die zu Schmerzen im oder um das Auge herum führen. Mögliche Ursachen können z. B. eine Augenentzündung oder -infektion sein, eine Allergie (z. B. auf Augenkosmetika), ein Fremdkörper, der die Hornhaut verletzt hat, eine falsche Brille oder Kontaktlinsen sowie eine Prellung. Augenschmerzen können auch bei Entzündungen der Stirn- und Nasennebenhöhlen, Gesichtsneuralgien (Schmerzen im Ausbreitungsgebiet eines Nervs), Migräne, Grippe, Entzündung des Sehnervs, Iriserkrankungen, einem akuten Glaukomanfall (akute Erhöhung des Augendrucks) sowie bei Multipler Sklerose vorkommen.

Auch tränende Augen, verursacht durch Wind, Staub oder Überanstrengung, sowie Fehlsichtigkeit können zu schmerzenden Augen führen. Weitere mögliche Ursachen sind der Wettereinfluss, Föhn oder Klimaschwankungen. Zudem treten Augenschmerzen teilweise nach einer sogenannten Verblitzung (Sonnenbrand der Hornhaut) auf: Diese entsteht nach unzureichendem Augenschutz im Schnee (Schneeblindheit) oder nach ungeschütztem Schweißen (Schweißbrand). In jedem Fall sollten Sie die Ursache durch einen Augenarzt feststellen lassen!

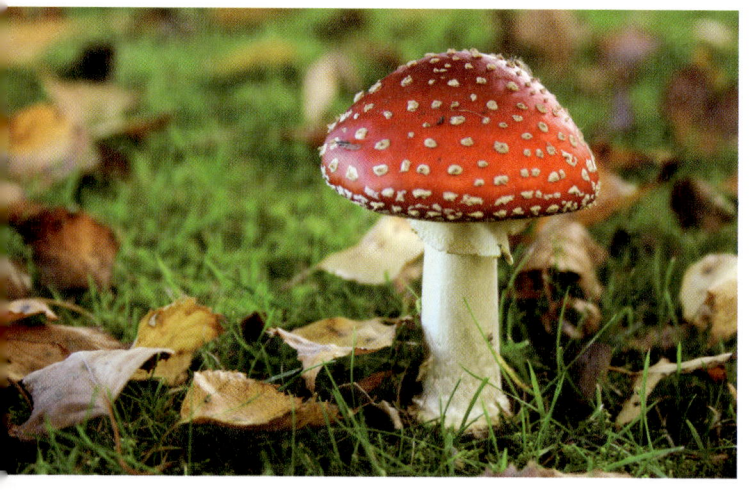

Symptome

Häufig treten gleichzeitig mit den Augenschmerzen Kopfschmerzen auf, außerdem in seltenen Fällen Sehstörungen. Weitere Begleiterscheinungen können gerötete Augen, Juckreiz, Fremdkörpergefühl, tränende Augen, Übelkeit, Schwindel, Druckempfindlichkeit oder Kieferschmerzen sein.

Homöopathische Mittel

Cedron D6 und Colocynthis D12 (bei Gesichtsneuralgien um das Auge herum), Spigelia anthelmia D12 (bei spannenden und stechenden Schmerzen im linken Augapfel).

Entzündung der Augenlidränder

Eine Entzündung der Lidränder (Blepharitis) kann durch Bakterien, seltener durch Viren oder Pilze verursacht werden. Die Keime können direkt von außen oder durch den Tränenkanal an das Augenlid gelangen. Die Entzündung kann aber

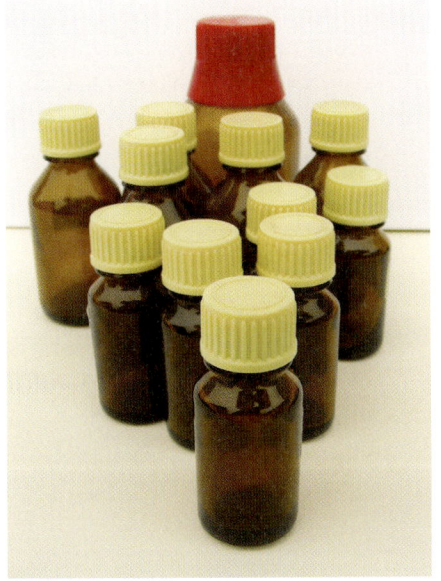

auch durch mechanische Reizungen von außen entstehen, z. B. durch Staub, Rauch, Flüssigkeit, Strahleneinwirkung oder Insekten, die in das Auge gelangen. Auch eine vermehrte Sekretion der Talgdrüsen kann zu einer Entzündung der Lidränder führen.

Die einfache, bakteriell verursachte Entzündungsform wird als Blepharitis ulcerosa bezeichnet, die nicht erregerbedingte, schuppende nennt sich Blepharitis squamosa.

Vorsorge

Wenn Sie zu einer Infektion im Auge neigen, sollten Sie unbedingt den Kontakt mit bereits erkrankten Personen vermeiden.

Symptome

Bei der bakteriellen Entzündung der Lidränder sind die Augenlider entzündet, gerötet, schmerzhaft sowie leicht bis mittelschwer geschwollen. Anfangs besteht ein Juckreiz, der den Betroffenen ständig dazu verleitet, im Auge zu reiben, was die Entzündung verschlimmert und sogar zu Wimpernausfall führen kann.

Die schuppende Lidrandentzündung zeigt ebenfalls verdickte und gerötete Lidränder, die mit Schuppen bedeckt sind. Die vermehrte Sekretbildung ist ein Zeichen der natürlichen Reaktion des Körpers auf die Entzündung und führt in Verbindung mit den Schuppen schnell zu einer borkigen Schicht an den Lidern. Sie verkleben, sodass ein Öffnen des Auges nicht mehr vollständig möglich ist. Auch hier kann es zu einem Wimpernausfall kommen.

Homöopathische Mittel

Apis mellifica D6, Hepar sulfuris D6 (bei der einfachen Lidrandentzündung), Sulfur D6, Arsenicum D6 (bei der schuppenden Lidrandentzündung).

Entzündung des Tränenkanals

Wenn das Auge ständig tränt, ist möglicherweise der Tränenkanal, der natürliche Ablauf, entzündet oder verstopft. Die Tränenflüssigkeit, die mit dem Lidschlag über die Hornhaut verteilt wird, schützt das Auge vor Austrocknung sowie vor

↘ Das hilft
Säubern Sie im Fall einer Entzündung täglich die Lidränder mit einem feuchten weichen Tuch, um die Krusten zu entfernen. Der Arzt gibt bei einer bakteriellen Lidrandentzündung meist ein lokal wirksames Antibiotikum.

Entzündungen vorbeugen

Der beste Schutz vor einer Entzündung der Lidränder ist die Vermeidung äußerer Reize, da diese die wichtigsten infektionsauslösenden Faktoren sind. Für Allergiker gilt dies insbesondere für Pollen, Staub usw.
Gesunde Personen sollten sich von bereits erkrankten Menschen fernhalten. Eine Entzündung durch Keime lässt sich jedoch nicht immer verhindern. Wichtig: Alle Augenerkrankungen sollten nur durch einen Augenarzt behandelt werden!

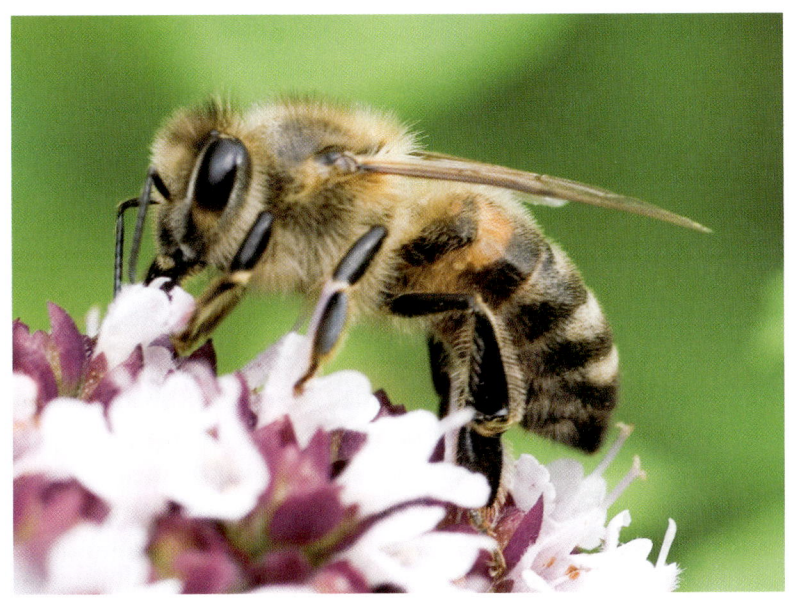

Augenarzt

Suchen Sie beim Verdacht einer Entzündung des Tränenkanals unbedingt einen Augenarzt auf.

Krankheitserregern und spült Fremdkörper heraus. Sie wird in den Tränendrüsen oberhalb des Auges gebildet, über zwei winzige, punktförmige Öffnungen, die „Tränenpünktchen", am Ober- und Unterlid aufgefangen und über die Tränenkanäle in die Nase abgeleitet.

Frauen sind von dieser Beschwerde häufiger betroffen als Männer – zum einen, weil ihre Tränenwege enger angelegt sind, zum anderen, weil Pigmentablagerungen aus Schminke (Wimperntusche, Lidschatten, Kajal) den Tränenkanal verstopfen können. Wer häufiger tränende Augen hat, sollte unbedingt einen Arzt aufsuchen. Dieser stellt fest, ob die Ursache eine Entzündung ist, und kann diese behandeln, damit sie nicht chronisch wird.

Symptome

Symptome einer Entzündung des Tränenkanals sind wässrige, tränende Augen sowie Druckempfindlichkeit.

Homöopathische Mittel

Euphrasia D4, Kalium jodatum D6 (bei Brennen), Pulsatilla D6 (bei entzündeten, juckenden, tränenden Augen).

Sehen von schwarzen Flecken/Wolken

„Fliegende Mücken" oder „mouches volantes" sind eine häufige Erscheinung und in der Regel harmlos. Man versteht darunter kleine schwarze Punkte, Fäden, Fusseln, Schlieren, Mücken, Flecken oder Wolken, die im Auge schwimmen und sich bewegen. Sie tauchen plötzlich beim Lesen oder Blick auf einen hellen Hintergrund auf. Diese mit den Jahren auftretenden „Schönheitsfehler" sind die Folgen der mit dem Alter zunehmenden Glaskörpertrübung.

Schon in der Jugend beginnt der Glaskörper sich allmählich zurückzubilden; allerdings verläuft diese Rückbildung individuell unterschiedlich. Wer kurzsichtig ist, wird diese schwarzen Erscheinungen im Blickfeld höchstwahrscheinlich früher wahrnehmen als Weitsichtige.

Symptome

Die „fliegenden Mücken" haben auf die Sehschärfe keinen Einfluss, sie werden höchstens als lästig empfunden. Schenkt man ihnen nur wenig Aufmerksamkeit, nimmt man sie mit der Zeit gar nicht mehr wahr. Allmählich werden diese Erscheinungen ohnehin immer unschärfer und daher schwächer, weil sich die Trübungen mit dem Glaskörper

Unabdingbar: der Arztbesuch

Wenn sich die „fliegenden Mücken" plötzlich verdichten und mehr werden, sollten Sie auf jeden Fall sofort zum Augenarzt oder in eine Augenklinik gehen. Dann nämlich ist Eile geboten, weil sich

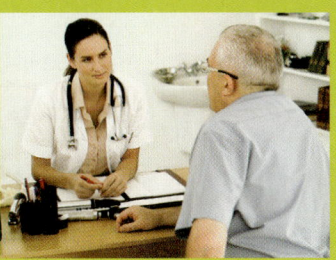

möglicherweise eine Netzhautablösung ankündigt. Ein weiteres gefährliches Warnzeichen ist das Auftreten heller Lichtblitze. Ebenfalls heißt es, sofort einen Arzt aufzusuchen, wenn auffällige andere Erscheinungen wie Rußflockenregen (mikroskopisch kleine Blutungen) oder Blutschwaden erscheinen.

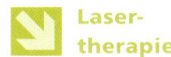

Lasertherapie

Durch einen rechtzeitigen Arztbesuch lässt sich eine Netzhautablösung mittels Laser einfach und schnell behandeln.

mehr und mehr von der Netzhaut entfernen.

Homöopathische Mittel

Crocus D6, Petroleum D6, Phosphorus D12, Ruta graveolens D6.

Hängende Lider

Herunterhängende, schlaffe Lider („Hängelider") sind eine Krankheit, die medizinisch Ptosis genannt wird. Die Ursachen für diese Fehlstellung des Lids können z. B. angeboren, die Folge einer Erkältung, Entzündung oder eines Schlaganfalls, die

Narbenbildung nach einer Verletzung, eine Nervenschädigung, Lähmungserscheinung oder Erkrankung der Muskulatur sein. Am häufigsten kommt die altersbedingte Gewebeerschlaf-

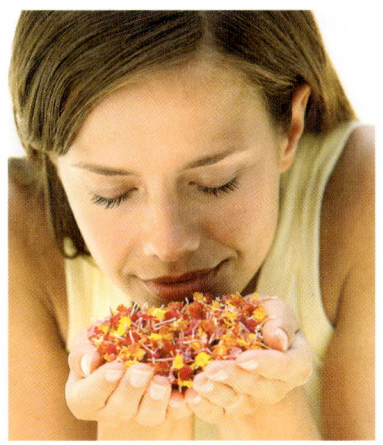

fung des Augenlids vor. Es wird unterschieden zwischen einem nach innen und einem nach außen geklappten Lid.

Symptome

Die Betroffenen haben einen „müden" Gesichtsausdruck. Dabei hängt das ganze obere Lid sichtbar herab, was im Extremfall den Geradeausblick, aber auch das Sehen auf eine Seite beeinträchtigt (im letzteren Fall ist Rückwärtseinparken mit dem Auto kaum noch möglich). Ragt das Augenlid nach innen, so kratzt die Lidkante mit den Wimpern am Auge, und es können Entzündungen an Binde- und Hornhaut entstehen. Ist das Lid nach außen gerichtet, so können sich u. a. durch man-

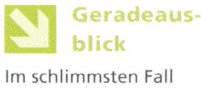

Geradeaus-blick

Im schlimmsten Fall ist durch Hängelider der Geradeausblick behindert.

Wann ist eine Operation notwendig?

Die Beschwerden und Schäden am Auge, die durch eine Lidfehlstellung verursacht werden, können zwar durch Augentropfen und -salben gelindert werden; eine dauerhafte Korrektur ist allerdings meistens nur durch eine Operation möglich.
Bei der Behandlung von Beschwerdebildern, die das Sehen nicht stark beeinträchtigen, handelt es sich um reine Schönheitsoperationen.

gelnden Abfluss der Tränenflüssigkeit ebenfalls Entzündungen auf dem Auge bilden.

Homöopathische Mittel

Causticum D6, Gelsemium sempervirens D6.

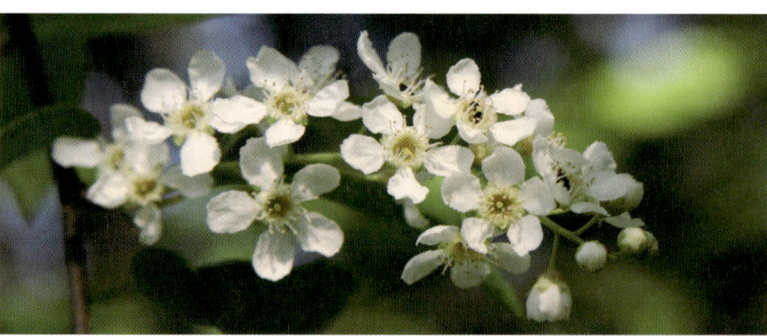

Ohren

Entzündung des äußeren Ohrs

Entzündungen des äußeren Ohrs treten häufig bei wiederholtem Baden oder Schwimmen auf, wenn das Wasser eine Weile im Ohr verbleibt und Chlor die Haut austrocknet. Wird der Gehörgang längere Zeit über Feuchtigkeit ausgesetzt, etwa beim Tauchen, können die Hautschichten, die den Gehör-

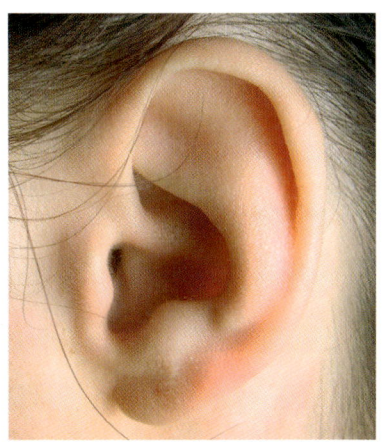

gang auskleiden, quellen und ein Abfließen des Wassers behindern und somit eine Infektion hervorrufen. Chlorhaltiges Wasser fördert diese Beschwerden, da es die Zellen im Gehörgang schädigen kann.

Ein weiterer Auslöser kann die übermäßige Produktion von Ohrenschmalz sein. Denn im äußeren Drittel des Gehörgangs befinden sich Haare und Drüsen, die Ohrenschmalz produzieren, das zur Reinigung und zum Schutz des Gehörgangs dient und daher nicht entfernt

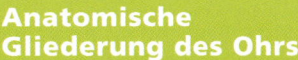

Anatomische Gliederung des Ohrs

Anatomisch gliedert sich das Ohr in drei Teile: Das äußere Ohr (Otitis externa) bezeichnet die Ohrmuschel und den Gehörgang bis zum Trommelfell, das Mittelohr (Otitis media) setzt sich aus dem Trommelfell mit der Paukenhöhle sowie den Gehörknöchelchen zusammen, und zum Innenohr (Otitis interna) gehören das Gleichgewichts- sowie das Hörorgan.

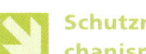 **Schutzmechanismus**

Eigentlich wird in den Gehörgang eingedrungenes Wasser (beim Duschen oder Haarewaschen) meist von selbst durch Kopfbewegungen entfernt. Die Restfeuchtigkeit verdampft, da der Gehörgang mit 37 Grad der Kerntemperatur des Körpers entspricht.

↘ Badeurlaub

Wenn Sie einen
Badeurlaub planen,
sollten Sie immer
homöopathische Mittel
in Ihrer Reiseapotheke
dabeihaben, die bei
einer Entzündung des
äußeren Ohrs helfen,
etwa Chamomilla oder
Dulcamara.

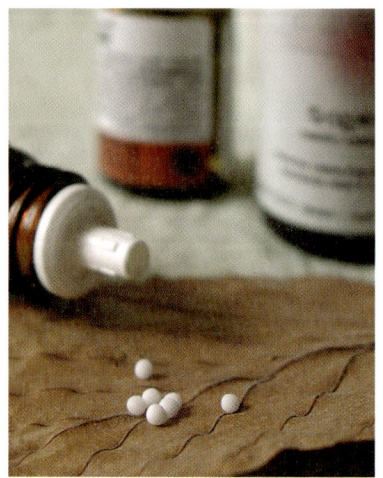

werden sollte. Ist allerdings die
Menge so groß, dass ein Pfropf
gebildet wird, der zum Verschluss des Gehörgangs führt,
muss das Ohr gesäubert werden.

Symptome

Hauptbeschwerden sind Juckreiz und stechende Schmerzen,
die sich meist durch Druck auf
die Ohrmuschel oder Ziehen
am Ohrläppchen verschlim-
mern. Außerdem typisch sind
ein Druckgefühl auf dem Ohr
sowie ein verhältnismäßig
schlechtes Hörvermögen.

Kinder können sich allgemein
krank fühlen, eventuell kommt
es auch zu Erbrechen und Fieber. Reißt das Trommelfell unter
dem Druck des Eiters ein,
kommt es zu Ausfluss aus dem
Ohr. Auch Blutspuren können
vorhanden sein. Die Trommel-
fellverletzung heilt meist von

Was Sie vorbeugend tun können

- Entfernen Sie nach dem Schwimmen/Tauchen das ins Ohr
  gelangte Wasser, etwa durch Hüpfen auf der Stelle mit schräg
  geneigtem Kopf. Eventuell können Sie auch Restfeuchtigkeit mit
  einem an einem Ende zusammengedrehten Papiertaschentuch
  vorsichtig aufsaugen.
- Versuchen Sie nicht, Ohrenschmalz mit Wattestäbchen zu entfernen. Die Verletzungsgefahr ist zu groß, und außerdem kann das
  Ohrenschmalz dadurch noch tiefer in das Ohr geschoben werden!
- Wer häufig Ohrentzündungen bekommt, sollte beim Schwimmen oder Tauchen geeignete Ohrenstöpsel verwenden.
- Wenn Sie bereits Beschwerden haben, dann meiden Sie unbedingt den Kontakt des Ohrs mit Wasser.

selbst innerhalb von zwei Wochen ab. Zusätzlich kann auch übel riechendes Sekret aus dem Ohr austreten.

Homöopathische Mittel

Chamomilla D12 (bei drückenden, reißenden Schmerzen), Dulcamara D6 (bei jeder Erkältung auftretend), Antimonium crudum D12 (bei Juckreiz im Gehörgang), Ferrum phosphoricum D12 (bei Fieber und Schmerzen), Petroleum D4 (bei Auslösung durch Kälte).

Gehörgangekzem

Eine Infektion des Gehörgangs kann durch Bakterien oder Pilze hervorgerufen werden, aber in vielen Fällen ist sie auch die Reaktion auf eine Kontaktallergie. Weitere Faktoren, die ein Gehörgangekzem begünstigen, sind Feuchtigkeit im Ohr (z. B. in feuchtem, warmem Klima, nach dem Schwimmen) oder auch, wenn man selbst versucht, das juckende Ohr zu reinigen bzw. darin kratzt.

Symptome

Hauptbeschwerden sind Juckreiz und Schmerzen im Gehörgang, der trocken und schuppig ist. Die Haut am äußeren Ohr ist verkrustet. Manchmal kommt es auch zu wässrigen oder eitrigen Absonderungen; vorübergehende Taubheit ist möglich.

Homöopathische Mittel

Antimonium crudum D12 (bei Juckreiz im Gehörgang), Ferrum phosphoricum D12 (bei Fieber und Schmerzen), Petroleum D4 (bei Kälte als Ursache), Sulfur D12 (für die Behandlung der Haut).

Ekzem

Unter einem Ekzem versteht man eine nicht ansteckende Entzündung.

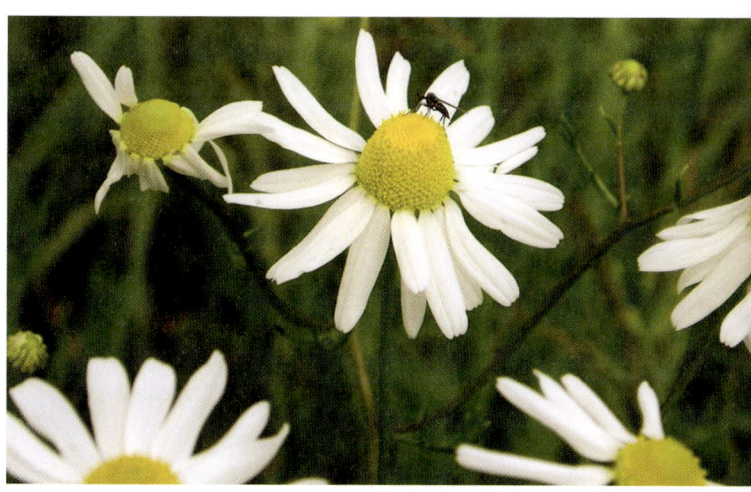

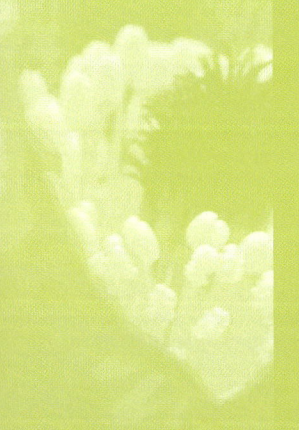

Fremd-körper

Versuchen Sie nie, einen Fremdkörper im Ohr selbst zu entfernen! Überlassen Sie dies dem Hals-Nasen-Ohrenarzt.

Ohrenschmerzen allgemein

Das Ohr ist ein sehr empfindliches Organ, und Ohrenschmerzen sind keine Seltenheit. Leider können Entzündungen am und im Ohr sehr schmerzhaft verlaufen. Je nach Ursache treten die folgenden Begleitsymptome auf: Hörminderung, Druckschmerz, Schwindel und Ohrgeräusche.

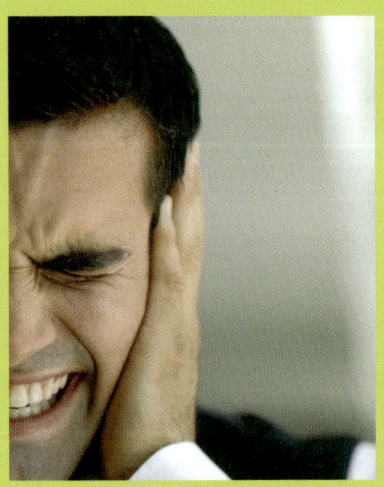

Ursachen

Die Ursachen dafür sind vielfältig. Ohrenschmerzen können durch Erkrankungen des Hörorgans hervorgerufen werden; bei Kindern zählen Mittelohrentzündungen, bei Erwachsenen Gehörgangentzündungen zu den häufigsten Auslösern. Sie können aber auch im Rahmen anderer Erkrankungen, etwa bei Entzündungen des Mund- und Rachenbereichs, bei Erkrankungen der Zähne oder des Kieferngelenks sowie der Ohrspeicheldrüse (z. B. bei Mumps), auftreten. Schmerzen können zudem entstehen, wenn der Gehörgang verstopft ist, z. B. durch einen Pfropfen aus Ohrenschmalz (Cerumen) oder einen Fremdkörper im Ohr (bei Kindern häufig).

Da eine richtige Diagnose entscheidend für den Behandlungserfolg ist, sollten Sie bei Ohrenschmerzen unbedingt einen Arzt aufsuchen. Erfolgt keine Behandlung, können unter Umständen auch harmlose Ursachen zu bleibenden Schäden führen.

Richtig mit Ohrentropfen umgehen

Bei Entzündungen des Gehörgangs werden häufig schmerzstillende, entzündungshemmende und abschwellend wirkende Ohrentropfen verordnet. Diese Mittel dürfen nicht bei Verletzungen des Trommelfells angewandt werden!

Aufbewahrung

Angebrochene Ohrentropfen sollten Sie nicht im Kühlschrank aufbewahren; sie sollten immer Zimmertemperatur haben, bevor sie eingetropft werden. Kalte Flüssigkeit im Ohr ist sehr unangenehm und kann Schmerzen verursachen.

Eintropfen

Legen Sie sich zum Eintropfen auf die Seite, das zu behandelnde Ohr zeigt dabei nach oben. Tropfen Sie dann die empfohlene Dosierung ins Ohr und bleiben Sie noch etwa zehn bis 15 Minuten liegen. Wenn Sie sich wieder aufrichten, können Sie mit einem Mull- oder Wattepfropfen das Ohr „abdichten", um das Auslaufen der Ohrentropfen zu verhindern. Auf keinen Fall sollte die Watte den Gehörgang jedoch komplett verschließen, da gestaute Feuchtigkeit die Besiedlung mit Bakterien oder Pilzen fördert.

Homöopathische Mittel

Neben konventionellen Ohrentropfen haben sich auch homöopathische Mittel zur Linderung von Schmerzen und entzündlichen Prozessen bei Ohrenschmerzen bewährt. Die Zubereitungen sind als Tabletten oder Tropfen erhältlich. 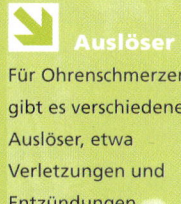 Bei akuten Beschwerden kann die Einnahme je nach Produkt bis zu zwölfmal pro Tag erfolgen. Es werden Einnahmeintervalle von 30 Minuten empfohlen. Bei Besserung der Beschwerden oder bei chronischen Verlaufsformen sollen die Mittel maximal dreimal am Tag verabreicht werden. Achten Sie auf die Dosierungshinweise der einzelnen Produkte.

Auslöser
Für Ohrenschmerzen gibt es verschiedene Auslöser, etwa Verletzungen und Entzündungen.

Mittelohr-
entzündung

Bei einer Mittelohrentzündung
(Otitis media) ist die Schleimhaut des Mittelohrs ein- oder
beidseitig entzündet. Besonders
häufig tritt diese Erkrankung im
Kindesalter auf. Sie entwickelt
sich oft als aufsteigende Infektion nach Erkältungskrankheiten.
Die Krankheitserreger, Viren
oder Bakterien, müssen nur einen kurzen Weg zurücklegen.
Sie gelangen durch die Eustachische Röhre (Ohrtrompete),
die das Ohr mit dem Rachenraum verbindet, in das Mittelohr.
Dieser Verbindungsgang ist bei

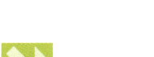

Kinder

Klagen Kinder über
Ohrenschmerzen, liegt
meist eine Mittelohr-
entzündung vor.

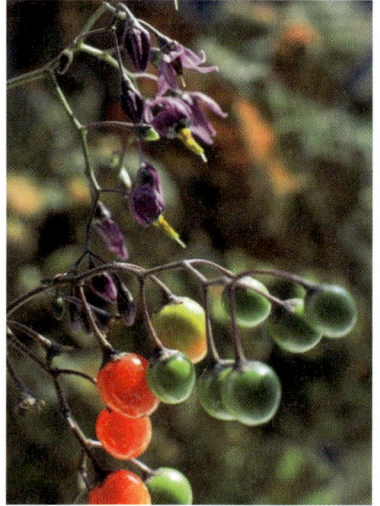

Kleinkindern noch kurz und eng
und schwillt bei Entzündungen
leicht zu, sodass sich hier wäss-
riges Sekret und Eiter stauen.
Die akute Mittelohrentzündung
gehört mit zu den häufigsten
Erkrankungen des Säuglings
und Kleinkindes. Mit dem Schul-
eintritt kommt sie seltener vor.

Symptome

Die Mittelohrenzündung beginnt meist plötzlich. Es treten
starke, stechende oder klopfende
Ohrenschmerzen mit hohem
Fieber (39 bis 40 Grad) auf, das
häufig von Schüttelfrost beglei-

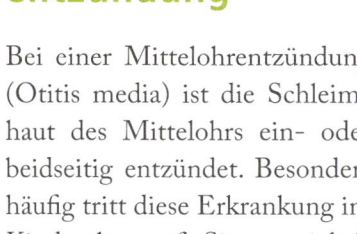

Reinigung des Ohrs

Wattestäbchen sollten
grundsätzlich nicht zur
Ohrhygiene verwendet
werden. Normalerweise
reinigt sich das Ohr selbst,
Ohrenschmalz (Cerumen)
dient als natürlicher Schutz
für den Gehörgang und
sollte nur dann fachgerecht
entfernt werden, wenn es
den Gehörgang verstopft
und zu Hörproblemen führt.

tet wird. Säuglinge sind unruhig, werfen den Kopf hin und her, trinken schlecht und haben eventuell Durchfall. Größere Kinder fassen sich an das schmerzende Ohr, haben dort ein dumpfes Gefühl oder hören schlechter als sonst. Das Allgemeinbefinden ist schlecht, und die kleinen Patienten haben keinen Appetit.

Ohrenschmerzen erkennt man auch daran, dass der Betroffene empfindlich beim Druck auf den vorderen Ohrknorpel reagiert. Da das Sekret, anders als in der Nase, nicht ablaufen kann, staut es sich hinter dem Trommelfell und übt einen schmerzhaften Druck darauf aus.

Bei der eitrigen Mittelohrentzündung kann es zu einem spontanen Eiterdurchbruch kommen, und der in der Paukenhöhle angesammelte Eiter bricht oft von selbst durch das Trommelfell. Aus dem Ohr rinnt ein eitrig-blutiges Sekret. Danach hören die Schmerzen meist schlagartig auf, da der Druck im Mittelohr nachlässt. Ein Loch im Trommelfell heilt in der Regel wieder gut zu. Halten die Schmerzen länger an, kann das zweite Ohr nachträglich betroffen sein.

So beugen Sie vor

Ist die Verbindung zwischen Mittelohr und Rachen (Eustachische Röhre) verschlossen, ist kein Druckausgleich im Mittelohr möglich, und es kann zu einer Entzündung kommen. Dies ist der Fall, wenn große Höhenunterschiede überwunden werden (z. B. im Flugzeug oder beim Tauchen). Achten Sie daher auf Druckausgleich in den Ohren. Dieser wird durch Saug- oder Schluckvorgänge sowie Gähnen begünstigt.

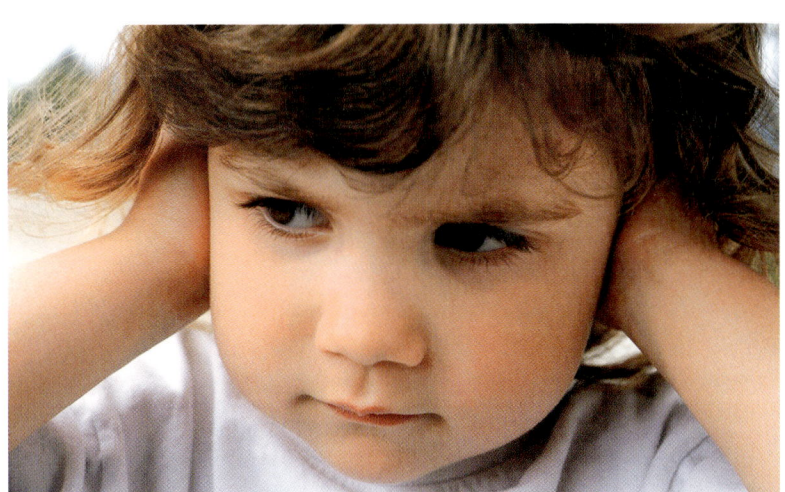

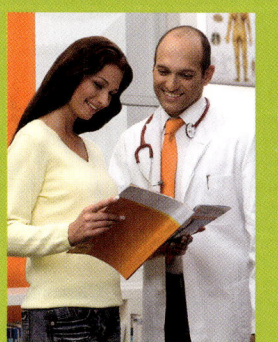

Dann ist eine Operation nötig

Zunächst wird versucht, eine Flüssigkeitsansammlung hinter dem Trommelfell durch abschwellende Maßnahmen (Nasentropfen, Nasenspray) zu behandeln. Die Ohrtrompete wird wieder frei, und die Flüssigkeit von der Mittelohrschleimhaut kann aufgesaugt werden. Eine zusätzliche Bestrahlung mit Rotlicht und Inhalationen mit Kamille lindern ebenfalls die Beschwerden.

Wenn die Schmerzen sehr stark sind, können schmerzstillende, entzündungshemmende und fiebersenkende Präparate verabreicht werden. Treten häufiger Mittelohrentzündungen auf oder verschwindet die Flüssigkeit nicht, muss durch eine Operation geholfen werden. Ist es zu einer Infektion gekommen, wird meistens ein Antibiotikum gegeben.

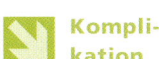

Kompli-kation

Im Ernstfall kann eine eitrige Mittelohrentzündung schwerwiegende Komplikationen mit sich bringen wie z. B. eine Hirnhautentzündung.

Homöopathische Mittel

Aconitum (im ersten Stadium mit hohem Fieber und Schmerzen), Belladonna (bei fieberhaftem Verlauf), Dulcamara und Rhus toxicodendron (bei Durchnässung als Ursache), Pulsatilla (bei reißenden, stechenden Schmerzen), Chamomilla (bei Erkältung als Ursache, bei starken Schmerzen, Kindern), Ferrum phosphoricum (im akuten Stadium), Hepar sulfuris (bei starker Eiterung), Capsicum (bei beginnender Mastoiditis), Calcium carbonicum, phosphoricum und jodatum (bei chronischen Entzündungen), Silicea (zur Ausheilung).

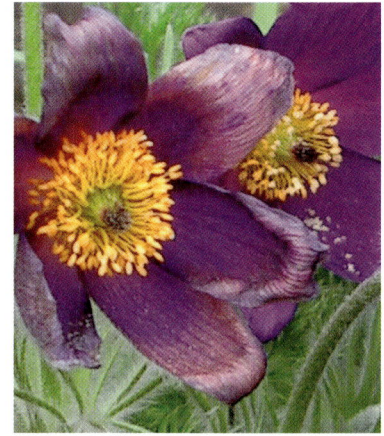

Paukenerguss

Ist die Belüftung des Mittelohrs gestört, kann es zu einem Paukenerguss („Wasser im Ohr") kommen. Darunter versteht man Flüssigkeitsansammlungen im Ohr als Folge verschiedener Erkrankungen wie Erkältung, grippale Infekte, aber auch Mittelohrentzündungen.

Dabei sammelt sich Flüssigkeit von mehr oder weniger zähflüssigem Schleim oder auch Eiter (bei Mittelohrentzündung) hinter dem Trommelfell an. Man unterscheidet einen Paukenerguss beim Kind und beim Erwachsenen. Bis zu 90 Prozent aller Kinder haben einen zeitweiligen Paukenerguss. Die Ursache liegt in einer Unterfunktion der kindlichen Ohrtrompete (Eustachische Röhre) bis zum siebten Lebensjahr, die das Mittelohr nur unzureichend belüftet – insbesondere, wenn ihre Öffnung im Nasenrachen verlegt ist, was im Kleinkindalter häufig durch vergrößerte Polypen (Adenoide) geschieht. Meistens bildet sich ein Paukenerguss in-

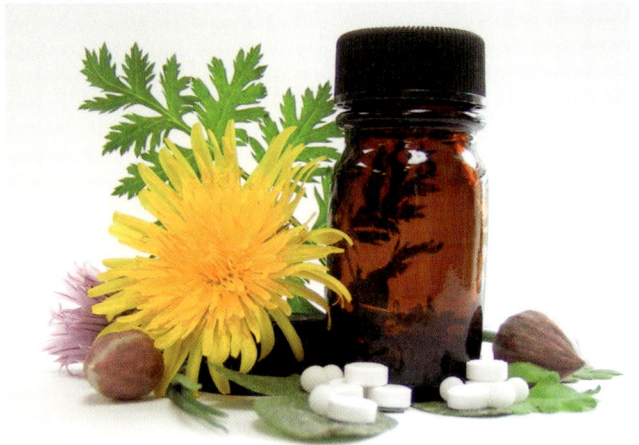

nerhalb weniger Tage bis Wochen komplett zurück; bleibt er jedoch länger als drei Monate bestehen, spricht man von einem chronischen Paukenerguss.

Seltener sind Erwachsene davon betroffen, häufig als Folge einer starken Stirn-Kieferhöhlen-Entzündung und behinderten Nasenatmung. Allerdings können auch Tumore zu einseitigen, lang andauernden Paukenergüssen führen.

Symptome

Durch die Flüssigkeitsansammlung kommt es zu einer vorübergehenden Schwerhörigkeit, ver-

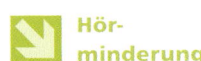

Hörminderung

Ein sekretgefüllter Paukenerguss kann eine Hörminderung zur Folge haben.

**Sprach-
entwicklung**

War bei Kindern lange
Zeit das Gehör beein-
trächtigt, läuft die
Sprachentwicklung
verzögert ab.

bunden mit Druckgefühl und
stechenden Schmerzen. Das
Trommelfell ist gerötet und geschwollen.

Homöopathische Mittel

Apis mellifica (bei starken stechenden Schmerzen), Baryum
jodatum (bei vergrößerten Rachenmandeln), Kalium chlora-

tum (bei Hörbehinderung,
Knacken im Ohr, häufigen Ohrentzündungen).

Entzündung
des Innenohrs

Entzündungen des Innenohrs
(Otitis interna) treten meistens

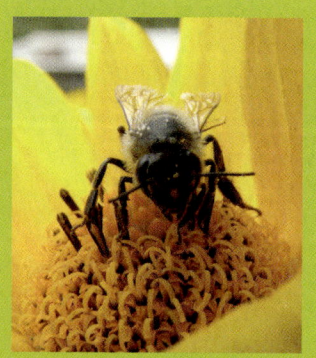

Das bringt's

Leider kann man bei Paukenergüssen nur wenig mit Medikamenten
erreichen. Dennoch werden häufig
schleimlösende Arzneimittel verschrieben, die den Paukenerguss
„flüssiger" machen sollen. Allerdings
hat sich gezeigt, dass diese eher
gegenteilig wirken, da sie zu einer
vermehrten Schleimproduktion in
den oberen Atemwegen führen.
Spülungen der Nase mit Salzwasser
sind hingegen sehr hilfreich, stoßen allerdings zumindest bei betroffenen Kindern häufig auf Widerstand.
Der Homöopathie sollte man vor allem als Erwachsener auf jeden
Fall eine Chance geben, etwa in Form von Komplexmitteln, die aus
einer Kombination verschiedener Wirkstoffe bestehen.

Die Therapie der Wahl bei Kindern ist hingegen leider das konsequente Zuwarten oder, bei entsprechender Indikation (Dauer,
Häufigkeit des Ergusses, Beschwerden), der chirurgische Eingriff.
Dieser besteht in der Entfernung der Rachenmandeln, wenn diese
die Auslöser sind, oder in einem kleinen Schnitt in das Trommelfell (Paracentese), damit die Flüssigkeit abgesaugt werden kann.

als Komplikation anderer Erkrankungen auf (z. B. einer Mittelohrentzündung).

Symptome

Charakteristisch für Entzündungen des Innenohrs sind Ohrenschmerzen, schlechtes Hörvermögen, Übelkeit, Gleichgewichtsstörungen und Schwindel.

Homöopathische Mittel

Apis mellifica D6 und Chamomilla (bei starken stechenden Schmerzen), Aconitum D6 (im ersten Stadium mit hohem Fieber und Schmerzen), Belladonna D6 (bei fieberhaftem Verlauf), Baryum carbonicum (bei Schwerhörigkeit, Ohrenknacken).

Hörstörungen und Taubheit

Eine Einschränkung oder ein Verlust der Hörfähigkeit durch Beeinträchtigung der Schallleitung oder -empfindung kann unterschiedliche Ursachen haben. Diese Hörstörungen können angeboren sein oder durch Hindernisse im Gehörgang und im Mittelohr entstehen, etwa durch Ohrenschmalz und Fremdkörper, Verletzungen des Trommelfells, eine Mittelohrentzündung, einen Paukenerguss, Schädelbasisbruch, Fehlbildungen im Mittelohr oder Tumore. Auch eine Schädigung der Hörnerven kann im Ernstfall zu einer verminderten Hörfähigkeit führen.

Symptome

Symptome sind ein Taubheitsgefühl im Ohr sowie eine geringe Hörfähigkeit.

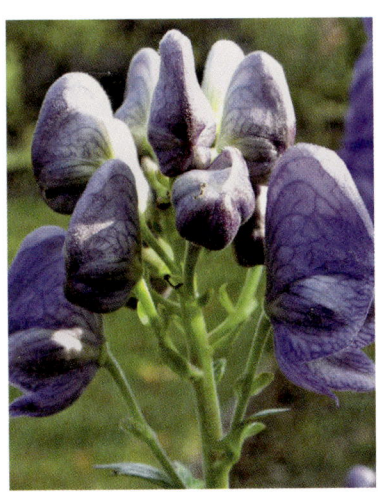

Besuch beim Arzt

Wichtig: Eine Entzündung des Innenohrs bedarf umgehend einer ärztlichen Behandlung!

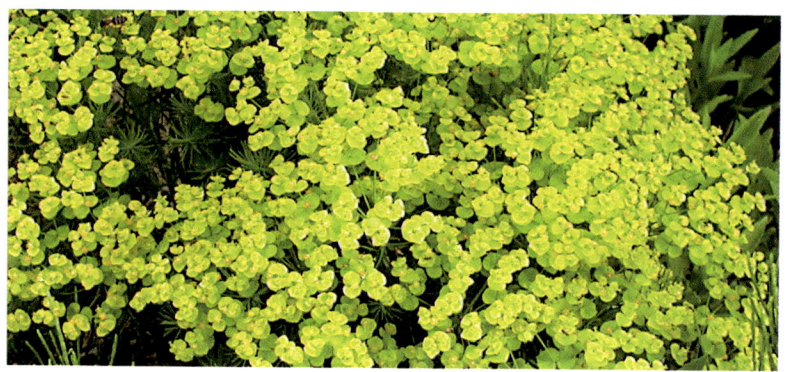

Homöopathische Mittel
Euphorbium D6 (bei Verschluss der Eustachischen Röhre), Ferrum phosphoricum D6, Kalium chloratum D6, Causticum D6, Phosphorus D6.

Nase und Nasennebenhöhlen

Einfacher Schnupfen

Die häufigste akute Nasenerkrankung ist eine Entzündung der Nasenschleimhaut, umgangssprachlich „Schnupfen" (Rhinitis) genannt.
Prinzipiell wird dabei zwischen einem Schnupfen, der durch Viren ausgelöst wird, und der allergisch bedingten Form unterschieden.

In den meisten Fällen ist Schnupfen erstes Anzeichen für eine beginnende Erkältung oder Grippe. Im Herbst und Winter sind die Nasenschleimhäute besonders empfindlich und die Rhinitisviren haben dann ein leichtes Spiel. Diese Viren werden durch „Tröpfcheninfektion" – durch Husten, Niesen, Sprechen und Küssen – sowie durch direkten Kontakt, meist über Hände, übertragen. Die Viren

Tee
Bei Schnupfen gilt: möglichst viel trinken. Ideale Teesorten sind Kamille, Holunderblüten, Pfefferminze sowie Salbei- und Brombeerblätter.

treten durch die oberen Luftwege (Nase und Rachen) in den Körper und verursachen eine Entzündung der Schleimhäute. In der Regel ist ein Schnupfen harmlos und verschwindet nach drei bis fünf Tagen. Wenn er länger dauert, sollten Sie unbedingt zum Arzt gehen. Denn ein Schnupfen kann auch Vorbote einer ernsthaften Erkrankung (z. B. Mittelohr-, Lungen- oder Nasennebenhöhlenentzündung) sein und sollte immer ausgeheilt werden. Ein Arztbesuch ist außerdem unumgänglich, wenn hohes Fieber, Ohrenschmerzen und ein Druckgefühl im Stirn- und Augenbereich zu den typischen Symptomen hinzukommen.

Symptome

Bekannte Kennzeichen sind allgemeines Krankheitsgefühl, Frösteln, Abgeschlagenheit, Husten, Halsschmerzen oder geschwollene Augen, oft begleitet von Kopf- und Gliederschmerzen. Die Nasen- und Rachenschleimhäute sind heiß, rot und geschwollen und sondern vermehrt Sekret ab. Die Nasenatmung ist behindert. Das Nasen-

Immunität

Die während der Erkrankung gebildeten Abwehrstoffe hinterlassen für einige Monate eine Immunität gegen denjenigen Virenstamm, der die Erkältung verursacht hat.

Werden Sie aktiv!

- Stärken Sie Ihr Immunsystem, z. B. durch reichlich Zufuhr von Vitaminen und viel Bewegung an der frischen Luft.
- Hat es Sie doch erwischt, achten Sie auf eine reichliche Flüssigkeitszufuhr.
- Sorgen Sie für eine feuchte Atemluft im Zimmer (Luftbefeuchter anbringen oder feuchte Tücher über die Heizung hängen, häufig lüften).
- Bei stark verstopfter Nase sind Dampfinhalationen hilfreich. Die Nasenschleimhaut schwillt ab, und der Schleimabfluss wird gefördert. Unterstützend wirkt z. B. das Zufügen einiger Tropfen Teebaum- oder Kamillenöl in das heiße Wasser.
- Achten Sie auf richtiges Naseputzen. Am besten ist einseitiges Schnäuzen: ein Nasenloch zuhalten und durch das andere kräftig schnauben. Das verhindert, dass der Naseninhalt nach oben in die Nasennebenhöhlen gedrückt wird und diese entzündet.

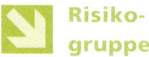
**Risiko-
gruppe**

Kinder haben häufiger
Schnupfen als Erwach-
sene, da ihre Immunab-
wehr noch schwach ist.

sekret ist erst wässrig-klar, später schleimig-eitrig, gelb oder grün. Manchmal kommt es zusätzlich zu einer bakteriellen Infektion. Durch einen Nasenabstrich prüft der Arzt, ob z. B. neben Viren auch Bakterien beteiligt sind. Diese können lokale Zweit-infektionen verursachen. Mög-liche Komplikationen sind dann Mittelohrentzündung, Entzün-dung der Nasennebenhöhlen, Stirnhöhlenvereiterung, Bron-chitis oder Lungenentzündung.

Homöopathische Mittel

Allium cepa D12 (bei Fließ-schnupfen), Arsenicum album D12 (bei wässrigem Sekret aus der Nase), Camphora (bei Nies-reiz und Kältegefühl), Euphrasia D4 (bei vordergründigen Au-genbeschwerden, Brennen und Lichtscheu), Euphorbium D6 (bei starkem Niesreiz und Flüs-sigkeitsabsonderung), Nux vo-mica D6 (in der Nacht bei ver-stopfter und trockener Nase), Mercurius D6 (bei dicken, schleimigen Sekreten), Kalium bichromicum D4 (bei zähem, strähnigem Sekret); zusätzlich: Behandlung mit Luffa opercula-ta D12 (Luftschwamm) in Form von Nasenspray oder -tropfen (Luffa-Nasenspray).

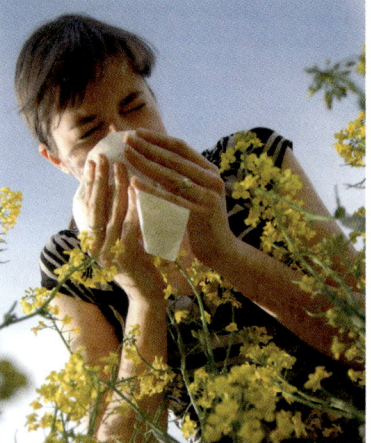

Allergischer Schnupfen

Die allergische Rhinitis, im Volksmund auch als „Heu-schnupfen" bezeichnet, be-schreibt eine Erkrankung des Abwehrsystems (Immunsystem). Heuschnupfen macht einen An-teil von 60 Prozent aller Aller-gien aus und erreicht seinen Erkrankungsgipfel ungefähr im

Alter von 15 Jahren. Berücksichtigt man die Tatsache, dass heutzutage jeder dritte Mensch einmal im Leben an einer Allergie erkrankt (meist schon im Kindesalter), so ist ersichtlich, was für Ausmaße der allergische Schnupfen in der Bevölkerung annimmt.

Mit den Frühblühern beginnt für Millionen von Menschen wieder die jährliche Leidenszeit. Schätzungsweise sind derzeit etwa bis zu 20 Millionen Menschen auf bestimmte Pollen allergisch. Und jedes Jahr werden es mehr. Die Frühblüher (zwischen Februar und Mai) geben den Startschuss für die Saison: Erle, Ulme, Weide, Pappel, Hasel, Birke. Manche Bäume beginnen sogar schon im Januar zu blühen. Zwischen Mai und Juni sowie zwischen Mitte August und Mitte September blühen Gräser und Getreide. Im Frühherbst sind es bestimmte Kräuter. Die meisten Menschen sind gegen Gräser- und Baumpollen allergisch. Manchmal lohnt es sich, herauszufinden, auf welche Gruppe von Pflanzen man aller-

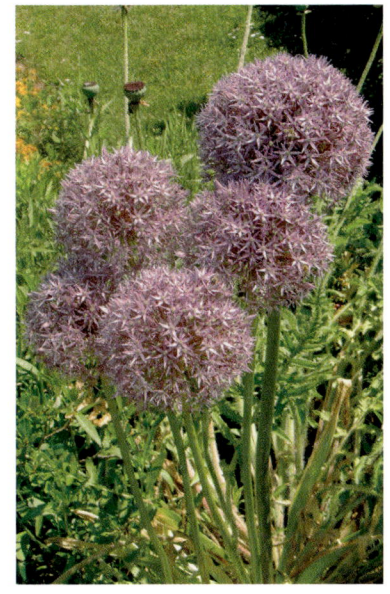

gisch reagiert, um entsprechend zu handeln. Folgende Allergene können Ursache eines allergischen Schnupfens sein:

- saisonal: Baum-, Gräser-, Getreide-, Kräuterpollen
- ganzjährig: Hausstaub-, Mehl-, Vorratsmilben, Schimmelpilzsporen, Tierallergene
- ernährungsbedingt: Ei, Milch, Nüsse, Sellerie, Kern- und Steinobst
- andere: Latex, Mehlsorten, Holzarten etc.

Stillen

Das Stillen eines Säuglings senkt nachweislich das Risiko, an Allergien zu erkranken.

**Etagen-
wechsel**

Allergien, wie der
Heuschnupfen, sollten
möglichst frühzeitig
behandelt werden.
Denn sie können
gravierende Folgen
nach sich ziehen: Ein
sogenannter „Etagen-
wechsel" von den
oberen zu den unteren
Atemwegen bedingt
allergisches Asthma.

Symptome

Betroffene leiden unter starkem
Jucken in der Nase, im Gaumen,
manchmal in den Gehörgän-
gen sowie unter heftigen und
häufigen Niesanfällen, Fließ-
und Stockschnupfen, eingeschränkter Atmung bis hin zu
Atemnot (asthmatische Be-
schwerden). Außerdem kann die
Nase vom Schnäuzen wund
werden. Die Bindehaut der Augen beginnt zu jucken und zu
brennen, und reichlicher Tränenfluss tritt auf.

Homöopathische Mittel

Allium cepa D12, Arundo D6
(bei Jucken und Kribbeln in
der Nase), Euphrasia D4 (bei
Augenbeschwerden im Vordergrund, wässrigem Nasensekret),
Sabadilla D6 (bei großem Niesreiz, trockener Nasenschleimhaut), Arsenicum D6, Naphtalinum D6, Jodum D4-6 (bei
asthmatischen Zuständen), Gal-
phimia D4-6 (bei Juckreiz, heftigem Niesreiz, verstopfter Nase),
Luffa operculata D12 (bei stark
laufender Nase). Zur äußeren

Was passiert bei einer Pollenallergie?

Das Immunsystem hat normalerweise die Aufgabe, gesundheits-
schädliche Stoffe und Krankheitserreger abzuwehren und zu
vernichten. Dringt eine fremde, schädliche Substanz in den Körper

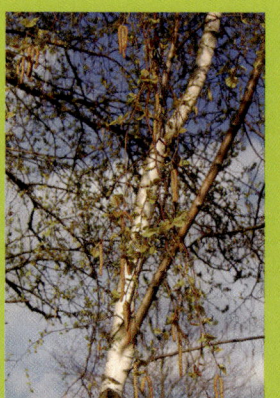

ein, so kommt es entweder noch auf der
Hautoberfläche oder im Körperinneren
durch die aktivierten ortsständigen
Abwehrzellen zu einer Entzündungsre-
aktion. Deren Ziel ist es, den fremden
Organismus abzutöten. Nur so bleibt
der Mensch gesund und überlebt.
Von einem Heuschnupfen spricht man,
wenn die Abwehrreaktion des Körpers
gegen Stoffe erfolgt, die normalerweise kein krankmachendes Potenzial
besitzen wie Pollen, Gräser, Tierhaare,
Hausstaubmilben oder andere Umwelt-
stoffe der Luft.

Was hilft?

Die erste und einfachste Maßnahme heißt schlichtweg: Pollen meiden! Schon allein dadurch werden die lästigen Beschwerden gemindert. In vielen Fällen reicht dies aber nicht aus, und es sind Medikamente notwendig. Weitere Verhaltensmaßnahmen sind:
- vor dem Schlafengehen Haare waschen
- Kleider, die man tagsüber getragen hat, nicht im Schlafzimmer liegen lassen
- Fenster tagsüber geschlossen halten
- nachts lüften
- feucht Staub wischen
- Pollenschutzgitter an den Fenstern anbringen
- Wäsche nicht im Freien trocknen lassen
- körperliche Anstrengung im Freien vermeiden
- Urlaub am Meer oder im Gebirge planen
- Gesicht häufig mit kaltem Wasser kühlen
- einen nassen Waschlappen auf juckende Augen legen
- Nasenspray mit Kochsalzlösung verwenden

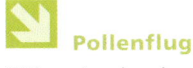

Pollenflug

Während und nach dem Regen fliegen weniger Pollen.

Anwendung eignen sich kalte Augenkompressen mit Euphrasia-Tropfen (zehn Tropfen in ein Glas mit abgekochtem Wasser geben); saubere Baumwolltücher damit tränken und für ca. fünf bis zehn Minuten auf die Augen legen.

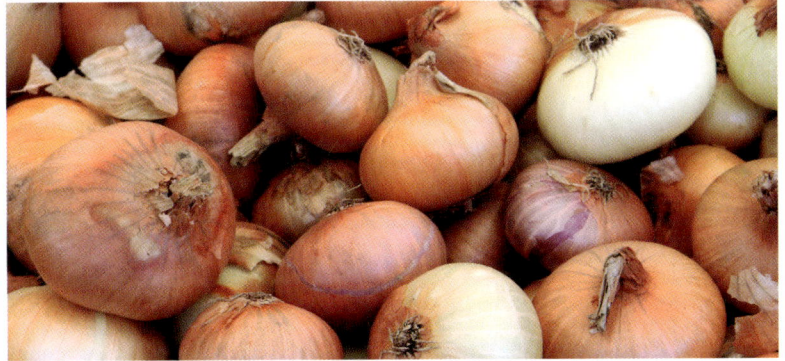

Lunge und Bronchien

Schnupfen, Grippe & Co.

Wenn man von einer „Erkältung" spricht, meint man oft Schnupfen, Halsweh und Husten. Dabei handelt es sich jedoch um die Symptome einer Infektion, nicht um die Folgen einer Verkühlung. Die Bezeichnung „Grippe" für einen Infekt der oberen Atemwege ist ebenfalls falsch, da diese relativ harmlosen Infekte mit der echten Grippe (Influenza) nichts zu tun haben.

Erkältung/ grippaler Infekt

Die häufigste Erkrankung überhaupt ist wohl die Erkältung. Jeder Mensch macht sie im Laufe seines Lebens unzählige Male durch. Erkältungskrankheiten haben das ganze Jahr über „Saison", nicht nur in den kalten Herbst- und Wintermonaten. Ein „Schnupfen- oder Schmuddelwetter" kann sich jedoch begünstigend auf ihre Entstehung auswirken. Häufig kommt es zu regelrechten Epidemien. Kinder erkranken dabei weitaus häufiger als Erwachsene. Krankheitserre-

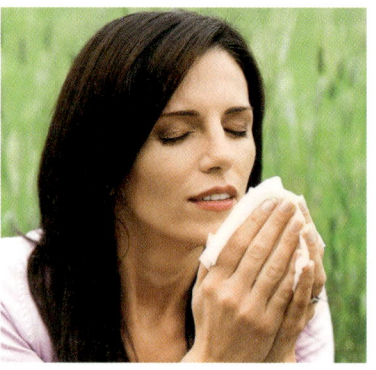

ger haben ein leichtes Spiel, zumal wenn man sich durch zu langen Aufenthalt im Freien ausgekühlt, nasse Füße bekommen hat oder verschwitzt dem Zugwind ausgesetzt war. Das alles schwächt die Abwehrkräfte, und der Organismus ist anfälliger für Infektionen.

Erkältungskrankheiten werden zu 90 Prozent durch verschiedene Viren (Rhinoviren, Adenoviren etc.) verursacht. Die Ansteckung erfolgt meist durch Tröpfcheninfektion, wobei die Viren einer infizierten Person durch Niesen oder Sprechen durch die Luft gewirbelt und von gesunden Personen über die Atemwege aufgenommen werden. Zunächst werden Nasen- und Rachenschleimhaut befallen; diese schwellen an und produzieren vermehrt Sekret.

Wichtig: Bei Kindern kann ein grippaler Infekt das Vorstadium einer Kinderkrankheit wie Masern, Keuchhusten, Mumps oder Scharlach sein.

Schnell gesund werden

Gegen die Ursache der Erkrankung, den Virus, gibt es keine Medikamente; man kann jedoch mit einigen allgemeinen Maßnahmen die Beschwerden lindern und den Verlauf der Erkrankung etwas erträglicher gestalten.

Achten Sie auf eine ausgewogene, vitaminreiche Ernährung. Wichtig ist auch, vor allem bei Fieber oder verschleimten Atemwegen, viel zu trinken; bei einem Erwachsenen sollten es drei Liter täglich sein. Geeignet sind sogenannte „Grippetees" mit Linden- oder Holunderblüten. Dadurch wird zum einen der Flüssigkeitsverlust durch Schwitzen ausgeglichen, zum anderen verflüssigt sich der Schleim. Bei erhöhter Temperatur oder Fieber ist Bettruhe angesagt, wobei der Raum weder zu warm noch zu kalt sein sollte. Halten Sie sich warm, schwitzen Sie aber nicht (außer bei einer Schwitzkur mit heißem Bad und Tee). Sorgen Sie zudem für ausreichend Luftfeuchtigkeit im Zimmer.

Dampfbäder oder Inhalationen (z. B. mit Kamille) befeuchten die Atemwege und wirken entzündungshemmend. Vermeiden Sie während einer Erkältung jede körperliche Anstrengung, bis Sie wieder fit sind. Ruhe und ausreichend Schlaf sind für die rasche Erholung von einem grippalen Infekt sehr wichtig.

Gegen die typischen Erkältungssymptome werden häufig auch homöopathische Mittel eingesetzt. Wichtig: Verwenden Sie keine Salben oder keinen Balsam mit ätherischen Ölen (z. B. Menthol oder Eukalyptus) zum Einreiben, da diese zwar schleimlösend wirken, aber die Wirksamkeit homöopathischer Mittel vermindern. Ein Arztbesuch ist erforderlich, wenn
- sich die Beschwerden nach einigen Tagen nicht bessern.
- sehr hohes Fieber, Ohrenschmerzen oder starke Halsschmerzen auftreten, die auf eine echte Grippe bzw. eine Mandelentzündung hindeuten.
- Schwangere, Säuglinge, Kleinkinder oder geschwächte, ältere Patienten erkrankt sind.

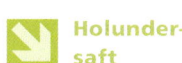 **Holunder-saft**

Sie bemerken die ersten Anzeichen eines grippalen Infekts? Dann trinken Sie Holundersaft!

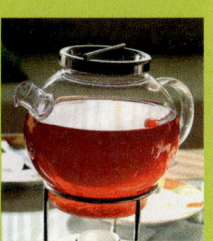

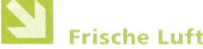

Frische Luft

Ein Spaziergang an der frischen Luft tut Ihnen bei einer Erkältung ganz besonders gut.

Symptome

Bekannte Symptome sind ein allgemeines Krankheitsgefühl, Frösteln, Abgeschlagenheit, Schnupfen, Husten, Halsschmerzen oder geschwollene Augen, oft begleitet von Kopf- und Gliederschmerzen. Die Nasen- und Rachenschleimhäute sind heiß, rot und geschwollen und sondern vermehrt Sekret ab. Die Nasenatmung ist behindert. Das Nasensekret ist erst wässrig-klar, später schleimig-eitrig. Nach sieben bis zehn Tagen ist eine Erkältung in der Regel überstanden.

Die während der Erkrankung gebildeten Abwehrstoffe hinterlassen für einige Monate eine Immunität gegen denjenigen Virenstamm, der die Erkältung verursacht hat. Beim grippalen Infekt klingen die Beschwerden nach einigen Tagen von selbst wieder ab. Achtung: Gegen normale Erkältungskrankheiten ist keine Impfung möglich!

Homöopathische Mittel

Aconitum D6 (in der akuten Phase mit Schüttelfrost), Allium Cepa D12 (bei Schnupfen), Belladonna D6 (bei raschem Temperaturanstieg), Kalium bichromicum D6, Ferrum phosphoricum D4 (bei Fieber), Gelsemium D3-6 (bei mäßigem Fieber, Muskel- und Nervenschmerzen), Mercurius solubilis D6 (wenn die Luftwege betroffen sind), Sambucus D6 (bei Schnupfen, Schwitzen), Dulcamara D6 (bei Schnupfen, Husten).

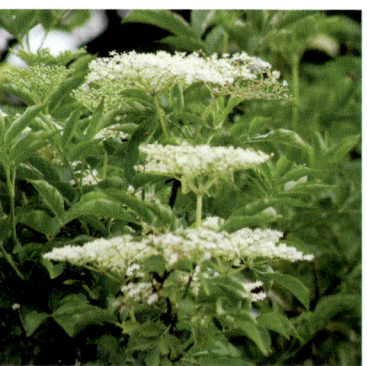

Husten

Husten ist lästig, unangenehm und raubt den Schlaf. Dabei ist diese Beschwerde keine Krankheit, sondern ein Symptom. Meistens hat man sich erkältet, und Husten ist die Folge. Aber es gibt auch viele weitere Ursachen, warum man hustet.

Husten ist ein automatischer Schutzreflex des Körpers, der Fremdkörper, die in die Atemwege geraten sind, wieder hinausbefördert. Dies können Speisekrümel, Staubpartikel, Schleim, aber auch Krankheitserreger sein. Im Fall einer Erkältung hustet man, weil der zähe Schleim in den Atemwegen die feinen Flimmerhärchen verklebt, die das Sekret normalerweise transportieren. Diese Aufgabe muss nun der Husten übernehmen. Aber auch chemische Reize wie Zigarettenrauch oder Gase können Husten auslösen.

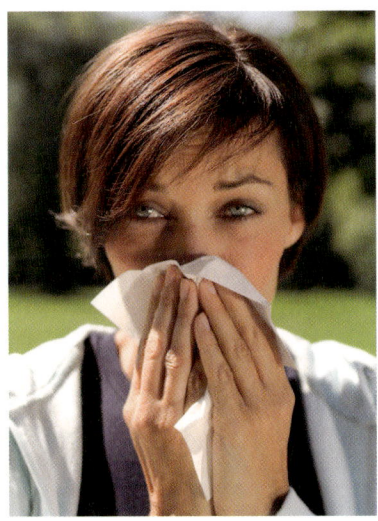

Symptome

Bestehen Fieber und Schnupfen, handelt es sich um eine Erkältungskrankheit – eine der häufigsten Ursachen für Husten. Wenn er länger als drei Wochen besteht, spricht man von chronischem Husten. Aber auch Allergien, Asthma, Herz-Kreislauf-Erkrankungen, eine Herzschwäche, Tumor- und Lungenerkrankungen, eine chronische Bronchitis, Nebenhöhlenentzündungen, Reizungen im Magen-Darm-Trakt und Rauchen gehen mit Husten einher. Bei jedem Husten, der länger als drei Wochen besteht, sollte die Ursache vom Arzt abgeklärt werden. Neben der Dauer ist die Art des Hustens ein weiteres Unterscheidungsmerkmal. Beim trockenen Reizhusten (unproduktiver Husten), der meist am Anfang einer Erkältung auftritt, ist kein Schleim in den Atemwegen vorhanden oder er ist so zäh, dass er nicht abgehustet

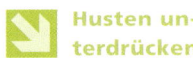

Husten unterdrücken

Einen Hustenreiz kann man oft nur schwer unterdrücken, was man aber auch gar nicht tun sollte.

Wichtig bei Husten

Was häufig vergessen wird, ist, viel zu trinken! Die Trinkmenge sollte zwischen zweieinhalb bis drei Liter pro Tag betragen. Geeignet sind Kräutertees, Suppen, aber auch Frischpflanzensäfte.

werden kann. Im Gegensatz dazu wird beim schleimproduzierenden Husten (produktiven Husten) das Sekret, das je nach Ursache für den Husten in Farbe und Konsistenz verschieden ist, ausgehustet.

Der Husten kann anfallsartig kommen, unter Belastung, bei Lagewechsel bzw. Nahrungsaufnahme, oder aber zu bestimmten Tageszeiten gehäuft auftreten, etwa morgens oder nachts. Die Hustengeräusche können u. a. bellend, heiser oder auch keuchend sein.

Homöopathische Mittel

Argentum D6 (bei anfallsweisem, tiefem Husten), Aesculus D6 (bei Kitzeln in der Kehle und Auswurf), Belladonna (bei bellendem Husten), Rumex D6 (bei Husten mit Schnupfen), Aconitum (bei Fieber), Nux vomica (bei hohem und rauem Husten, eventuell mit Brechwürgen), Sticta (bei quälendem Husten), Pulsatilla (bei Husten mit schwer löslichem Schleim), Arnica (bei Husten mit Schmerzen in der Brust), Dulcamara

(bei Husten mit Schnupfen), Ferrum metallicum (bei Husten mit Atemnot).

Hilfe aus der Natur

An pflanzlichen Mitteln stehen Kräutertees, Hustentropfen, -bonbons, Sirup, Einreibemittel mit ätherischen Ölen, die Eukalyptus, Menthol oder Kampfer enthalten (nicht für Säuglinge und Kleinkinder), sowie reizmildernde Substanzen wie Isländisch Moos oder Eibischwurzel zu Verfügung.

Für Kleinkinder bietet sich als Alternative Fenchelhonig an. Eine bewährte Teemischung könnte z. B. aus Huflattich, Anis, Eibischwurzel, Spitzwegerich und Primelwurzel bestehen. Diese kann durch Thymiankraut oder Lindenblüten ergänzt werden. Malvenblüten in Kombination mit Spitzwegerich wirken ebenfalls gegen den Hustenreiz.

Bei Halsschmerzen hilft das Gurgeln von Salbeitee. Ein traditionelles Hausmittel bei Erkältung ist das Dampfbad mit Kamille. Durch die Inhalation der Dämpfe wird das Sekret verflüssigt.

Mund und Zähne

Parodontitis

Etwa 90 Prozent der Bevölkerung weltweit leidet an Zahnfleischerkrankungen. Davon ist die durch Zahnbelag (Plaque) hervorgerufene Zahnfleischentzündung (Gingivitis; siehe Seite 70 f.) die mildeste Form, denn sie greift nicht den Halteapparat der Zähne an und ist heilbar. Parodontitis hingegen ist bei Erwachsenen die häufigste Ursache für Zahnverlust.

Als Auslöser der Erkrankung kommen vor allem besonders ansteckende Keime infrage. Begünstigt wird das Auftreten zudem durch schlechte Mund- und Zahnhygiene. Auch seltene oder systematische Erkrankungen, etwa Diabetes mellitus, Anämie, Immundefekte, Allergien, HIV-Infekte oder Osteoporose, scheinen die Auslösung und Schwere einer Parodontitis entscheidend zu beeinflussen. Weitere anerkannte Risikofaktoren wie hohes Alter, Nikotin- und in geringerem Maße Alkoholkonsum, Medikamenteneinnahme, Stress, ungesunde Ernährungsweise (z. B. Vitamin-C-Mangel), Geschlecht sowie ethnische Zugehörigkeit sind ebenfalls maßgeblich beteiligt.

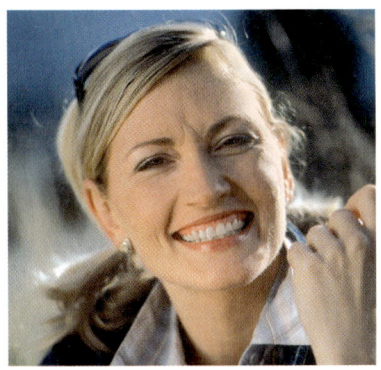

Symptome

Typische Beschwerden sind häufiges Zahnfleischbluten, Schmerzen, schlechter Geschmack im Mund sowie Mundgeruch. Außerdem können massiver Zahnbelag und Zahnstein auftreten. Schmerzen die Zähne beim Kauen und sind sie sehr empfindlich, sind das bereits Zeichen

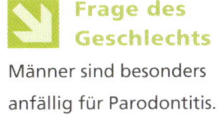

Frage des Geschlechts

Männer sind besonders anfällig für Parodontitis.

Kontrolle

Die jährliche Routineuntersuchung beim Zahnarzt ist neben der richtigen Pflege das A und O gesunder Zähne.

einer fortgeschrittenen Parodontitis.

Homöopathische Mittel

Arnica D6 (bei Zahnfleischbluten), Mercurius solubilis D12 (bei entzündetem, schwammigem Zahnfleisch), Phosphorus D12 (bei Zahnfleischbluten), Silicea D12 (bei häufigen Entzündungen).

Karies

Karies gehört mit zu den häufigsten Zahnerkrankungen. Bereits Milchzähne können davon

betroffen sein; im späteren Lebensalter kommt die Krankheit dann nahezu bei jedem vor. Karies tut am Anfang nicht weh; schmerzhaft wird es jedoch, wenn die Erkrankung fortgeschritten ist. Unbehandelt führt sie zu Zahnverlust.

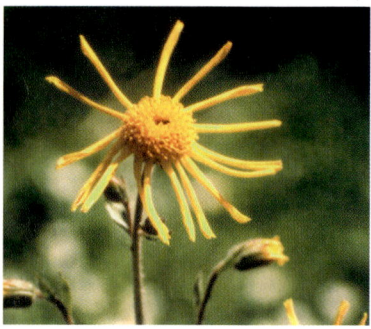

Unter Karies versteht man den Abbau von Mineralstoffen aus dem Zahnschmelz, der von Bakterien in der Plaque verursacht wird. Die Folge ist ein Loch im Zahn. Karies kann auch unter oder an den Rändern alter Füllungen entstehen (Sekundärkaries).

Symptome

Symptome von Karies sind dunkelbraune bis schwarze Verfärbungen auf den Zähnen, die durch Tee, Tabak oder andere Nahrungsmittel entstehen, unangenehmer Mundgeruch sowie starke Schmerzen bei Kontakt mit Kälte, Warmem und Süßem.

Homöopathische Mittel

Kreosotum D6 (bei Schmerzen infolge von Karies), Staphisagria D6 (bei schwarzen, brüchigen Zähnen).

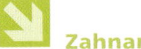

Zahnarzt

Wichtig: Selbstverständlich sind alle homöopathischen Zahnmittel nur als zusätzliche Hilfsmittel zu betrachten; eine Weiterbehandlung beim Zahnarzt ist erforderlich.

Karies erfolgreich vorbeugen

- Pflegen Sie Ihre Zähne regelmäßig, am besten nach jeder Mahlzeit.
- Verwenden Sie spezielle Mundspülungen, um Bakterien abzutöten.
- Lassen Sie Zahnstein regelmäßig beim Zahnarzt entfernen.
- Geben Sie Kleinkindern nicht das Fläschchen zum Nuckeln als Einschlafhilfe.
- Eine ausreichende Zufuhr von Fluor mindert das Kariesrisiko, da es in den Zahn eingelagert wird und ihn widerstandsfähiger macht. Optimal sind 0,06 Milligramm Fluor pro Kilogramm Körpergewicht. Fluor ist in fluoridiertem Speisesalz, Seefisch, Vollkornprodukten, Mineralwässern oder fluoridhaltiger Zahnpasta enthalten. Daneben gibt es auch Fluortabletten oder Spüllösungen mit Fluoridgehalt.
- Für Kinder bieten Zahnärzte die Versiegelung der Milchzähne durch Fluoridlacke an.

↘ Zahnbürste

Wenn Sie häufig unter einer Zahnfleischentzündung leiden, sollten Sie Ihre Zahnbürste überprüfen. Ist sie zu hart, könnte dies der Auslöser der Beschwerden sein.

Zahnfleischentzündung

Eine akute Zahnfleischentzündung (Gingivitis) wird meistens durch Bakterien, die im Zahnbelag (Plaque) enthalten sind, verursacht. Wird nichts dagegen unternommen, breitet sie sich aus und wird chronisch. Gut behandelt ist sie in kurzer Zeit völlig ausgeheilt.

Die Zahnfleischentzündung ist meist der erste Schritt hin zu einer Parodontose, bei welcher der Kieferknochen angegriffen wird, was im Erwachsenenalter häufig zu Zahnverlust führt. Weitere Ursachen sind hormonelle Störungen (z. B. in der Schwangerschaft, durch die Pille, in der Menstruation), Verletzungen durch die Zahnbürste, harte Nahrungsmittel oder Zahnstocher. Auch Raucher haben ein erhöhtes Risiko für Zahnfleischentzündungen, da sie über weniger Speichel für die Selbstreinigung verfügen.

Symptome

Das entzündete Zahnfleisch ist dunkelrot und hebt sich dadurch

Was Sie vorbeugend tun können

Achten Sie auf eine gute Mundhygiene! Putzen Sie mindestens zweimal täglich die Zähne (aber nicht zu heftig!), säubern Sie die Zwischenräume mit Zahnseide und lassen sich regelmäßig eine professionelle Zahnreinigung beim Zahnarzt durchführen. Dabei wird Plaque gründlich entfernt, und zwar auch an Stellen unter dem Zahnfleisch, die mit der Zahnbürste nicht zu erreichen sind. Dadurch wiederum werden Bakterien, die die Entzündung verursachen, beseitigt.

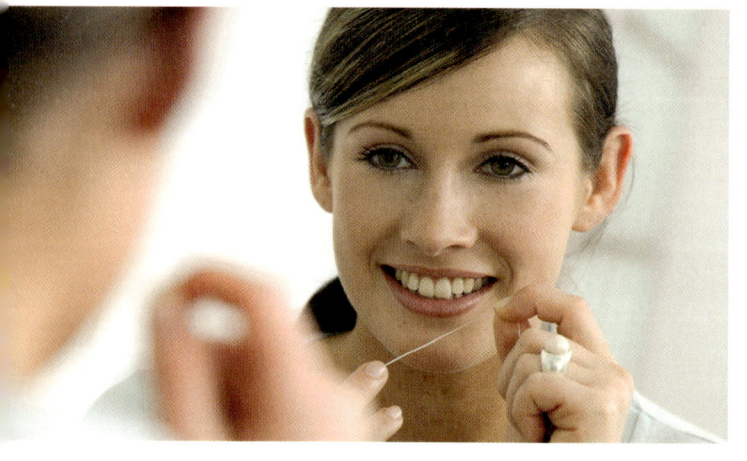

vom gesunden Zahnfleisch ab. Es reagiert empfindlich auf Berührungen und blutet sehr leicht (auch beim Zähneputzen). Manchmal können ziehende Schmerzen beim betroffenen Zahn auftreten. Bei fortgeschrittenen Entzündungen kann es zu leichtem Fieber, geschwollenen Lymphknoten oder Mundgeruch kommen.

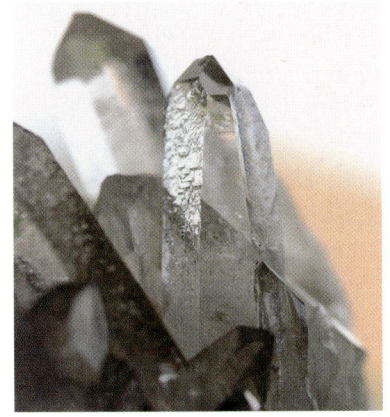

Homöopathische Mittel

Arnica montana D6 und Phosphorus D6 (bei Zahnfleischbluten), Mercurius solubilis D6 (bei geschwollenem, schwammigem Zahnfleisch), Silicea D6 (bei häufigen Entzündungen).

Aphten

Unter dem Begriff Aphte (griechisch = Schwämmchen) versteht man eine Schädigung der Mundschleimhaut, die für den Betroffenen äußerst schmerzhaft ist. Diese Beschwerde tritt plötzlich auf, hauptsächlich an der Innenseite der Wangen, kann aber auch die Zunge, den Gaumen oder das Zahnfleisch befallen. Meistens erkranken schon Kinder daran. Normalerweise verschwinden Aphthen von allein nach sieben bis 14 Tagen; eine Therapie ist häufig nicht nötig. Allerdings treten die Beschwerden in vielen Fällen immer wieder auf, sodass man von einer chronischen Aphtenbildung sprechen kann.

Ursachen dafür sind nicht bekannt. Man geht aber davon aus, dass bestimmte Faktoren, die sich im Allgemeinen schlecht auf den Körper auswirken, etwa Stress, Depressionen, Schlafmangel, Überarbeitung, Krankheiten, ein geschwächtes Immunsystem (z. B. nach einer

 Was ist Plaque?

Plaque besteht aus Eiweißstoffen des Speichels, Stoffwechselprodukten, Nahrungsresten sowie Bakterien. Sie lagert sich auf den Zähnen ab und bildet dort einen günstigen Nährboden für das Wachstum von Bakterien. Wird dieser Belag nicht entfernt, kommt es mit der Zeit zur Umwandlung der weichen Plaque in harten Zahnstein und letztlich zu Karies.

Grippe), Krankenhausaufenthalte, möglicherweise auch Darmpilze etc., die Bildung von Aphthen begünstigen können. Darüber hinaus können mechanische Belastungen im Mund selbst (z. B. Zahnspangen, schief stehende Zähne mit spitzen Ecken) zu kleinen Verletzungen der Mundschleimhaut führen. Diese wunden Stellen sind dann besonders anfällig.

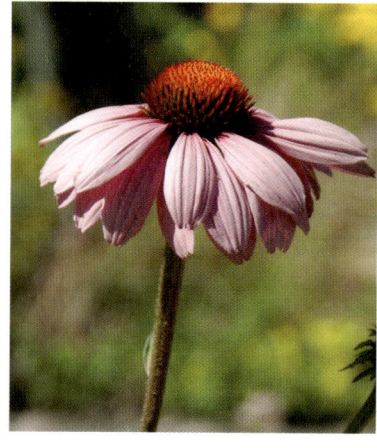

In den meisten Fällen werden Aphthen nur vereinzelt beobachtet. Bilden sie sich jedoch in großer Anzahl im ganzen Mund, handelt es sich nicht mehr um eine typische Aphte, sondern um eine Mundschleimhautentzündung (Stomatitis aphtosa). Bei dieser Erkrankung, die von Herpesviren hervorgerufen wird und oft mit hohem Fieber einhergeht, treten sehr viele Aphten auf einmal auf.

Symptome

Aphten haben ein typisches Aussehen: kleine, etwa linsengroße (meist ein bis fünf Millimeter), weiß gelbliche Stellen oder Bläschen, umgeben von einem stark geröteten Hof. Meist treten starke Schmerzen auf. Zusätzlich können Aphthen jucken und brennen. Das Essen und Schlucken, zum Teil auch das Sprechen, sind eventuell stark beeinträchtigt.

Homöopathische Mittel

Acidum nitricum D6, Kalium chloratum D6, Borax D6, Psorinum D6. Zusätzlich kann man die betroffenen Stellen mit Echinacea-Tinktur oder Propolis betupfen (Substanz, die Bienen von den Knospen der Laubbäume sammeln, um damit ihre Waben zu kitten). Entzündungs-

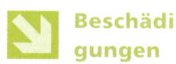
Beschädigungen
Aphten sind kleine, weiße Oberflächenbeschädigungen der Mundschleimhaut.

hemmend wirken Gurgellösungen mit Eibisch, Salbei, Minzöl oder Myrrhe.

Zähneknirschen

Einige Menschen knirschen und mahlen nachts mit dem Kiefer, ohne dass sie etwas davon merken. Meistens ist Stress der Auslöser, aber auch Zahnfehlstellungen können zu Zähneknirschen (Bruxismus) im Schlaf führen.

Dieses ständige Aufeinanderreiben schädigt die Zähne: Sie werden anfälliger für Karies und reagieren empfindlicher auf Temperaturen. Zudem verändert sich durch die Abnutzung der Biss, was sich wiederum negativ auf die Kaumuskeln und Kiefergelenke auswirkt. In extremen Fällen können einzelne Zähne auch unter dem großen Druck brechen.

Symptome

Charakteristisch sind Abriebspuren auf den Zähnen, Verspannungen des Nackens, der Schultern sowie des Kiefermuskels und eventuell Muskelkater. Auch Kopfweh ist möglich.

Homöopathische Mittel

Cina D6, Cuprum metallicum D12, Magnesium phosphoricum D6, Zincum metallicum D12.

> ## Das hilft garantiert
> Empfehlenswert sind vor allem Maßnahmen zur Stressbewältigung wie z. B. das Erlernen von Entspannungstechniken (z. B. autogenes Training oder Yoga), um Körper und Psyche wieder ins Gleichgewicht zu bringen. Ansonsten kann eine sogenannte Aufbissschiene, die nachts die Zähne auseinanderhält, helfen.

Entzündung der Rachenschleimhaut

Eine Rachenentzündung (Pharyngitis) kann durch Viren oder Bakterien verursacht werden und prinzipiell in jedem Lebensalter vorkommen. Sie wird durch Tröpfchen- und Schmierinfek-

Schiene
„Dauerknirscher" bekommen oft vom Zahnarzt eine Schiene verordnet, die für Entspannung im Gelenk sorgt.

tion übertragen und tritt entweder allein oder in Zusammenhang mit einer Erkältung oder Grippe auf (akute Rachenentzündung). Häufig sind auch die am hinteren Racheneingang sitzenden Gaumenmandeln in Mitleidenschaft gezogen, die sich stark entzünden können. Neben der plötzlich auftretenden akuten Rachenentzündung gibt es die chronische, die sich über einen längeren Zeitraum hinzieht, und durch dauernde Reizung der Rachenschleimhaut entsteht. Auslöser ist meist Zigarettenrauch, aber auch Staub, Reizgase, Chemikalien oder Alkohol.

Symptome

Typische Hauptbeschwerden sind Heiserkeit, Halsschmerzen, Brennen und Trockenheit im Hals oder das Gefühl, einen Kloß im Hals zu haben. Schüttelfrost oder Fieber kann hinzukommen.
Eine bakterielle Infektion führt zumeist zu einem wesentlich schwereren Beschwerdebild. Der Patient fühlt sich sehr krank, das

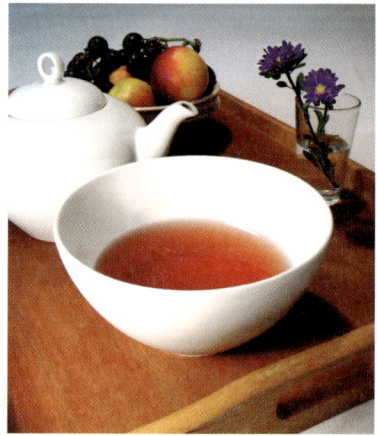

Das hilft

Eine Rachenentzündung kann mit warmen Halswickeln, Inhalationen und warmen Getränken behandelt werden. Außerdem helfen fertige Mundspüllösungen oder auch Gurgeln mit Salzwasser oder Salbei- bzw. Eibischtee.

Fieber kommt innerhalb weniger Stunden und ist hoch, die Halsschmerzen, die bis zum Ohr ausstrahlen können, und die Schluckbeschwerden sind sehr stark. Die Schleimhäute sind dunkel- bis feuerrot und geschwollen; eventuell treten Kopfschmerzen auf. Die Lymphknoten am Hals und unter dem Kiefer sind stark vergrößert und deutlich tastbar. Rachen, Mandeln und Gaumenzäpfchen sind gerötet und geschwollen. Die Schleimhaut ist möglicherweise mit weiß gelblichen (eitrigen) Belägen überzogen. Dann ist gegebenenfalls die Einnahme eines Antibiotikums nötig.

Was Sie sonst noch tun können

- Meiden Sie verrauchte und überheizte Räume.
- Sorgen Sie für ausreichend Luftfeuchtigkeit in jedem Zimmer.
- Trinken Sie viel, meiden Sie aber Fruchtsäfte, da die Säure die Rachenschleimhäute zusätzlich reizt.
- Nehmen Sie weiche, breiige Kost zu sich, dann fällt das Schlucken leichter!

Homöopathische Mittel

Acidum nitricum D6 (bei entzündeten Schleimhäuten), Baptisia D6 (bei schweren fiebrigen Infektionen), Cantharis D6 (bei starken Halsschmerzen).

Mandel-entzündung

Man spricht von einer akuten Mandelentzündung (Angina tonsillaris, Tonsillitis), wenn die Gaumenmandeln entzündet sind. Die Erreger sind Viren oder Bakterien (zumeist Streptokokken, aber auch Staphylokokken oder Pneumokokken). Eine Sonderform der Streptokokken-Angina ist Scharlach.

Die Mandeln, bestehend aus Gaumen-, Rachen- und Zungengrundmandeln, sind Teile des Immunsystems und haben eine wichtige Aufgabe: Sie fangen krankheitserregende Fremdstoffe ab und stimulieren die körpereigene Abwehr. Dabei schwellen sie – ähnlich wie Lymphknoten – an. Wenn dieser Abwehrmechanismus gestört ist, kann es zu einer Entzündung kommen. Die Ansteckung erfolgt in der Regel durch feine Speicheltröpfchen, die von in-

Antibiotika

Bei einer Mandelentzündung helfen Homöopathika allein leider nicht. Meist müssen Antibiotika in Tablettenform eingenommen werden.

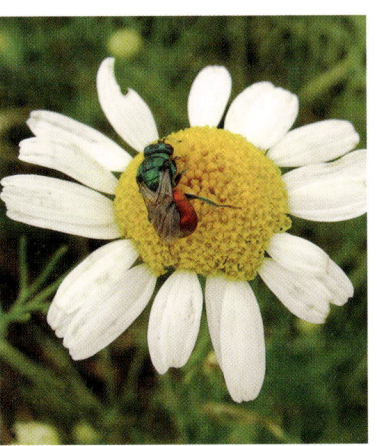

75

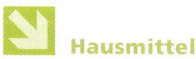
fizierten Personen ausgeatmet werden (Tröpfcheninfektion).

Vor allem Kinder im Kindergarten- und frühen Grundschulalter werden von einer Angina geplagt. Erwachsene erkranken seltener.

Eine chronische Tonsillitis besteht bei fortwährender Entzündung der Gaumenmandeln.

Symptome

Typische Beschwerden sind plötzliche Halsschmerzen (bis in die Ohren ausstrahlend), Schluckbeschwerden und trockener Husten, häufig begleitet von einem Kratzen im Hals und unangenehmem Mundgeruch. Die Rachenschleimhaut ist gerötet, die Gaumenmandeln sind

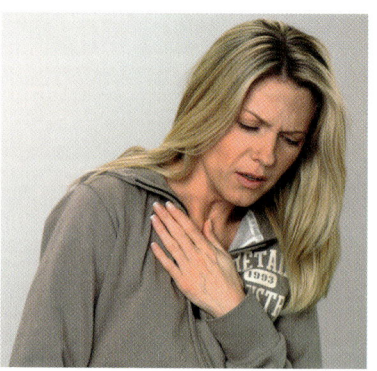

geschwollen und mit kleinen gelblich weißen Eiterpünktchen (Stippchen) belegt. Die Lymphknoten sind vergrößert, es kommt zu vermehrtem Speichelfluss. Kopfschmerzen und Erbrechen sind möglich. Der Patient fühlt sich sehr krank, hat hohes Fieber und keinen Appetit.

Bei einem Virusbefall ist die Schleimhaut eher glasig-hellrot, das Fieber mäßig, der Hals kratzt leicht, und das Allgemeinbefinden ist nur wenig beeinträchtigt. Die Lymphknoten sind nur leicht geschwollen. Kleinkinder haben kaum Appetit oder verweigern das Essen, Säuglinge trinken schlecht.

Eine akute Angina ist gewöhnlich begrenzt. Sie kann aber auch Anzeichen anderer schwerer Krankheiten sein.

Darüber hinaus kann es zu schwerwiegenden Komplikationen kommen (Rheumatisches Fieber, Lungen-, Herzinnenhaut- oder Nierenentzündung); diese sind jedoch durch den Einsatz von Antibiotika relativ selten geworden.

Bei einer chronischen Mandel-entzündung bestehen kaum Probleme: Eventuell treten leichte Schluckbeschwerden, Halskratzen und Mundgeruch oder eine Vergrößerung der Lymphknoten auf. Die Oberfläche der Mandeln sieht narbig zerklüftet aus, und auf Druck quillt Eiter heraus. Liegt eine chronische Angina vor, sollten die Gaumenmandeln entfernt werden, da die Folgeerkrankungen schwerwiegend sein können.

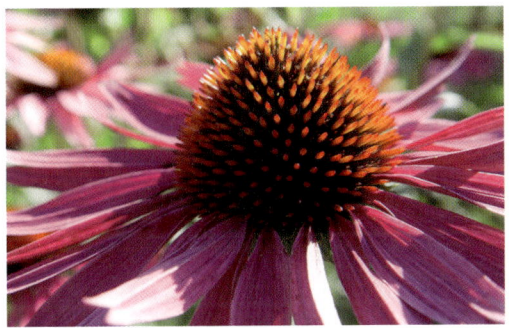

Homöopathische Mittel

Aconitum D6 (bei trockenem Mund und Fieber), Apis mellifica D6 (bei geschwollenem Gaumenzäpfchen), Belladonna D12 (bei hohem Fieber und stark gerötetem Rachen), Hepar sulfuris D12 (bei stechenden Halsschmerzen und dicken Belägen), Lachesis D6 (bei Schluckbeschwerden), Mercurius cyanatus D6 (bei schwerer eitriger Entzündung), Mercurius solubilis D6 (bei rauem Hals), Calcium carbonicum D6, Phytolacca D6, Lycopodium D6 (bei chronischer Angina), Gurgeln mit Echinacea-Tinktur (zehn bis zwölf Tropfen in einem Glas Wasser).

Operation

Da die Mandeln im Immunsystem eines Kindes bis zum sechsten Lebensjahr eine wichtige Rolle spielen, sollten sie nicht ohne wichtigen Grund entfernt werden, um ihre Schutzfunktion möglichst lange zu erhalten.
Eine operative Entfernung ist unter Umständen angebracht bei mehr als vier bakteriellen Infekten im Jahr, einer chronischen Mandelentzündung trotz Behandlung oder Mandelabszessen und wenn die vergrößerten Mandeln die Atmung (Schnarchen) oder das Schlucken beeinträchtigen.

Krank durch Amalgam?

Amalgam-Zahnfüllungen bestehen aus verschiedenen Metallen (Silber, Zinn, Zink, Kupfer), wobei der Quecksilberanteil 50 Prozent beträgt.

Quecksilber ist giftig und reichert sich besonders im Nerven- und Drüsengewebe an. Durch den täglichen Zahnabrieb beim Kauen löst es sich, und kleinste Dosen gelangen in das Blutsystem und lagern sich in den Zellen verschiedener Organe ab. Ein Prozess, der sich über viele Jahre summiert und schließlich zu Beschwerden führt. Ob eine Quecksilberverträglichkeit oder eine Störung vorliegt, lässt sich mit der Elektroakupunktur nach Voll (EAV) und der Applied Kinesiology (AK) testen.

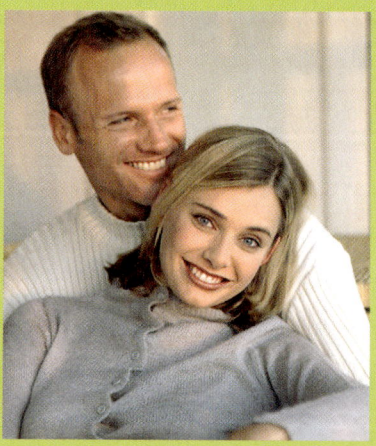

Mögliche Folgekrankheiten

Befinden sich im Zahnbereich mehrere Metalle (z. B. Gold, Titan, Amalgam), findet eine sogenannte Elektrolyse statt (Wanderung der Elektronen des unedlen zum edlen Metall). Die hierdurch hervorgerufenen elektrischen Differenzen im Spannungspotenzial können zu einer Säureänderung im Mundmilieu (pH-Wert) sowie einer Verschiebung der Mundbakterienflora und der Flora im gesamten Magen-Darm-Trakt führen. Dies kann Ursache für vielfältige Krankheiten sein wie Allergien, Ekzeme, Verpilzung, Heuschnupfen, Rheuma, Immun-

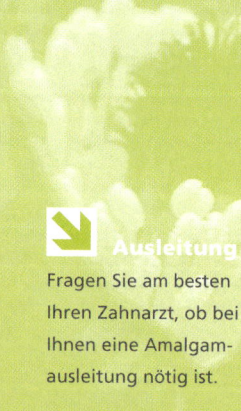

Ausleitung

Fragen Sie am besten Ihren Zahnarzt, ob bei Ihnen eine Amalgamausleitung nötig ist.

störungen mit wiederholten Infekten und diverse Verdauungsprobleme.

Um mögliche Erkrankungen zu verhindern, ist eine Vereinheitlichung der sich im Mund befindlichen Metallfüllungen anzustreben. Besteht eine Schwermetallbelastung durch Amalgam, sollten alle Amalgamfüllungen entfernt werden.

Amalgamausleitung

Parallel zur Zahnsanierung sollte die Amalgamausleitung aus den Körperzellen erfolgen. Darunter versteht man eine spezielle Entgiftungstherapie, durch welche die in verschiedenen Körpergeweben gespeicherten Quecksilberionen, die dort an Eiweiße gebunden sind, ausgeleitet werden. Die durch das Medikament gebundenen Metalle werden über die Nieren ausgeschieden.

Die Durchführung einer Amalgamausleitung ist unkompliziert. Die verschiedenen Methoden

sind Chelattherapie, Orthomolekulartherapie (Infusionen mit Enzymen, Mineralstoffen und Vitaminen) Bioresonanztherapie, Eigenbluttherapie sowie individuell ausgetestete Homöopathika. Letztere müssen auf den jeweiligen Patienten abgestimmt werden.

Begleitende Maßnahmen sind: täglich viel trinken (zwei bis drei Liter), am besten reines Quellwasser, Phytotherapie zur Unterstützung der Nieren-, Leber-, Darm- und Lymphfunktion (Einnahme von Heilpflanzen) sowie die Gabe von verschiedenen Algenpräparaten.

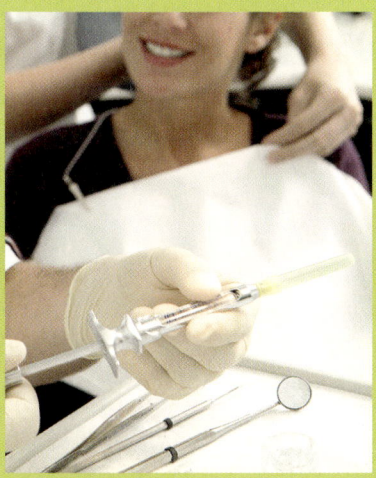

Vorgehen

Welche homöopathischen Mittel im Rahmen einer Amalgamausleitung zum Einsatz kommen, hängt immer vom Patienten ab. Gehen Sie am besten zu Ihrem Homöopathen und besprechen Sie mit ihm das Vorgehen.

Magen und Darm

Appetitlosigkeit

Ist ein guter Appetit im Allgemeinen Hinweis auf eine gute Gesundheit, kann es infolge verschiedener Erkrankungen zu einem Mangel an Appetit kommen. Appetitlosigkeit ist ein unspezifisches Symptom und hat verschiedene Ursachen, die physischer oder psychischer Natur sein können (siehe Infokasten). Völlig normal ist es, wenn man beispielsweise gelegentlich oder für kurze Zeit keinen Hunger verspürt. Manchmal schmeckt das Essen einfach nicht, gerade

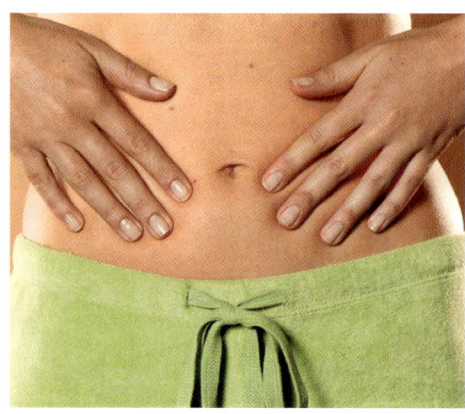

wenn man sich den Magen verdorben oder eine Grippe hinter sich gebracht hat. Besteht jedoch Appetitlosigkeit über einen längeren Zeitraum hinweg und wird diese Beschwerde chronisch, kann dies Zeichen einer Erkrankung sein und sollte vom Arzt abgeklärt werden.

Symptome

Die Bandbreite bei Appetitlosigkeit geht von einfacher Unlust zu Essen bis hin zur völligen Verweigerung von jeglicher Nahrungsaufnahme, wie z. B. bei der Magersucht (Anorexia nervosa). Auch alte Menschen verlieren häufig die Lust am Essen und Trinken.

Liegen schwerwiegende Essstörungen vor, wie z. B. die Ess-Brech-Sucht (Bulimie), ist das Verhältnis von Hungergefühl und Essen gestört.

Homöopathische Mittel

China D6 und Thalattin D6 (nach einer akuten Erkrankung),

Ursachen

- beruflicher Stress
- familiäre oder partnerschaftliche Probleme
- Depressionen
- akute Erkrankungen (z. B. Grippe, neurologische Erkrankungen wie Demenz, Krebserkrankungen)
- Magen-Darm-Erkrankungen (z. B. Infektionen, Lebensmittelvergiftung, Magenverstimmung, Magenschleimhautentzündung, Geschwüre etc.)
- Chemotherapie oder Strahlenbehandlung
- Einnahme bestimmter Medikamente (z. B. Herzmittel)
- Einnahme sogenannter Appetitzügler
- Missbrauch von Alkohol oder Drogen

Die Behandlung richtet sich nach der zugrunde liegenden Ursache. Ist die Appetitlosigkeit beispielsweise durch eine Mageninfektion verursacht, wird diese zuerst auskuriert. Dabei ist auf eine magenschonende Ernährung (nicht zu scharf und zu fett) zu achten, ebenso sollte man auf Alkohol oder Rauchen verzichten. Danach ist es wichtig, sein Ernährungs- und Essverhalten langsam wieder zu normalisieren. Dazu gehört, dass Sie sich Zeit zum Essen nehmen und sich etwas Leckeres kochen, das Ihnen schmeckt!

Ignatia D6 (bei seelischen Ursachen), Graphites D6, Sulfur D6, Phosphorus D6.

Blähbauch, Völlegefühl

Gerade während der Feiertage, etwa an Weihnachten oder Ostern, wird oft zu viel und zu fett gegessen. Häufig kann es dann zu Beschwerden wie Blähungen oder Völlegefühl kommen. Diese Symptome sind zwar lästig und manchmal auch schmerzhaft, aber Sie können etwas dagegen unternehmen. Ursache ist meist ein gestörter Gallenfluss. Die von der Leber abgesonderten Gallesäuren sind wichtig, denn sie zerteilen das Fett im Speisebrei in kleine Tröpfchen, die vom Körper leichter aufge-

Harmlos?

Blähungen, die ohne weitere Krankheitssymptome auftreten, sind meist harmlos und verschwinden von allein. Sie können durch falsche Ernährung oder zu hastiges Essen ausgelöst werden.

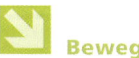

Bewegung

Ein kleiner Verdauungs-
spaziergang wirkt oft
wahre Wunder. Denn
jede Form von Bewe-
gung bringt auch den
Darm in Schwung.

nommen werden können. Fehlt die Gallensäure, bleibt das Fett unverdaut im Zwölffingerdarm liegen. Vom viel zitierten „Stein" oder „Klotz" im Bauch ist dann die Rede.

Symptome

Ein Blähbauch wird häufig von weiteren Symptomen begleitet. Beispielsweise können gleichzeitig ein Völlegefühl, häufiges Aufstoßen, Übelkeit und sogar Erbrechen auftreten.

Homöopathische Mittel

Belladonna D12 (bei krampfartigen Bauchschmerzen), Carbo vegetabilis D6 (bei Verstärkung der Beschwerden durch Milch oder fette Speisen), Lycopodium D12 (bei stark aufgetriebenem Bauch), Nux vomica D6.

Übelkeit und Erbrechen

Übelkeit (Nausea) ist eine Befindlichkeitsstörung, die häufig vor dem Erbrechen auftritt. Das sogenannte Brechzentrum im Gehirn, das durch Reize aus dem Magen aktiviert wird, ist verantwortlich dafür, ob entleert wird oder nicht. Weitere Reize,

Gelbwurz gegen Blähungen

Gegen Blähungen wirkt Curcuma longa (Gelbwurz), ein Ingwergewächs aus Indien.
Es regt die Produktion von Gallensäure an und bewirkt eine bessere Entleerung der Gallenblase. Beschwerden wie Völlegefühl oder Blähbauch werden gelindert. Außerdem reguliert Gelbwurz die Blutfette.

Gelbwurz ist gut verträglich und kann theoretisch zeitlich unbegrenzt eingesetzt werden. Dauern die Beschwerden trotz der Einnahme lange an, empfiehlt es sich, zusätzlich fette Speisen zu vermeiden und mehrere kleine Mahlzeiten am Tag zu sich zu nehmen.

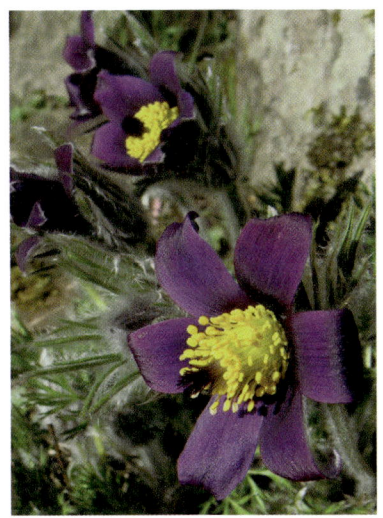

die das Brechzentrum aktivieren, sind eine Reizung des Gleichgewichtsorgans im Innenohr sowie eine Reizung durch Hormone (Übelkeit in der Schwangerschaft) oder durch Stoffwechselstörungen.

Zudem kann Übelkeit auch durch magenreizende Wirkstoffe oder Medikamente verursacht werden, nach einer Vollnarkose oder einer Chemo- und Strahlentherapie auftreten. Diese Selbstschutzmaßnahme ist für den Körper wichtig, denn durch die Übelkeit soll verhindert werden, dass Schadstoffe oder Gifte,

z. B. im Zusammenhang mit einer Lebensmittelvergiftung nach übermäßigem Alkoholkonsum, oder aber auch Krankheitserreger in den Magen-Darm-Trakt eindringen.

Symptome

Meistens klingt die Übelkeit wieder von allein ab. Begleitende Symptome können sein: Kopfschmerzen, Schwindel, Fieber und Schweißausbrüche, Bauchschmerzen oder -krämpfe. Suchen Sie in jedem Fall einen Arzt auf, wenn die Übelkeit über mehrere Tage anhält, sich Ihr Allgemeinzustand verschlechtert oder sogar Blut im Erbrochenen ist.

Homöopathische Mittel

Arsenicum album D12 (bei Übelkeit, Erbrechen, Durchfall), Ipecacuanha D6, Nux vomica D12 (bei morgendlichem Erbrechen), Pulsatilla D12 (gegen Überempfindlichkeit auf Nahrungsmittel), Jodum D3-6 (bei heftigem, hartnäckigem Erbrechen) Iris versicolor D4-12 (in Verbindung mit Migräne).

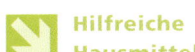

Hilfreiche Hausmittel

Hilfreiche Hausmittel sind Magen-Darm-Tees (z. B. Kamille), die den Magen schonen, oder Ingwertropfen. Gilt Nervosität als Ursache, ist Ruhe angesagt! Hilfreich sind auch Entspannungsübungen und körperliche Bewegung.

**Brech-
durchfall**

Umgangssprachlich wird die Magen-Darm-Grippe auch als „Brechdurchfall" bezeichnet.

Magen-Darm-Grippe

In der kalten Jahreszeit verbreiten sich nicht nur Schnupfenviren, sondern auch jene, die Magen und Darm befallen. Die Übertragung erfolgt durch Kontakt mit infizierten Menschen, z. B. durch Händedruck. Besonders gut können sich die Keime da ausbreiten, wo viele Personen auf engem Raum zusammen sind: in Schulen, Kindergärten, Altenheimen. Zwischen Ansteckung und Ausbruch der Krankheit liegen etwa drei Tage.

Einen medikamentösen Schutz vor der Magen-Darm-Grippe gibt es leider nicht. Die beste Vorbeugung ist, den Kontakt mit erkrankten Personen zu vermeiden und sich häufig die Hände zu waschen.

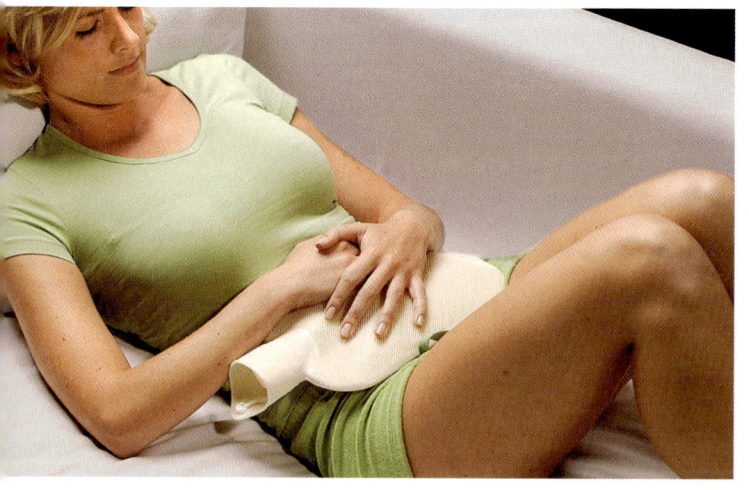

Und wenn es Sie doch einmal erwischt, hilft neben diversen homöopathischen Heilmitteln auch die Einhaltung verschiedener Verhaltensregeln. Besonders wichtig ist absolute Bettruhe. Denn durch den Brechdurchfall ist der Körper stark geschwächt. Solange die Symptome wie Erbrechen und Durchfall anhalten, sollte man auch nichts essen. Wichtig ist es jedoch, viel zu trinken, um den enormen Flüssigkeitsverlust auszugleichen.

Jetzt wird's gefährlich

Tritt häufiges Erbrechen auf, sodass der Patient kaum Flüssigkeit bei sich behalten kann, oder halten die Symptome länger als zwei bis drei Tage an, sollte unbedingt ein Arzt aufgesucht werden. Es besteht die Möglichkeit, dass der Körper austrocknet, was zum Kreislaufkollaps und zu bleibenden Schäden führen kann.
Besonders gefährdet sind kleine Kinder, immungeschwächte, kranke und alte Menschen. Für sie kann die Magen-Darm-Grippe sogar lebensgefährlich sein.

Tee, Mineralwasser oder eine leichte Gemüsebrühe sind ideal. Wenn die Übelkeit nachlässt, kann man auch vorsichtig beginnen, wieder feste Nahrung zu sich zu nehmen: etwa Zwieback, Salzstangen, Bananen, Reis oder gerösteten Toast. Das Essen sollte zunächst magenschonend (keine säurehaltigen Speisen oder Getränke) und fettarm sein. Von Milch, Fleisch, Rohkost, Vollkornbrot und Süßigkeiten ist abzuraten!

Symptome

Zu Beginn der Krankheit treten Übelkeit und Bauchschmerzen auf; der Erkrankte leidet an Brechdurchfall, manchmal auch nur an Durchfall. Auf diese Weise versucht der Körper, die Krankheitserreger so schnell wie möglich wieder loszuwerden. Diesen Selbstheilungsprozess sollte man nach Möglichkeit nicht durch Medikamente stoppen. Auch die Übelkeit und die Abneigung gegen alles Essbare hat ihren Sinn: Magen und Darm brauchen Ruhe, um mit der Krankheit fertig zu werden.

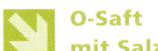
O-Saft mit Salz

Gegen Durchfall hilft Orangensaft mit Salz. Vermischen Sie dafür vier leicht gehäufte Teelöffel Traubenzucker, einen drei Viertel Teelöffel Salz, einen Teelöffel Hausnatron und einen Becher Orangensaft mit einem Liter Wasser.

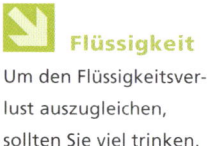

Flüssigkeit

Um den Flüssigkeitsver-
lust auszugleichen,
sollten Sie viel trinken.

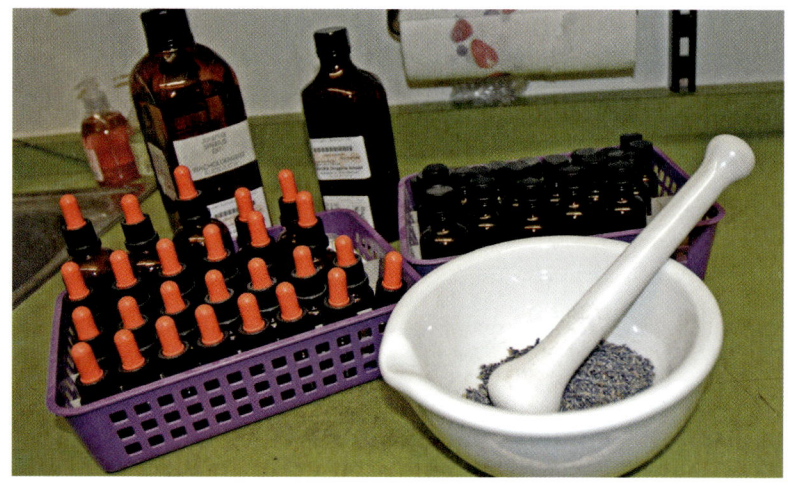

Homöopathische Mittel

Cholera infantum D6 (bei Säuglingen), Bryonia D6 und Arsenicum D6 (bei Magenverstimmung durch kalte Speisen),
Antimonium crudum D4 (bei
Überladung des Magens oder
Durcheinanderessen), Nux vomica (bei Magenverstimmung
aufgrund von Alkoholmiss-
brauch, Nikotin), Ipecacuanha
D6 (bei Magenverstimmung allgemein), Chamomilla D2 (bei
Folgen von akutem Ärger), Chamomilla D12 (bei Koliken), Ferrum phosphoricum D6 (bei fieberhaftem Magen-Darm-Infekt),
Belladonna D3-6 (bei gleichzeitigen Magenkrämpfen), Magnesium phosphoricum (bei leichten
Beschwerden), Carbo vegetabilis
D6 (bei Blähbauch), Ignatia D12
(bei Bauchschmerzen infolge von
Aufregung).

Magen-
verstimmung

Stress im Beruf, Sorgen, ein paar
Gläser Wein zu viel oder eine
üppige Mahlzeit an den Feierta-
gen – und schon hat man sich
eine Magenverstimmung eingefangen. Betroffen sind häufig
Menschen mit empfindlichem

Magen, denen im Wortsinn „alles auf den Magen schlägt". Häufig reagiert letzterer überempfindlich auf seelische Belastungen wie z. B. Kummer, Stress oder Überlastung.

Eine akute Magenverstimmung ist in der Regel harmlos und kann schnell und einfach behandelt werden. Allerdings kann auch eine ernsthafte Erkrankung dahinterstecken. Treten die Beschwerden plötzlich auf oder bestehen sie über eine längere Zeit hinweg, kann eine gründlichere ärztliche Untersuchung wie z. B. eine Magenspiegelung notwendig werden. Denn es könnte der Verdacht auf eine schwere Erkrankung, etwa auf ein Magengeschwür oder einen Tumor, bestehen. Dies gilt besonders für Menschen ab dem 50. Lebensjahr, da das Risiko, an Magenkrebs zu erkranken, mit dem Alter zunimmt.

Wer häufig mit einer Magenverstimmung zu tun hat, sollte die eigenen Essgewohnheiten genauer unter die Lupe nehmen und kritisch darauf achten, zu welchem Zeitpunkt und unter welchen Umständen die Beschwerden auftreten. Eine spezielle Diät oder Schonkost müssen Sie nicht einhalten: Erlaubt ist, was bekommt!

Außerdem ist es sinnvoll, mehrere kleine Mahlzeiten statt weniger großer einzunehmen. Diese werden schneller verdaut und belasten den Magen nicht so lange.

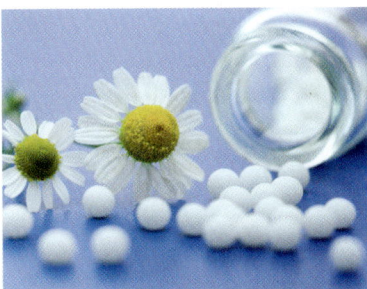

Ungünstig sind stark gesalzene, scharf gewürzte und fettreiche Mahlzeiten, große Mengen gebratener oder gerösteter Speisen sowie zu kalte und zu heiße Nahrung und Getränke. Sie reizen den Magen und kurbeln die Säureproduktion an. Und je mehr Säure der Magen enthält, desto eher kommt es zu säurebedingten Beschwerden.

Tagebuch
Eventuell lohnt sich das Führen eines „Tagebuchs" über die Beschwerden. Mit dessen Hilfe können mögliche Auslöser erkannt werden.

Folgende Lebensmittel führen z. B. häufig zu einer Magenverstimmung:

- fette Fleisch- und Wurstwaren
- frittierte Speisen wie Pommes frites
- Mayonnaise
- fette Backwaren wie Buttercremetorte oder Fettgebackenes
- Hülsenfrüchte
- Kohlgemüse
- Paprikaschoten
- hart gekochte Eier
- Zwiebeln
- frisches Brot
- Bohnenkaffee
- Alkohol
- Süßigkeiten
- stark gewürzte Speisen
- zu heiße und zu kalte Speisen
- kohlensäurehaltige Getränke
- Weiß- und Rotwein

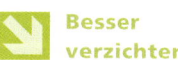

Besser verzichten

Zusätzlich zur medikamentösen Behandlung gilt: fettreiche Mahlzeiten vermeiden und auf Alkohol und Nikotin verzichten.

Symptome

Im Oberbauch treten Schmerzen und ein Völlegefühl auf; saures Aufstoßen und Sodbrennen kommen hinzu. Manchmal leiden Betroffene auch unter Übelkeit oder Erbrechen. Je nachdem, was die Beschwerden ausgelöst hat, äußert sich die Krankheit auf ganz unterschiedliche Art und Weise.

Homöopathische Mittel

Belladonna D3-6 und Arsenicum album D6 (bei nervösen Magenkrämpfen), Stannum D6, Argentum nitricum D6, Antimonium crudum D12 (bei Sodbrennen und Aufstoßen), Ipeca-

Dann sollten Sie zum Arzt gehen

Ein Arztbesuch ist unabdingbar, wenn eines der folgenden Kriterien auf Sie zutrifft:
- Die Beschwerden treten immer wieder auf.
- Die Schmerzen sind sehr stark oder bestehen über eine längere Zeit hinweg,
- Im Stuhl oder Erbrochenen ist Blut.
- Die Beschwerden bessern sich trotz Behandlung nicht.
- Es kommt zu einer starken Gewichtsabnahme.

cuanha D6 (bei kolikartigen Bauschschmerzen), Nux vomica D6 (bei Völlegefühl im Magen), Pulsatilla D6 (bei Aufstoßen, Übelkeit, Erbrechen).

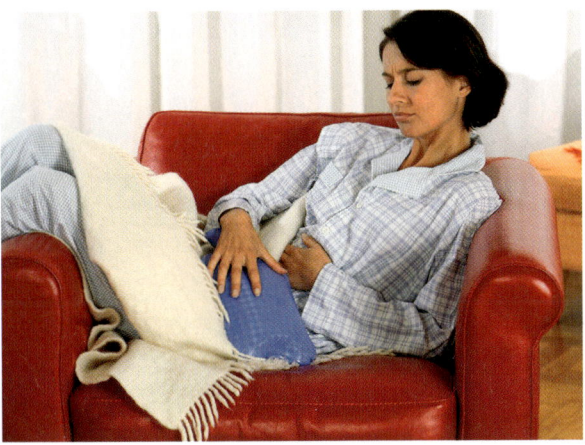

Entzündung der Magenschleimhaut

Die Gastritis ist eine Entzündung der Magenschleimhaut, die in zwei voneinander unabhängigen Formen auftreten kann. Man differenziert zwischen der akuten und der chronischen Gastritis, die sich hinsichtlich Ursachen, Symptomen und Therapiemöglichkeiten deutlich voneinander unterscheiden.

Die Magenschleimhaut, die den gesamten Magen innen auskleidet, produziert eine klare, saure Flüssigkeit (Magensäure mit pH-Wert = 1): den Magensaft. Dieser ist für die Verdauung wichtig. Eine Schleimschicht schützt die Magenschleimhaut, damit diese nicht vom eigenen aggressiven Magensaft angegriffen und selbst verdaut wird. Diese Säure kann dann zu einer Entzündung führen, wenn die sogenannte Schleimhautbarriere des Magens zusammengebrochen ist.

In den meisten Fällen ist eine Magen-Darm-Infektion die Ursache der Beschwerden. Sehr häufig bedingt die Entzündung aber auch übermäßiger Alkoholkonsum, starkes Rauchen oder fettreiche Mahlzeiten. Zudem können Stress, Ärger oder die Einnahme bestimmter Medikamente (z. B. Rheumamittel) die Schleimhaut reizen. Diese Wirkstoffe schädigen die Schleimhaut und vermindern damit ihre Fähigkeit, sich gegen Magensäure zu schützen.

 Abgrenzung

Gastritis ist eine Entzündung der Magenschleimhaut, Duodenitis meint eine Entzündung des Zwölffingerdarms.

Akute Bauchschmerzen
müssen immer ernst
genommen werden, vor
allem wenn sie in
kurzen Abständen
hintereinander in
unveränderter Stärke
auftreten.

Bauchschmerzen, Magendrücken

Magen-Darm-Beschwerden sind häufig, und jeder Dritte hat damit Probleme. Nur selten stecken schwere Krankheiten dahinter. Vielmehr ist die hektische Lebensweise unserer Zeit ein wesentlicher Grund, warum es zu Beschwerden und im schlimmsten Fall zu ernsthaften Erkrankungen kommt – und das oft erst nach vielen Jahren. Dickdarmkrebs steht dabei an sechster Stelle.

Wer kennt das nicht: tagsüber keine Zeit zum Essen, man nimmt nur schnell eine Kleinigkeit zu sich und schluckt dabei Luft. Bauchschmerzen, -krämpfe oder Magendrücken sind die Folge. Abends isst man dann üppiger und bekommt Sodbrennen, das den Schlaf raubt. Hinzu kommen verdorbene Lebensmittel, und der Körper reagiert mit Durchfall.

Auch Sorgen und Kummer können nicht nur die Seele belasten, sondern auch auf den Magen drücken. Außerdem schaden Nikotin und Alkohol dem Verdauungsapparat und greifen die Schleimhäute an.

Akute Bauchschmerzen

Ursachen für akute Bauchschmerzen gibt es verschiedene. Abhängig davon sind auch immer die Symptome, welche die Krankheit begleiten. Beim Baby kann beispielsweise eine Dreimonatskolik Blähungen, Bauchkrämpfe, Anziehen und Strecken der Beine sowie Schreiattacken verursachen. Beim Erwachsenen führt ein Magen-Darm-Katarrh zu Erbrechen, Durchfall und Fieber, ein Darmverschluss zu Erbrechen sowie Verstopfung und eine Blinddarmentzündung zu Erbrechen, Durchfall oder Verstopfung und Fieber.

Chronische Bauchschmerzen

Psychisch bedingte Bauchschmerzen können chronisch werden, wenn sie auch oft nur in Stresssituationen auftreten. Ebenfalls wiederkehren können diese Beschwerden zusammen mit Erbrechen und Durchfall bei einer Nahrungsmittelallergie oder Lebensmittelvergiftung. Nabelkoliken können zu chronischen Schmerzen im Nabelbereich führen (vor allem bei seelischer Anspannung). Auch Wurmerkrankungen haben diese Folge neben einem Juckreiz am Po, Ringen unter den Augen und Appetitlosigkeit. Eine chronische Verstopfung kann zusätz-

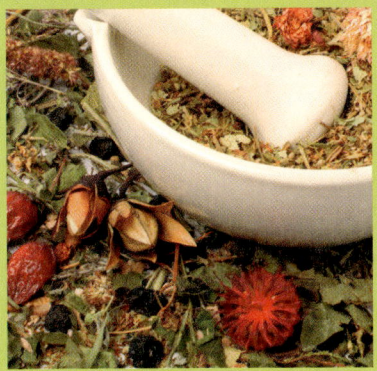

lich Erbrechen bedingen. Und eine Gastritis sowie ein Zwölffingerdarmgeschwür verursachen unmittelbar nach dem Essen Bauchschmerzen.

Das hilft

Je nach Ursachen und Beschwerden gibt es verschiedene Präparate. Carbo vegetabilis ist ein häufig eingesetztes Mittel bei Verdauungsschwäche. Kalium bichromicum wird eingesetzt, wenn die Symptome vage sind. Lycopodium hilft bei Blähungen und Leeregefühl, Bryonia bei empfindlichem Bauch. Weitere bewährte Mittel bei Bauchschmerzen sind Nux vomica (bei Folgen von zu viel Stress, Alkohol), Pulsatilla (nach fettem Essen, Eis), Chamomilla (bei Durchfall und Schmerzen), Uranium metallicum (bei starken Blähungen mit Durchfall und Verstopfung im Wechsel), Ipecacuanha (bei Bauchschmerzen mit Übelkeit) und Colocynthis (bei Bauchkrämpfen mit Durchfall, nach Ärger, Zorn).

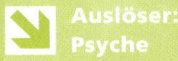

Auslöser: Psyche

Bei psychisch bedingten, lang anhaltenden Bauchschmerzen sollten Sie einen Psychotherapeuten aufsuchen.

Die medikamentöse Therapie der akuten Gastritis besteht in der Gabe von Antazida und H2-Blockern. Diese Präparate sollen die Produktion der Magensäure hemmen und so den auslösenden Faktor für die Entzündung beseitigen.

Eine andauernde Reizung führt gegebenenfalls zu chronischer Gastritis. Magengeschwüre können die Folge sein. In vielen Fällen ist eine Infektion mit dem Keim Helicobacter pylori die Hauptursache. Mit diesem Bakterium, das durch verunreinigte Nahrungsmittel, infiziertes Wasser und von Mensch zu Mensch übertragen wird, ist etwa jeder Dritte infiziert.

Zu einer Entzündung der Magenschleimhaut bzw. zu Magen- oder Zwölffingerdarmgeschwüren kommt es jedoch nur bei jedem fünften.

Symptome

Erste Hinweise auf eine akute Gastritis sind Schmerzen oder Druckgefühl in der Magengegend. Häufig kommen Übelkeit, Brechreiz, Ekel vor Speisen und Völlegefühl sowie Blähungen während der Nahrungsaufnahme dazu. Der Bereich des Magens reagiert auf Druck schmerzhaft. Häufig bemerken Betroffene einen unangenehmen Geschmack im Mund und müssen ständig aufstoßen. Das wichtigste Symptom ist jedoch die Blutung. Diese kann durchaus lebensbedrohlich sein und sich

Wann zum Arzt?

Wenn die Beschwerden innerhalb eines Tages nicht nachlassen, ist eine Therapie notwendig. Der Arzt muss nach der Ursache suchen. Treten Blutungen auf, die heftig sein können, steckt eventuell ein Magengeschwür dahinter. Wenn Blut erbrochen wird, ist dies ein Notfall, der sofort im Krankenhaus behandelt werden muss.

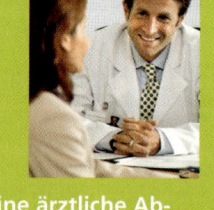

Bei immer wiederkehrenden Beschwerden ist eine ärztliche Abklärung ebenfalls sinnvoll, zumal eine chronische Magenschleimhautentzündung unbehandelt zu einem Magengeschwür und in sehr seltenen Fällen zu Magenkrebs führen kann.

Aber auch Sie selbst können ergänzend aktiv werden. Achten Sie vor allem auf Ihren Lebensstil. Nehmen Sie z. B. nur leichte Kost zu sich und keine scharfen, frittierten oder fetthaltigen Speisen. Rauchen Sie nicht und verzichten Sie auf Alkohol.

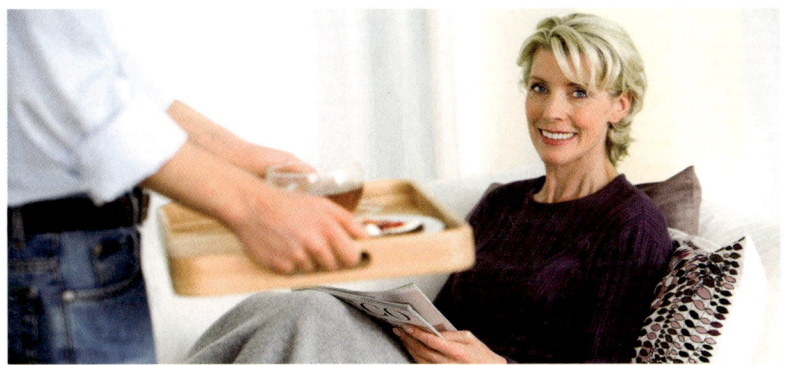

als Bluterbrechen äußern. Eine akute Gastritis bedarf meist keiner Behandlung und verschwindet in der Regel innerhalb weniger Tage von selbst – vor allem, wenn nur einmal kurz über die Stränge geschlagen wurde und man wieder zu einem gemäßigteren Lebensstil zurückkehrt.

Homöopathische Mittel

Acidum nitricum D12 (bei Magenkrämpfen, Aufstoßen), Arsenicum album D12 (bei brennenden Magenschmerzen), Bismutum subnitricum D4 (bei Magenkrämpfen), Valeriana D3 (bei Ekel, Heißhunger, Übelkeit, Erbrechen), Ignatia D4-6 (bei bitterem Aufstoßen), Kalium bichromicum D6 (bei Appetit-

losigkeit, Ekel, Völlegefühl, brennenden Bauchschmerzen), Mandragora D6 (bei Völlegefühl, Aufstoßen), Nux vomica D12 (bei Magenschmerzen aufgrund psychischer Belastung).

Reizmagen

Beim Reizmagen handelt es sich um eine funktionelle Verdauungsstörung (funktionelle Dyspepsie). Unter diesem Begriff werden eine ganze Reihe von Beschwerden des Oberbauchs zusammengefasst, denen keine erkennbare organische Störung zugrunde liegt. Die Ursachen eines Reizmagens sind nicht bekannt. Eine mangelnde Magenbeweg-

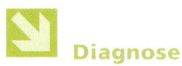

Diagnose

Im Gegensatz zur Gastritis kommen beim Reizmagen keine organischen Veränderungen vor.

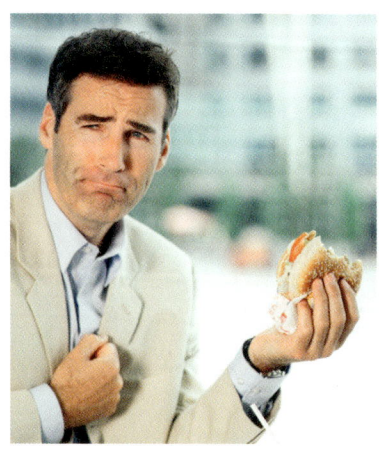

magen häufig durch psychische Belastungssituationen, Nahrungsmittelunverträglichkeiten oder falsche Ernährungsgewohnheiten bedingt. Hauptverursacher sind dann meist zu reichliches und falsches Essen, vor allem zu viel Fett, Zucker, Kaffee, Alkohol oder auch Stress, Hektik und Zigarettenkonsum. Außerdem fehlen den Betroffenen häufig Bewegung, Entspannung und Schlaf.

lichkeit (Peristaltik), bei der die Muskulatur der Magenwand nicht ausreichend aktiv ist und daher die Nahrung zu lange im Magen verbleibt, sowie auch in den Magen fließende Gallenflüssigkeit können auslösende Faktoren sein.

In einigen Fällen können die Beschwerden eines Reizmagens auch auf eine besondere Form der Magenschleimhautentzündung zurückzuführen sein. Diese wird durch das Bakterium Helicobacter pylori hervorgerufen. Der Erreger greift die Magenwände an und führt zu Reizungen der Schleimhaut. Nicht zuletzt wird der Reiz-

Ursachen des Reizmagens

- Bewegungsstörung im Magen
- Bewegungsstörung im oberen Dünndarm
- zu rasche Magenentleerung
- verlangsamte Magenentleerung
- erhöhte Empfindlichkeit gegen Magensäure
- Aufsteigen von Magensäure in die Speiseröhre
- Entzündung der Magenschleimhaut
- psychische Faktoren
- unausgewogene Ernährung
- unausgeglichene Lebensweise

Sind die Symptome schwach ausgeprägt, genügt daher zur Linderung der Beschwerden häufig eine Umstellung der Ernährungs- und Lebensgewohnheiten sowie ein Absetzen unnötiger Medikamente, die Verdauungsstörungen verursachen können. Sollte dies nicht ausreichen, kann der Arzt je nach vorherrschendem Symptom unterschiedliche Medikamente verordnen. Zudem ist das Erlernen von Entspannungstechniken zur Stressbewältigung hilfreich – nicht nur im Zusammenhang mit Magenproblemen. Viele verschiedene Methoden zielen darauf ab, beruhigend auf die Psyche einzuwirken; das Angebot ist groß und reicht von Atemtherapien bis zu Massagen.

Symptome

Das Beschwerdebild des Reizmagens entwickelt sich meist nur schleichend; die Symptome – verschiedene Krankheitszeichen in Form von Verdauungsbeschwerden – entwickeln sich im Laufe von drei Monaten oder länger. Sie halten entweder dauerhaft an oder kehren in be-

stimmten Abständen immer wieder. Eindeutige Warnzeichen existieren nicht. Allerdings können die Symptome nach Belastungssituationen, z. B. in Zeiten großer seelischer Anforderungen, oder auch nach Ernährungsfehlern, etwa einer einseitigen Diät, plötzlich in Erscheinung treten. Die Beschwerden sind Schmerzen im Oberbauch sowie ein Druck in der Magengegend. Zusätzlich treten häufig Völlegefühl, saures Aufstoßen, Appetitlosigkeit und Abneigung gegenüber bestimmten Speisen auf. Mitunter kommt es zu Übelkeit und Erbrechen. Häufig zeigen sich auch Beschwerden wie Blähungen und Stuhlunregelmäßigkeiten.

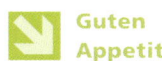

Guten Appetit

Bei einem Reizmagen brauchen Sie keine spezielle Diät zu halten. In der Regel merken Sie selbst, was Ihnen nicht bekommt.

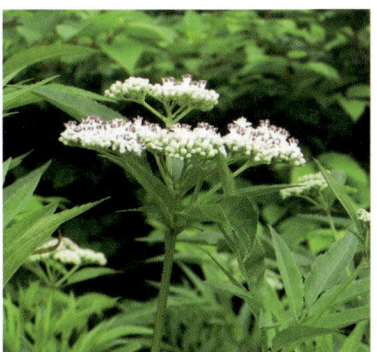

Homöopathische Mittel

Valeriana D3 (bei Ekel, Heißhunger, Übelkeit, Erbrechen), Ignatia D4-6 (bei bitterem und saurem Aufstoßen), Lachesis D6, Phosphorus D6 (bei Reizungen).

Durchfall

An Durchfall (Diarrhö) Erkrankte scheiden große Mengen an dünnflüssigem, wässrigem Stuhl aus, der auch mit Blut und Schleim gemischt sein kann. Da viel Wasser verloren geht, besteht die Gefahr der Austrocknung. Säuglinge und Kleinkinder sind besonders gefährdet, vor allem wenn noch Erbrechen und Fieber hinzukommen. Die häufigsten Ursachen für Durchfall sind ein Magen-Darm-Katarrh, Ernährungsfehler oder auch Allergien.

Symptome

Anfänglich gehen krampfartige Bauchschmerzen voraus, begleitet von Darmgeräuschen. Der Stuhl ist dünn, wässrig bis breiig und übel riechend. Manchmal treten blutig-schleimige Beimengungen auf. Weitere mögliche Beschwerden sind kolikartige Bauchschmerzen, leichtes bis hohes Fieber, Appetitlosigkeit, Wasserverlust, Übelkeit, Erbrechen, Fieber, ein aufgeblähter Bauch sowie die Abmagerung von Armen und Beinen.

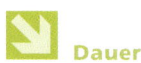
Dauer

Wie schnell ein akuter Durchfall wieder verschwindet, hängt meist davon ab, wie stark das Immunsystem ist, ob Komplikationen vorliegen und was die Beschwerden verursacht hat.

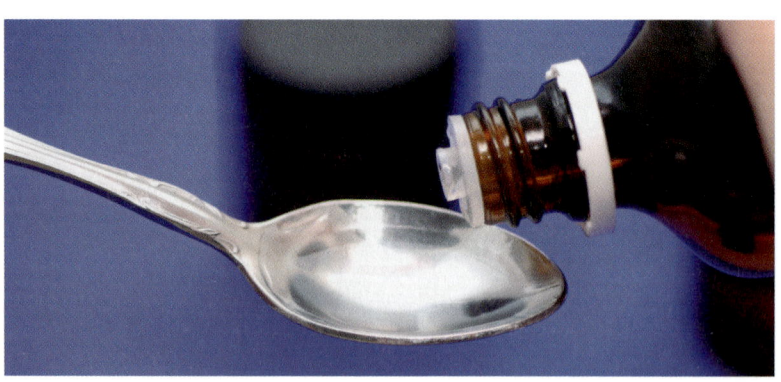

Hilfreiche Hausmittel

- viel trinken (Tee oder Elektrolyttee)
- Bauchwickel
- auf Hygiene achten: Hände waschen, Toilette desinfizieren
- Bettruhe
- auf geeignete Kost achten (Durchfalldiät)

Homöopathische Mittel

Chamomilla D3-6 (vor allem bei kleinen Kindern, die sehr unruhig sind, wenn Durchfall mit dem Zahnen auftritt), Mercurius dulcis D6 (bei grünen Stühlen), Magnesium carbonicum D3 (bei sauren Stühlen), Veratrum album D3 (bei dünnen Stühlen, Kreislaufschwäche), Arsenicum album D12 (bei Bauchschmerzen, Übelkeit, Erbrechen), Ferrum metallicum D6 (bei heftigem Erbrechen, wässrigem Stuhl).

Verstopfung

Kennen Sie das Gefühl, ständig voll oder gebläht zu sein, der Bauch ist aufgetrieben und schmerzt, Ihnen ist übel und Sie haben keinen Appetit? Wenn Sie in den letzten fünf Tagen nicht auf der Toilette waren, dann leiden Sie wahrscheinlich unter dem klassischen Symptom einer Verstopfung.

Eine vorübergehende Verstopfung ist harmlos und muss nicht behandelt werden. Die chronische Verstopfung (Obstipation) hingegen ist eine ernst zu nehmende Verdauungsstörung, an der ca. 20 bis 30 Prozent aller erwachsenen Menschen in den westlichen Industrienationen leiden. Frauen sind häufiger betroffen als Männer.

Die Verstopfung ist keine Krankheit, sondern ein Symptom. Sie kann unterschiedliche Ursachen haben, die abgeklärt werden müssen. Funktionelle Störungen als Folge der veränderten Lebensweise der modernen Bevölkerung sind am häufigsten, d. h., die Funktion des Darms ist verändert. Man spricht auch von einem „Zivilisationsübel", weil mangelnde körper-

Behandlung

Die Basis der Behandlung bei Verstopfung sind regelmäßige Bewegung, ausgewogene Ernährung und ausreichende Flüssigkeitszufuhr.

liche Bewegung, falsche Ernährung, verbunden mit Stress oder Hektik, unser Alltagsleben prägen, und es oft keine Zeit für eine geregelte Stuhlentleerung gibt.

Aber auch Darmerkrankungen, Stoffwechselerkrankungen (Unterfunktion der Schilddrüse, Diabetes), Hämorridalbeschwerden, übermäßige Einnahme von Abführmitteln über einen längeren Zeitraum hinweg oder Medikamente können zu chronischer Verstopfung führen. Bei Übergewicht kann es ebenfalls zu Problemen bei der Darmentleerung kommen, da die Bauch-

Überblick: Ursachen
- ballaststoffarme Ernährung
- Bewegungsarmut
- zu wenig Flüssigkeit
- geänderte Lebensbedingungen (Urlaub)
- Stress
- gestörte Darmflora
- Daueranwendung von Abführmitteln
- Medikamente (z. B. Antidepressiva, Beruhigungsmittel, entwässernde Präparate, Eisenpräparate, Antihistaminika, Bluthochdruckmittel)
- Schwangerschaft
- bestimmte Erkrankungen (z. B. Diabetes)
- Lampenfieber, Aufregung

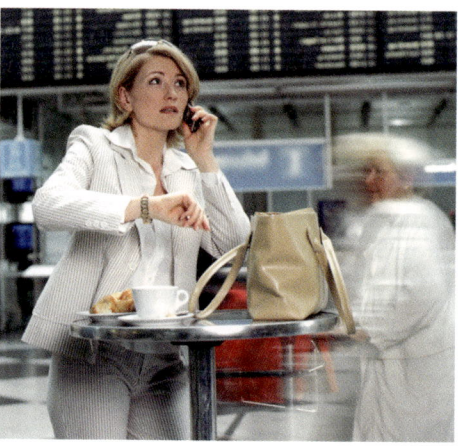

muskulatur erschlafft, dadurch die normale Darmbeweglichkeit eingeschränkt ist und die Entleerung gehemmt wird. Fehlende körperliche Aktivität ist mit einer der wesentlichsten Gründe, warum ältere Menschen an Verstopfung leiden. Auch während der Schwangerschaft oder durch eine Ernährungsumstellung, z. B. im Urlaub, kann es zu einer vorübergehenden Erkrankung kommen.

Hat sich bei Ihnen eine Verstopfung eingestellt, können Sie selbst einiges tun, damit sich die Darmentleerung wieder regelt.

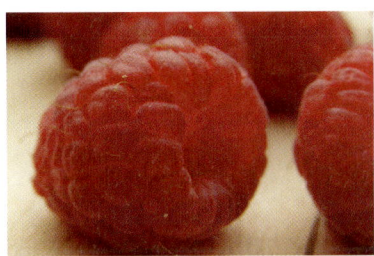

- Achten Sie auf ballaststoffreiche Ernährung (Gemüse, Obst, Vollkornbrot, Feigen, Trockenpflaumen, Sauerkraut). Seien Sie konsequent!
- Trinken Sie viel (täglich bis zu zwei Liter), das macht den Stuhl weich.
- Regelmäßige Bewegung wirkt sich positiv auf den Darm aus. Die natürliche Bewegung des Darms wird gefördert.
- Vermeiden Sie Stress und erlernen Sie Entspannungsübungen.
- Zögern Sie den Gang auf die Toilette nicht hinaus.
- Vermeiden Sie chemische und osmotische Abführmittel; sie machen den Darm schnell abhängig. Außerdem entleeren sie den ganzen Darm, und es gehen zu viele Nähr- und Mineralstoffe verloren.
- Quell- oder Füllstoffe wie Weizenkleie, Lein- oder Flohsamen quellen im Darm auf und regen seine Tätigkeit

an (wichtig: mit viel Flüssigkeit einnehmen!).
- Stärken Sie Ihre Bauchmuskulatur durch gymnastische Übungen.
- Lassen Sie sich Zeit beim Essen und kauen Sie gründlich. Die Arbeit für den Darm wird dadurch erleichtert und die Gefahr von Blähungen reduziert.
- Denken Sie über Ihre eigenen Gefühle nach, denn der Darm drückt auch Ihr Seelenleben aus (Gehen Sie ungern auf fremde Toiletten? Haben Sie im Urlaub Probleme?). Versuchen Sie, emotional loszulassen, auch wenn es schwerfällt.

Nehmen Sie eine regelmäßige oder sogar ständige Verstopfung ernst! Gehen Sie zum Arzt,

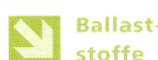

Ballaststoffe

Bei einer chronischen Verstopfung im Anfangsstadium genügt es manchmal schon, Kleie und Leinsamen zu sich zu nehmen.

Gesund bleiben

Das A und O der Vorbeugung von Verstopfung ist eine gesunde Lebensweise.

wenn die Beschwerden anhalten, abwechselnd Durchfall auftritt, Blut im Stuhl erscheint oder noch weitere Beschwerden, etwa Schmerzen oder Fieber, hinzukommen.

Symptome

Die Kennzeichen einer Verstopfung sind eindeutig: seltene Stuhlentleerung, unregelmäßiger Stuhlgang verbunden mit übermäßigem Pressen, zu geringe Mengen pro Stuhlgang sowie zu harte Stühle. Außerdem können Schmerzen dabei auftreten. Der Bauch ist meist aufgebläht und tut weh. Der Betroffene leidet unter Völlegefühl, Appetitlosigkeit und Übelkeit. Aus Angst vor Schmerzen wird in vielen Fällen zudem der Stuhldrang unterdrückt.

Homöopathische Mittel

Alumina D12 (bei harten Stühlen, keinem Drang), Calcium carbonicum D 12 (bei aufgeblähtem Bauch, hartnäckiger Verstopfung), Graphites D12 (bei hartnäckiger Verstopfung mit fehlendem Stuhldrang), Magnesium muriaticum D6 (bei harten, bröckeligen Stühle, aufgeblähtem Bauch), Nux vomica D6 (bei ständigem, erfolglosem Drang), Opium D12 (bei schwerer Verstopfung ohne Stuhldrang), Silicea D12 (bei harten Stühle).

Hämorriden

Wenn Stehen angenehmer ist als Sitzen, sind meistens Hämorriden die Ursache! Die Entstehungsgründe sind vielfältig.

Hauptursache ist jedoch die Bewegungsarmut in der heutigen Zeit. So ist in den meisten Berufen stundenlanges Sitzen oder auch ununterbrochenes Stehen an der Tagesordnung.

Die Entstehung von Hämorriden wird zudem begünstigt durch eine ballaststoffarme oder zu stark gewürzte Ernährung, Neigung zu Verstopfung, regelmäßige Einnahme von Abführmitteln, angeborene oder erworbene Bindegewebsschwäche, Übergewicht, zu enge Kleidung, zu starkes Pressen beim Stuhlgang sowie durch eine Schwangerschaft.

Symptome

Unter Hämorriden versteht man eine geschwächte Verankerung und zunehmende Lockerung des rektalen Venengeflechts im umliegenden Bindegewebe. Die krampfaderigen (variкösen) Erweiterungen sind als einzelne Knoten oder diffus in der inneren und äußeren Schleimhaut der Analgegend verteilt. Es wird zwischen komplikationslosen oder komplizierten Hämorriden

unterschieden. Erstere bedeuten für den Patienten oftmals keine Erkrankung und äußern sich nur manchmal in einem Völlegefühl oder Druck. Die hauptsächlichen Beschwerden bei sogenannten komplizierten Hämorriden sind eine Ausstülpung, Blutung, Einklemmung sowie Entzündungen.

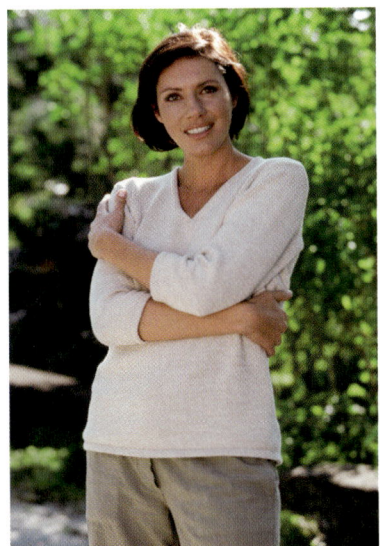

Viele Patienten gehen erst dann zum Arzt, wenn die Stärke der Beschwerden unerträglich wird, und meist ist dann eine Operation die einzige Möglichkeit, die

Therapie-erfolg

Je frühzeitiger Hämorriden behandelt werden, desto leichter werden Erfolge erzielt.

Erkrankung zu beheben. Es gibt jedoch auch andere Behandlungsmethoden, wenn die Hilfe etwas früher gesucht wird (siehe Infokasten).

Homöopathische Mittel

Aesculus hippcastanum D6 (bei splitterartigen, stechenden Schmerzen), Hamamelis D3-6 (zur Vorbeugung von Blutungen), Millefolium D1-3 und Acidum muriaticum D3 (bei Blutungen und großer Berührungsempfindlichkeit), Acidum sulfuricum D3 (bei heftigen brennenden Schmerzen), Belladonna D3 und Arsenicum D6 innerlich (bei akuten Entzündungen), Hamamelissalbe äußerlich, Nux vomica D6 (bei sitzender Tätigkeit, Kaffee-, Alkohol- oder Nikotinmissbrauch als Ursache).

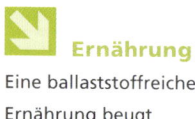

Ernährung
Eine ballaststoffreiche Ernährung beugt Hämorriden vor.

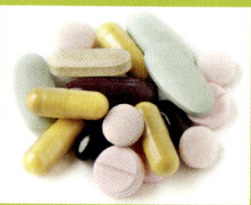

Behandlungsmethoden

Wird die Hilfe frühzeitig gesucht, können innere und äußere Maßnahmen zur Linderung der Beschwerden beitragen.

Innere Maßnahmen umfassen folgende Methoden:
- Medikamente, die venenwirksame Mittel enthalten wie z. B. Rosskastanien oder bindegewebestärkende Präparate wie Silicium
- homöopathische Mittel, die symptomatisch gegen die Beschwerden oder ursächlich als Konstitutionsmittel eingesetzt werden

Zu den äußeren Maßnahmen gehören folgende Methoden:
- ausgewogene Ernährung und ausreichende Flüssigkeitszufuhr
- Analhygiene: Reinigung des Afters nach dem Stuhlgang mit weichem Papier und lauwarmen Wasser; Unterwäsche aus reiner Baumwolle
- sportliche Betätigung und gezielte Gymnastik des Beckenbodens
- Sitzbäder mit Kamillen-, Eichenrindenextrakt, Kiefernnadeln oder Teebaumöl
- Medikamente, die gegen Jucken, Brennen und Schmerzen sowie entzündungshemmend wirken (Salben, Zäpfchen etc.)

Harnwege

Blasenentzündung

Eine Blasenentzündung (Zystitis) ist eine meist durch Bakterien hervorgerufene Erkrankung. Die Entzündung wird in bis zu 80 Prozent aller Fälle von Erregern aus der Fäkalflora ausgelöst, allen voran Escherichia coli, aber auch Enterokokken, Proteus und Staphylokokken. Darüber hinaus sind auch zunehmend Infektionen mit dem Zellparasit Chlamidia trachomatis zu beobachten.

Von der Entzündung können sowohl die Harnblasenschleimhaut als auch die gesamte Harnblasenwand betroffen sein. Unterschieden werden dabei akute Verlaufsformen, die meist bakteriell bedingt sind, und chronische, also dauerhafte Verläufe (rezidivierende = wiederkehrende Blasenentzündungen).

Vor allem Frauen sind häufig von der bakteriellen Zystitis betroffen, da die Harnröhre der Frau sehr viel kürzer ist als die des Mannes und es leichter zum Aufsteigen von Keimen (oft Bakterien aus dem Darm) in die Blase kommt. Nach Geschlechtsverkehr kann bei Frauen ebenfalls eine Infektion der Harnwege auftreten. Auch Östrogenmangel und hormonelle Schwankungen während der Schwangerschaft, im Wochenbett und in den Wechseljahren erhöhen die Anfälligkeit für Blaseninfektionen. Andere Faktoren wie ein geschwächtes Im-

Fußbäder

Lindernd wirken warme, ansteigende Fußbäder. Dazu brauchen Sie einen hohen und weiten Eimer. Füllen Sie diesen mit warmem Wasser und stellen Sie Ihre Füße hinein. Gießen Sie nach und nach heißes Wasser zu, bis die Temperatur etwa 40 Grad erreicht hat. Beenden Sie nach etwa 15 Minuten das Bad.

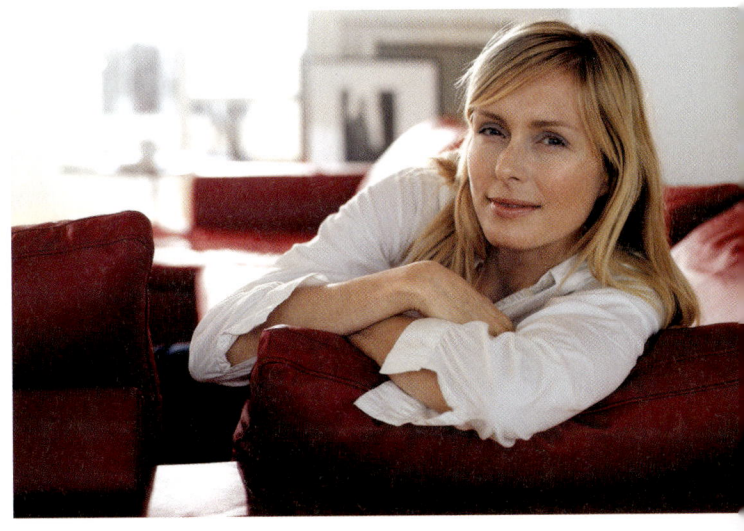

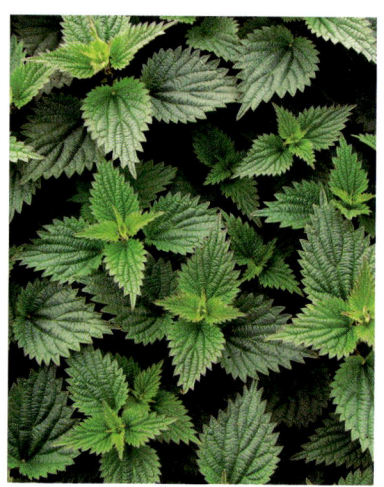

- In den meisten Fällen genügt es bereits, große Mengen Flüssigkeit zu sich zu nehmen, um die Bakterien auszuspülen. Die Trinkmenge sollte auf etwa drei Liter pro Tag gesteigert werden, wobei es nicht immer Harntees sein müssen. Auch saure Getränke, wie Früchtetees oder Grapefruitsaft, haben sich bewährt. Lindenblütentees wirken heilungsfördernd und infektlindernd.
- Meiden Sie auf jeden Fall Alkohol, Kaffee, kohlensäurehaltige Getränke sowie stark gewürzte Speisen!
- Einige naturheilkundliche Präparate, die etwa Birkenblätter, Schachtelhalmkraut, Bärentraubenblätter, Brennnessel und Hagebutte enthalten, regen die Nierenfunktion an und erhöhen die Wasserausscheidung.
- Gute Erfolge sind auch mit Akupunktur – eventuell in Kombination mit Moxibustion (Erwärmung spezieller Punkte) und/oder Phytotherapie – zu erzielen.

Antibiotika

Eine akute bakterielle Entzündung wird in der Regel mit Antibiotika behandelt.

munsystem, Unterkühlung (kalte Füße), eine emotionale Stresssituation, psychische Probleme und zu wenig Schlaf tragen ebenfalls einen Teil zur Erkrankung bei.

Um das Eindringen von Darmbakterien zu verhindern, sollten Frauen und Mädchen daher unbedingt auf Toilettenhygiene und -gewohnheiten achten. Es gilt die Regel: immer von der Scheide in Richtung After reinigen, nie in die Gegenrichtung (Schmierinfektion). Und wenn es doch einmal zu einer Blasenentzündung kommt, helfen ein paar altbewährte Hausmittel.

- Um die krampfartigen Schmerzen bei der Ausscheidung zu lindern, wirken die Anwendung von Wärmflaschen, Sitzbäder mit Kamillen- oder Heublumenzusätzen sowie Bettruhe.
- Sind Sie anfällig für Harnwegsinfektionen, sollten Sie Ihr Immunsystem stärken und auf vitaminreiche Ernährung sowie reichlich Bewegung im Freien achten.
- Kneippsche Wasseranwendungen und Saunabesuche fördern die Durchblutung und erhöhen zugleich die Kältetoleranz.
- Gezielte Beckenbodengymnastik und Bindegewebsmassagen stärken die Blasenfunktion.
- Halten Sie die Beckenregion sowie Ihre Füße warm (Kleidung, Wärmflasche, Bettwärme). Dazu sind u. a. Sitzbäder mit Kamillen- und Heublumenzusätzen geeignet.
- Bei akuter Blasenentzündung sollte man auf Geschlechtsverkehr verzichten.

Symptome

Erste Anzeichen einer Blasenentzündung sind unangenehme Beschwerden wie Schmerzen im Unterleib und Brennen beim Wasserlassen. Außerdem besteht ein häufiger Harndrang, wobei nur geringe Mengen ausgeschieden werden und der Urin flockig ist und unangenehm riecht. Manchmal finden sich darin auch Blutspuren.

Im ungünstigen Fall können die Keime von der Blase über die Harnleiter in die Niere wandern, und es kommt zu einer Nierenbeckenentzündung. Hohes Fieber, Schmerzen in der Nierengegend und schweres Krankheitsgefühl sind Anzeichen dafür. Diese Erkrankung muss sofort ärztlich behandelt werden!

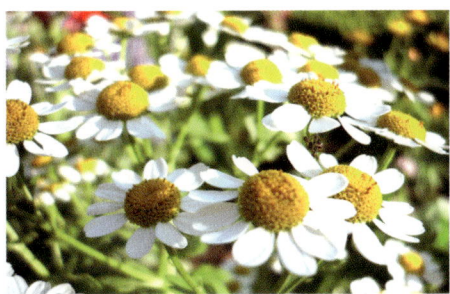

Homöopathische Mittel

Cantharis D4-6 (bei brennenden Schmerzen, häufigem Harndrang), Aconitum napellus D6 (im akuten Stadium), Belladonna D6 und Dulcamara D6 (bei Blasenentzündung nach Unterkühlung), Solidago D6 (bei dunklem, blutigem Urin, Nierenentzündung), Staphisagria D6 (bei Beschwerden nach Geschlechtsverkehr), Lycopodium D6 (bei rotem Sand, Gries im Urin).

Harninkontinenz

Bei einer Blasenschwäche (Harninkontinenz) kann der Betroffene den Abgang des Harns nicht kontrollieren. Er ist nicht in der Lage, den Zeitpunkt des Wasserlassens selbst zu bestimmen, es kommt also zu einem unwillkürlichen, unfreiwilligen Harnabgang oder zum Nachtröpfeln nach dem Gang auf die Toilette.

Dies kann verschiedene Ursachen haben, etwa Infektionen oder Verletzungen von Harnblase und -röhre, Störungen des Harnblasenschließmuskels, eine Erschlaffung der Beckenbodenmuskulatur im Alter, Entzündungen oder Verletzungen der Nerven, welche diese Organe versorgen, oder eine vergrößerte Vorsteherdrüse (Prostata) beim Mann.

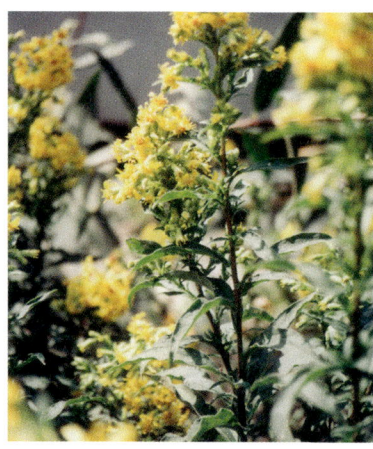

Bei Frauen, die mehrere Geburten hinter sich haben, kann es außerdem zu einer Beckenbodensenkung kommen, die zu einer Erschlaffung der Beckenbodenmuskulatur führt. Auch Nebenwirkungen von Medikamenten können den Kontrollverlust bedingen. Und bei Frauen nach der Menopause verursacht

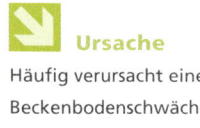

Ursache

Häufig verursacht eine Beckenbodenschwäche die Harninkontinenz.

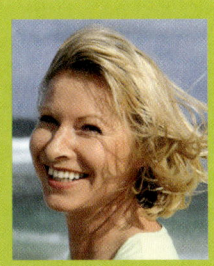
der Östrogenmangel ein erhöhtes Inkontinenzrisiko.

Die Blasenschwäche ist ein verbreitetes Leiden, das Männer und Frauen aller Altersstufen gleichsam betrifft. Durch die zunehmende Lebenserwartung kommt dieser Erkrankung immer größere medizinische und gesellschaftliche Bedeutung zu. Vor allem ältere Menschen leiden an einer ständigen Harninkontinenz.

Dabei handelt es sich um ein Gesundheitsproblem, das vor allem die Psyche belastet. Oft wird dieses Leiden vom Patienten aus Schamgefühl selbst dem Arzt gegenüber nicht erwähnt. Denn unangenehme Begleiterscheinungen des unwillkürlichen Harnabgangs können Geruchsentwicklung und ein Aufweichen der Haut mit möglichem Pilzbefall sein. So kommt es häufig zum Rückzug der Betroffenen in die gesellschaftliche Vereinsamung.

Symptome

Liegt eine Blasenschwäche vor, kommt es entweder zum Nachtröpfeln von Harn nach dem Wasserlassen oder zum häufigen bis kontinuierlichen Ausfluss kleinerer Harnmengen. Brennen und Schmerzen beim

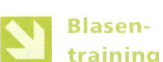

Blasentraining

Von einer Blasenschwäche Betroffene trinken oft zu wenig. Dadurch meinen sie, dem ungewollten Harnverlust vorzubeugen. Erreicht wird allerdings das Gegenteil. Ist die Blase niemals richtig gefüllt, wird der Beckenboden auch nicht trainiert. Die Folge: Er wird schwächer.

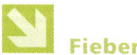

Fieber

Tritt zusätzlich zur Blasenentzündung Fieber auf, sollten Sie unbedingt einen Arzt aufsuchen.

Wasserlassen sind möglich. Die Beschwerden bei Harninkontinenz sind vor allem psychosozialer Natur, wie z. B. Stress, Nervosität oder seelische Belastungen. Jüngere Frauen, die davon betroffen sind, können sexuelle Probleme haben.

Homöopathische Mittel

Causticum D12 (beim Husten, Niesen, während der Schwangerschaft; nach der Geburt D6), Conium maculatum D12 (bei Prostatavergrößerung), Helonias dioica (bei plötzlichem Harndrang, Unterleibsschmerzen), Petroselinum crispum D6 (bei Schließmuskelschwäche, Prostatavergrößerung), Sepia D12 (bei Stress als Auslöser).

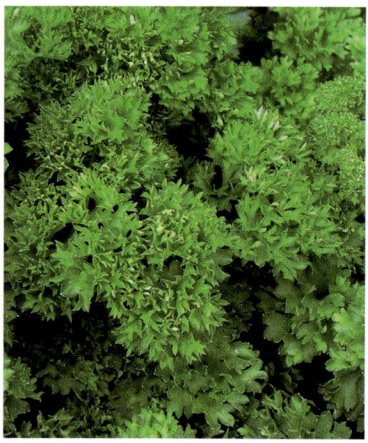

Haut

Herpesinfektion

Eine der häufigsten Viruserkrankungen des Menschen ist die Infektion mit dem Herpessimplex-Virus (Typ I, Typ II). Die Erkrankung ist weit verbreitet: Fast 90 Prozent der Bevölkerung ist Virusträger, aber nicht erkrankt. Trotz dieser Häufigkeit wird das Beschwerdebild leider immer noch nicht ernst genommen. Dabei kann Herpes ein Zeichen sein für

● mangelnde Abwehrleistung,
● eine chronische Erkrankung.

Außerdem kann die Infektion ernsthafte Komplikationen nach sich ziehen. So besteht die Gefahr einer Superinfektion, d. h. die offenen Stellen können sich zusätzlich mit anderen Erregern wie Bakterien oder auch Pilzen infizieren.

Problematisch wird die Situation außerdem, wenn die Herpesviren über das Blut ins Gehirn gelangen. Vor allem bei starker Abwehrschwäche kann der Verlauf sehr schwer sein. Dann sind oftmals sehr große Bereiche der Haut und Schleimhaut betroffen.

Es gibt zwei Arten des Herpes-simplex-Virus (HSV): Das sogenannte HSV Typ I löst vornehmlich den Lippenherpes aus und ist die am häufigsten vorkommende Art. HSV Typ II ist für den Herpes genitalis verantwortlich, der die Geschlechtsteile betrifft.

Die Erstinfektion, die als Tröpfcheninfektion durch direkten Kontakt z. B. beim Küssen oder als Schmierinfektion etwa beim Berühren der infizierten Stelle erfolgt, verläuft häufig unbemerkt und ohne Krankheitszeichen. Die Inkubationszeit beträgt zwei bis zwölf Tage. Nach der Erstinfektion bleibt das Virus in der Regel im Nervensystem. Von diesen Nervenbahnen aus kann es noch Jahre später wieder unter bestimmten Bedingungen (Abwehrschwäche, hormonelle Ursachen, Sonnenlicht) die Haut bzw. die Schleimhaut befallen. Diese Rezidive kündigen sich meist durch Juckreiz, Brennen, Spannungsgefühl und Trockenheit der betroffenen Hautpartien an. Gelegentlich treten auch Schmerzen auf. Auslöser können u. a. Stress und starke UV-Strahlung sein.

Die Erkrankung sollte grundsätzlich innerlich und äußerlich

Herpes bei Babys

Besonders schwere Verläufe findet man bei Neugeborenen, die während der Geburt mit dem Herpesvirus angesteckt werden. Die Viren gelangen viel leichter ins Blut, sodass sich die Infektion im ganzen Körper ausbreitet (Herpessepsis) und zu einer Gehirnentzündung (Herpesenzephalitis) führen kann.

Verlaufsformen von Herpes

Je nach Erscheinungsort der Bläschen unterscheidet man zwischen verschiedenen Verlaufsformen: Herpes labialis (Lippen), Herpes nasalis (Nase), Herpes genitalis (Genitalschleimhaut), Herpes perianalis (Analpforte), Stomatitis herpetica (Mundschleimhaut) und Keratoconjunctivitis herpetica (Augenbindehaut).

**Wieder-
auftreten**

In den meisten Fällen
tritt Herpes nach einer
ersten Infektion immer
wieder auf.

behandelt werden. Eine Therapie sollte folgende Kriterien erfüllen:

- Stärkung des Immunsystems
- Therapie mit Haut- und
  Schleimhautmitteln, die eine
  wundheilende und keim-
  tötende Wirkung haben
- Entgiftungstherapie, um
  Toxine auszuleiten
- konstitutionsstärkende
  Therapie, um einer erneuten
  Erkrankung entgegen-
  zuwirken

Betroffene, die an Rückfällen
leiden, sollten auslösende Faktoren wie z. B. UV-Strahlung
oder starken Stress meiden.

Symptome

Die Erstinfektion mit dem Herpes-simplex-Virus findet meist
im Kindesalter statt (im Alter
von drei bis fünf Jahren) und
kann sich in Form von Mund-
fäule (Gingivostomatitis herpetica) äußern. In mehr als 90 Prozent der Fälle verläuft die primäre Infektion ohne Symptome.
Neugeborene sind besonders
gefährdet, an einer Gehirnent-

zündung durch das Herpes-simplex-Virus zu erkranken. Die
Infektion kann während der Geburt geschehen, falls die Mutter
zu dieser Zeit Herpesbläschen
im Genitalbereich aufweist.
Schwangere, die an einem chronisch wiederkehrenden Herpes genitalis leiden, sollen ihren
Gynäkologen daher unbedingt
auf diese Tatsache hinweisen.

Das Virus greift die oberen Zellen der Haut an. Dabei kommt
es zu Veränderungen der Haut
und Schleimhaut. Gruppenwei-
se angeordnete Bläschen auf gerötetem, entzündlichem Grund
sind zu beobachten, die nach
einigen Tagen eintrocknen und

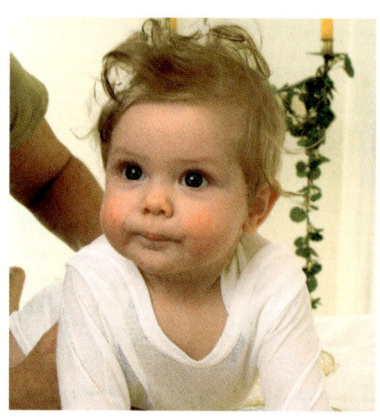

unter Krustenbildung abheilen. Im Allgemeinen ist ein umschriebenes Hautareal betroffen. Infektiös sind grundsätzlich alle Herpesbläschen und die nässenden offenen Stellen, die nach dem Platzen der Bläschen zurückbleiben. Außerdem muss auch nach der Krustenbildung weiter auf Hygiene geachtet werden, da das Serum, welches sich unter der Kruste gebildet hat, ebenfalls infektiös ist. Die Lymphknoten in der Nähe des betroffenen Bereichs können anschwellen.

Homöopathische Mittel

Clematis recta D6, Kreosotum D12 und Petroleum D12 (bei Herpes genitalis), Croton tig-

lium D6 (bei Herpes an den Hoden), Natrium muriaticum D6 und Rhus toxicodendron D6 (bei Lippenherpes).

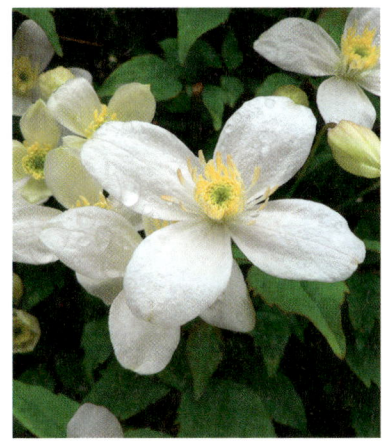

Nesselsucht

Die Nesselsucht (Urticaria) ist ein plötzlich auftretender allergischer Hautausschlag, der der Hautreaktion nach einem Kontakt mit Brennnesseln ähnelt. Im Kindesalter ist die Nesselsucht relativ häufig. Zu den gängigsten Substanzen, die eine Nesselsucht auslösen können, zählen Nahrungsmittel (Erdbeeren, Eier, Gewürze, Fisch

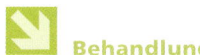

Behandlung

Lippenherpes muss nur dann behandelt werden, wenn die Beschwerden sehr stark ausgeprägt sind.

Auslöser für eine Reaktivierung

- fieberhafte Infektionen
- starke UV-Strahlung
- Menstruation
- hormonelle und psychische Faktoren (Stress)
- Tumorerkrankungen
- Immunschwäche
- Verletzungen

und Schalentiere, Zitrusfrüchte, Tomaten, Sellerie, Nüsse und Schokolade) sowie Arzneimittel. Sie kann aber auch durch tierische (Quallen, Raupen, Insektenstiche, Läuse- oder Flohbisse, Wurmbefall, Tierhautschuppen) und pflanzliche Stoffe (Blütenpollen) ausgelöst werden, ebenso wie durch Hausstaub oder Schimmelsporen.

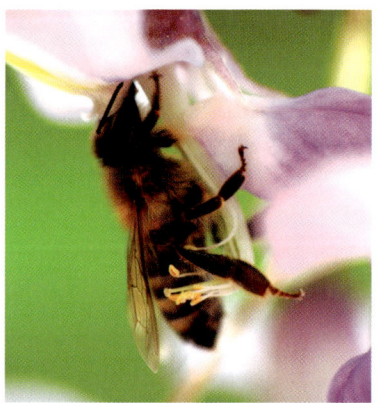

Arztbesuch

Lassen Sie sich vom Arzt die Diagnose bestätigen. Bei starkem Juckreiz kann er Antihistaminika sowie juckreizstillende Präparate zum Auftragen auf die Haut (Lotio alba) verschreiben. Bei Schwellungen der Atemwege sofort den Notarzt rufen!

Symptome

Auf der Haut zeigen sich runde, begrenzte Hautquaddeln, die häufig unterschiedlich groß sind und stark jucken. Es können ganz viele, aber auch nur wenige sein. Typisch ist das schubweise Auftreten, d. h. die Quaddeln verschwinden nach wenigen Minuten oder Stunden und erscheinen dann wieder. Wenn zusätzlich Fieber vorkommt, spricht man von Nesselfieber. Kopfschmerzen, Übelkeit und Gelenkschmerzen sind möglich. Gefährlich werden kann diese lästige, aber ansonsten harmlose Erkrankung, wenn es zu Schwellungen im Bereich der Atemwege kommt. Es droht Atemnot (Lebensgefahr)!

Was Sie selbst tun können

Die Maßnahmen, um den Juckreiz zu stillen, entsprechen denen bei Windpocken (siehe Seite 235 f.). Am wichtigsten ist jedoch, die allergischen Stoffe aufzuspüren, die als Auslöser infrage kommen. Leichte Formen der Nesselsucht verschwinden von selbst wieder.

Homöopathische Mittel

Magnesium carbonicum D6, Arsenicum album D6 (bei Juckreiz), Camphora D1 (bei akutem Zustand, mit Fieber), Dulcamara D6 (bei Nesselsucht als Folge von Kälte und Nässe), Apis mellifica D3 (bei akuter Erkrankung), Natrium muriatricum D6 (bei chronischer Erkrankung), Hypericum perforatum (bei Sonnenallergie), Urtica urens D6 (bei allergiebedingter Erkrankung).

Allergischer Hautausschlag, Kontaktekzem

Eine Allergie ist eine Überempfindlichkeitsreaktion des Organismus auf bestimmte Substanzen (Allergene), die für den Körper eigentlich harmlos sind. Meistens ist diese Allergiebereitschaft vererbt. Besonders hoch ist das Risiko für Kinder, wenn beide Elternteile darunter leiden. Aber auch eine Überempfindlichkeit (Sensibilisierung), die im Laufe des Lebens erworben wurde, kann eine Allergie auslösen.

Kommt die Haut mit dem Allergen in Berührung, entsteht ein Juckreiz, Nesselfieber oder ein Ekzem (Kontaktallergie).

Die Hautausschläge können unterschiedlich stark sein und verschieden lang andauern. Ein Kontaktekzem tritt dort auf, wo die Haut mit dem Allergen in Berührung gekommen ist.

Es gibt zahlreiche Substanzen, die eine Kontaktallergie hervorrufen können; einige davon wirken bei Kindern besonders stark:

- Metalle, besonders Nickel (Jeansknöpfe, Gürtelschnallen, Modeschmuck)
- Textilien (auch Farben)
- Hautpflegemittel (Seifen, Shampoos, Cremes)
- Waschmittel, Weichspüler
- Pflanzen
- Salben
- Tierhaare

Symptome

Am deutlichsten ausgeprägt sind die Symptome an der Stelle, wo das Kontaktallergen mit der Haut in Berührung kam. Charakteristisch sind unscharf begrenzte Herde mit roten Bläschen, die platzen, nässen und anschließend vertrocknen. Die Haut ist gerötet und geschwol-

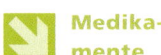
Medikamente

Auch Medikamente, etwa Antibiotika, können Ekzeme verursachen, wenn der Patient viel Zeit in der Sonne verbringt.

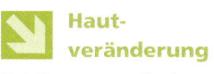

Hautveränderung

Bei Ekzemen verändert sich die oberste Hautschicht.

len (Quaddeln). Häufig juckt der Ausschlag.

Homöopathische Mittel

Clematis recta D6 (bei gleichzeitigem Juckreiz, kleinen Bläschen, nässendem Ekzem), Graphites D12 (bei Jucken, Brennen), Petroleum D12 (bei zuerst trockenem, dann nässendem Ekzem).

Abszess, Furunkel, Karbunkel

Ein Abszess ist eine umschriebene Entzündung der Haut, des Zahnfleisches oder an inneren Organen, bei der sich Eiter vom umliegenden Gewebe abkapselt. Unter einem Furunkel versteht man eine Entzündung am Haarbalg, die ansonsten mehr oder weniger dem Abszess ähnelt. Das Verschmelzen mehrerer Furunkel nennt man Karbunkel. Betroffen sind vor allem Übergewichtige, chronisch Kranke (z. B. Diabetiker) oder Menschen, die unter schlechten hygienischen Bedingungen leben, Männer häufiger als Frauen. Furunkel entstehen hauptsächlich an behaarten Körperstellen, Abszesse können überall am Körper und auf der Haut vorkommen. Die Entzündung kann auch auf das umliegende Gewebe übertreten und z. B. Knochen, Muskulatur oder Nerven unwiederbringlich schädigen. Im schlimmsten Fall kann der Abszess zu einem Übertreten der Infektion auf das Blut, einer sogenannten Sepsis führen, die nicht selten tödlich endet.

Die Entzündung wird beim Abszess meist durch das Bakterium Staphylococcus aureus, seltener durch andere Bakterien oder Pilze verursacht. Abszesse entstehen häufig ohne erkennbaren Grund. Oftmals werden die Krankheitserreger über die Blutbahn gestreut und kapseln sich ab. Sie können sich aber auch nach Infektionen naher Organe, Operationen oder Injektionen entwickeln. Eine geschwächte Abwehrlage begünstigt die Entstehung der Beschwerden.

Verschwindet ein Abszess nicht innerhalb einer Woche oder vergrößert er sich, muss der Hautarzt diesen eventuell chirurgisch öffnen, um die Eiteransammlung zu entfernen. In jedem Fall sollte man nicht versuchen, diese Entzündungsherde selbst aufzuschneiden, denn es können Keime über die Blutgefäße in das Gehirn gelangen – mit schwerwiegenden Folgen. In manchen Fällen ist die Einnahme von Antibiotika notwendig.

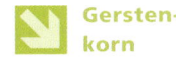

Gerstenkorn

Ein Furunkel am Augenlid wird als Gerstenkorn bezeichnet.

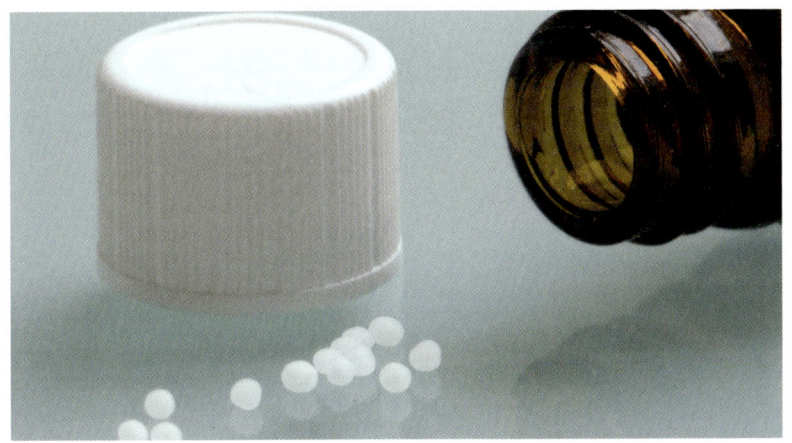

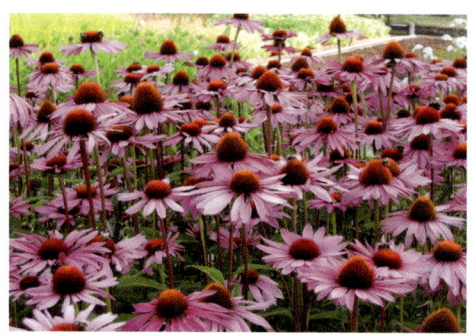

meisten Fällen platzen diese Hauterscheinungen nach einem Reifeprozess von ca. zwei Wochen von selbst auf. Bei einem Karbunkel kann es unter der Haut zu starken eitrigen Entzündungen kommen, eventuell mit Fieber und einem leichten Krankheitsgefühl.

⬎ Vorbeugung

Eine normale Körperhygiene beugt Abszessen vor. Kommt es trotzdem immer wieder zur Erkrankung sollten Sie einen Hautarzt aufsuchen.

Symptome

Der Hautbereich um Abszesse, ein ca. ein bis zwei Zentimeter großer mit Eiter gefüllter Knoten, ist gerötet, erwärmt, geschwollen und schmerzhaft bzw. reagiert empfindlich auf Berührung. Ein Furunkel zeigt sich als eitriger Pfropf, auf dem eine kleine Blase sitzen kann. In den

Homöopathische Mittel

Abszess: Belladonna D3-6 (bei Entzündung), Apis mellifica D3-6 (bei Schwellung, Stechen), Hepar sulfuris D4-6 und Mercurius solubilis D6 (bei Eiterbildung), Calcium sulfuricum D6. **Furunkel:** Sulfur D6, Hepar sulfuris D6, Belladonna D4-6 (bei hellrotem, sehr berührungs-

Ergänzende Maßnahmen

Sogenannte Zugsalben mit dem Wirkstoff Ammoniumbituminosulfonat locken die Abwehrzellen des Immunsystems zur Entzündungsstelle, wo sie die Bakterien bekämpfen.

Heiße, feuchte Umschläge sind ebenfalls hilfreich, da der entzündete Knoten dadurch von selbst aufplatzt. Ist dies erfolgt, heißt es aufpassen: Denn die Bakterien können sich über den ganzen Körper ausbreiten und weitere Entzündungen verursachen. Außerdem können sie über die Hände in die Nahrung gelangen. Wichtig: auf eine gründliche Hygiene achten!

empfindlichem Furunkel), Apis mellifica D3-6 (bei stechenden Schmerzen), Tarantula cubensis D12 (bei Eiterung), Mercurius D6 und Silicea D6 (zur Ausheilung). **Karbunkel:** Arsenicum D6 (bei heftigen, brennenden Schmerzen), Anthracinum D30 und Tarantula cubensis D30 (bei Schmerzen, beschleunigt die Eiterung), Arnica D6 (bei Entzündung). Echinacea-Umschläge sind äußerlich besonders wohltuend.

Gürtelrose

Gürtelrose (Herpes zoster) ist eine schmerzhafte Hauterkrankung, die durch Viren hervorgerufen wird. Sie tritt vor allem bei älteren Menschen auf (etwa zwei Drittel der Betroffenen sind über 50 Jahre alt, und die Hälfte der über 85-Jährigen hat bereits eine Gürtelrose hinter sich), gefährdet sind aber auch immungeschwächte Menschen, HIV-Kranke sowie Patienten nach einer Chemotherapie oder Organtransplantation.

Die Ursachen sind bekannt: Auslöser sind Varicella-zoster-Viren, die auch Windpocken (Varizellen) verursachen. Fast alle Mitteleuropäer tragen diese Viren in sich: Die Infektion erfolgt in der Kindheit zwischen dem dritten und zehnten Lebensjahr. Die Windpocken heilen zwar ab, aber das Virus bleibt im Körper und „parkt" ein Leben lang in Nervenknoten. Verschiedene Auslöser können dazu führen, dass die Viren wieder aktiv werden und überhand nehmen. Am häufigsten ist eine (vorübergehende) Immunschwäche dafür verantwortlich. Das ist auch der Grund, weshalb hauptsächlich ältere Menschen

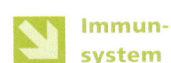

**Immun-
system**

Eine Gürtelrose kann Anzeichen eines schwachen Immunsystems sein.

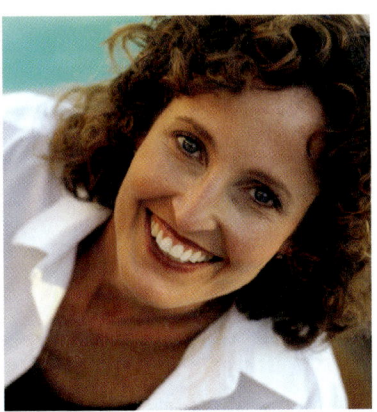

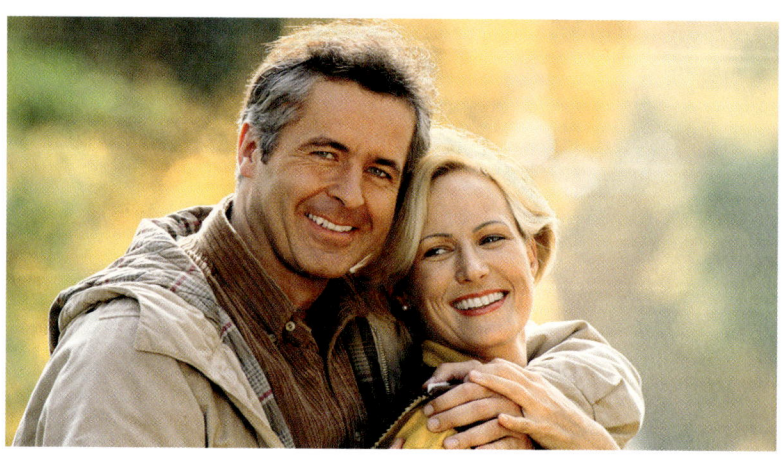

Schonung

Schonen Sie sich im Fall einer Gürtelrose, solange Sie krank sind.

von der Krankheit betroffen sind: Mit dem Alter lässt die Immunität gegen das Virus nach.

Schlimmer als die Krankheit sind häufig die Schmerzen danach: Bei etwa jedem Zehnten bleiben auch nach Abklingen der Symptome Nervenschmerzen zurück (postzosterische Neuralgie). Letztere sind besonders ausgeprägt und lang anhaltend, wenn die Krankheit ohne Schmerzbehandlung ausgeheilt wurde. Daher sollte eine Therapie unbedingt mit einer solchen Behandlung gekoppelt werden.

Eine Gürtelrose kann prinzipiell an allen Nervensträngen ausbreichen, so auch im Gesicht oder an der Hand. Vor allem im Kopfbereich ist eine Gürtelrose unangenehm und problematisch, denn hier können die Sinnesorgane betroffen sein. Am Auge kann Herpes zoster zu starken Schmerzen führen, zu einer Bindehautentzündung oder auch zu starker Lichtempfindlichkeit.

Bei einer Erkrankung im Wangenbereich ist häufig das Ohr beteiligt. Ohrensausen, Taubheit, Lärmempfindlichkeit, Schwindel oder auch eine einseitige Gesichtsmuskellähmung sind die Folge. Häufig bestehen aufgrund der starken Schmerzen Schlafstörungen und infolge von Übermüdung Depressionen. Manchmal kommt es zusätzlich zum Absterben der Haut (Nekrose).

Symptome

Erstes Anzeichen der Reaktivierung des Zostervirus ist ein brennendes Gefühl auf der Haut im Bereich der Nervenbahnen, an denen das Virus entlangwandert. Diese Nervenbahnen der Haut bilden von der Wirbelsäule aus in Richtung Brustbein einen Halbkreis um den Körper. Deshalb sind die starken Schmerzen, die eine Gürtelrose begleiten, und der nach zwei bis drei Tagen folgende Hautausschlag fast immer halbseitig. Die betroffenen Hautstellen kribbeln.

Nach drei bis fünf Tagen hat der Ausschlag, der anfangs aus kleinen Bläschen besteht, seinen Höhepunkt erreicht; sie platzen auf und es entstehen kleine Wunden, die nach und nach von Schorf bedeckt werden. Dieser fällt nach zwei bis drei Wochen ab. Zusätzlich zum Ausschlag kann Fieber auftreten. In man-

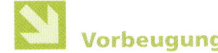

Vorbeugung

Wer als Kind nie an Windpocken erkrankt ist, sollte Menschen mit Gürtelrose meiden.

Behandlungsmethoden

Eine Vorbeugung ist nicht möglich. Wichtig: Suchen Sie bereits, wenn Sie erste Anzeichen verspüren, einen Arzt auf! Ein rechtzeitiger Behandlungsbeginn kann spätere Komplikationen verhindern.

Die Therapie der Gürtelrose zielt in erster Linie darauf ab, die Beschwerden zu lindern und das Abheilen der Hautbläschen zu beschleunigen. Um die Heilung zu unterstützen und die Virenaktivität einzudämmen, werden die Hautbereiche zusätzlich desinfiziert, und eine antivirale Zinksalbe wird angewendet. Zudem sollen durch geeignete Maßnahmen alle möglichen Folgeerkrankungen verhindert werden.

In weniger stark ausgeprägten Fällen ist eine örtliche Behandlung mit austrocknenden Maßnahmen (z. B. nicht mineralhaltigem Puder) ausreichend. Bei schweren Erkrankungen und besonders bei älteren Menschen ist manchmal eine Behandlung im Krankenhaus notwendig.

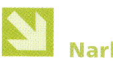
Narben

Als Folge von Gürtelrose können sich auf der Haut Narben bilden.

chen Fällen schwellen die Lymphknoten an und sind druckempfindlich. Die Schmerzen können die ganze Zeit über bestehen bleiben und klingen erst ab, nachdem auch die Bläschen verschwunden sind.

Mit dem ansteckenden Inhalt der Bläschen wird das Virus auf Menschen übertragen, die noch nicht damit infiziert sind und dann an Windpocken erkranken.

Homöopathische Mittel

Apis mellifica D6 (im Anfangsstadium), Arsenicum al-

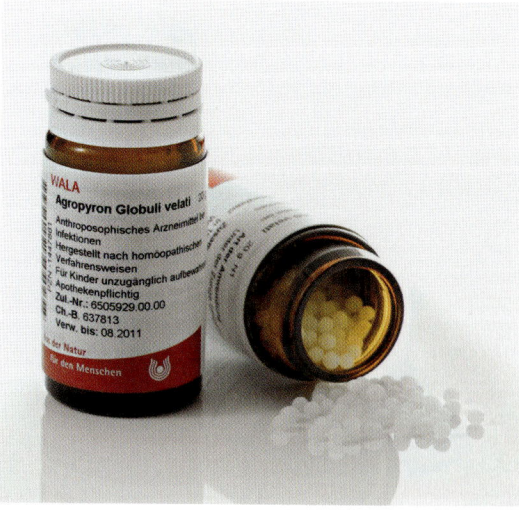

bum D12 (bei stechenden Schmerzen, brennender Haut), Mezereum D3 (bei Schmerzen, Hautbläschen), Rhus toxicodendron D4, Hypericum perforatum D6 (bei Schmerzen ohne Hautprobleme), Ranunculus bulbosus D6, Rhus toxicodendron D12.

Warzen

Warzen (Verrucae) sind gutartige Hautwucherungen der obersten Hautschicht, die von bestimmten Viren hervorgerufen werden, wenn das Immunsystem geschwächt ist. Die Übertragung erfolgt durch direkten Hautkontakt von Mensch zu Mensch oder indirekt, z. B. in Schwimmbädern. Durch Aufkratzen der Warzen kann sich die Infektion auf andere Hautstellen ausbreiten. Warzen sind zwar ein kosmetisches Problem, aber ansonsten harmlos. In der Regel bilden sie sich innerhalb einiger Monate oder Jahre wieder von selbst zurück.

Man unterscheidet verschiedene Warzenarten: Flachwarzen, Gewöhnliche Warzen, Dornwarzen (Fußsohlenwarzen), Feigwarzen und Dellwarzen.

Symptome

Flachwarzen sind kleine, runde, flache Erhebungen und treten einzeln oder gehäuft im Gesicht und auf Handrücken von Kindern auf.

Gewöhnliche Warzen sind größer und höher als Flachwarzen, haben eine verhornte raue Oberfläche und kommen in jedem Alter vor. Sie erscheinen bevorzugt an den Händen.

Dornwarzen entstehen auf der Fußsohle und wachsen dornartig in die Tiefe, da sie durch das Körpergewicht nicht nach außen wachsen können. Beim Gehen verursachen sie Schmerzen.

Feigwarzen finden sich an den Schleimhäuten im After-, Mund-, Lippen- und Genitalbereich. Sie werden gewöhnlich durch den Geschlechtsakt übertragen und sind daher bei Kindern selten.

Dellwarzen sehen wie hautfarbene, perlartige Knötchen mit einer Delle in der Mitte aus. Sie

Warzen erfolgreich behandeln

Da Warzen sich durch Kratzen weiter verbreiten können, sollten Sie dies möglichst unterlassen. Allgemein sollten Warzen in Ruhe gelassen werden, denn sie heilen von selbst ab. Im Schwimmbad ist es ratsam, Plastikschuhe zu tragen.

Wenn eine starke Beeinträchtigung durch die Warzen besteht oder andere Beschwerden hervorgerufen werden, stehen folgende Behandlungsmöglichkeiten zur Verfügung: Eine örtliche Behandlung erfolgt mit salycil- und/oder milchsäurehaltigen Tinkturen oder einem Pflaster, um die Hornschicht aufzulösen. In hartnäckigen Fällen kann der Arzt ein virushemmendes Mittel verschreiben oder muss die Warzen operativ entfernen. Es können jedoch Narben bleiben, und die Warzen kommen oft danach wieder. Bei Flachwarzen im Gesicht eignet sich ein Vitamin-A-Säure-Präparat.

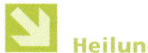
Heilung

Zur Heilung von Warzen werden viele verschiedene Methoden angewendet. Da sie irgendwann ohnehin von selbst abheilen, kann man in der Regel nicht sagen, ob der Erfolg auf die Therapie zurückgeführt werden kann.

treten vor allem im Gesicht, am Hals, Oberkörper sowie an den Oberarmen auf. Die Übertragung erfolgt durch eine Schmierinfektion.

Homöopathische Mittel
Acidum nitricum D12, Causticum D12, Dulcamara D12, Thuja D12 (als Urtinktur zum Auftragen und als Globuli zum Einnehmen).

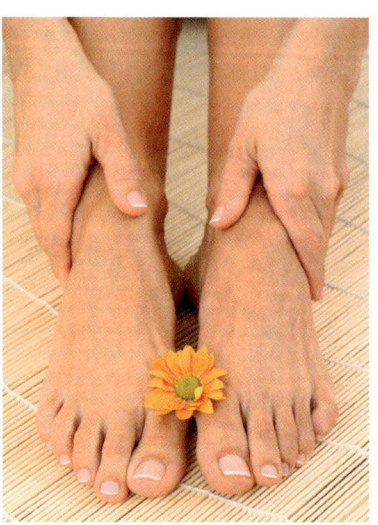

Fußpilz

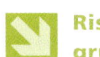

**Risiko-
gruppen**

Besonders empfänglich für Fußpilz sind ältere Menschen, Diabetiker, Menschen mit Durchblutungsstörungen sowie Personen, die bestimmte Arzneimittel (z. B. Kortison) einnehmen.

Fußpilz ist eine Infektion der Haut, die durch verschiedene Erreger, z. B. Fadenpilze (Dermatophyten) oder Hefepilze (Candida), hervorgerufen wird. Begünstigende Faktoren für eine Infektion sind Feuchtigkeit, Wärme und wenig frische Luft. Besonders wohl fühlen sich Pilze im feuchtwarmen Milieu von Schwimmbädern, Umkleidekabinen, Saunas, Fitnessstudios und Sporthallen mit Nasszellen. Hier ist das Risiko, sich einen Pilz „einzufangen", besonders hoch. Enge Schuhe und Schweißfüße können die Ausbreitung begünstigen.

Besteht Verdacht auf Fußpilz, gibt es wirksame Hilfe in Form von Puder, Creme oder Lotion mit Inhaltsstoffen, welche die Pilze abtöten. Diese Wirkstoffe heißen Antimykotika. Gegen den Juckreiz helfen Fußbäder z. B. mit Eicherinde.

Bei frühzeitiger Behandlung verschwindet der Fußpilz oft in recht kurzer Zeit. Pilzbefall muss niemandem peinlich sein und hat nichts mit mangelnder Hygiene zu tun. Letztendlich kann es jeden treffen.

Das hilft gegen Fußpilz

- täglich Socken wechseln
- Socken, Strümpfe und Handtücher (nach jeder Benutzung!) möglichst heiß waschen (60 Grad)
- keine synthetischen Strümpfe tragen, sondern Baumwoll- oder Wollsocken
- Schuhe aus atmungsaktiven Materialien (Goretex®, Leder) bevorzugen
- zu enge Schuhe aussortieren
- Schuhe gut lüften
- Füße zweimal täglich mit kaltem Wasser waschen (ohne Seife); Zehenzwischenräume gründlich trocknen
- in Schwimmbädern und öffentlichen Saunen Badeschuhe tragen

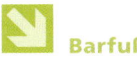

Barfuß

Lassen Sie Ihre Füße öfter mal an die Luft! Denn das Tragen von Schuhwerk fördert ein feuchtes Fußklima.

Symptome

Eine Pilzinfektion macht sich durch Pusteln, Bläschen und Juckreiz zwischen den Zehen bemerkbar. Außerdem nässt, schält und schuppt sich die Haut. Später können auch die Fußsohlen, besonders aber die Zehennägel befallen werden.

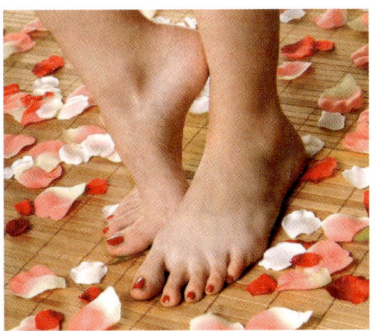

Homöopathische Mittel

Acidum nitricum D12, Borax D6 (bei Juckreiz, Schuppung), Sepia D12 (bei kleinen Bläschen), Silicea D6, Sulfur D12 (bei Brennen und Juckreiz).

Schuppen

Kopfschuppen sind abgestorbene Hautzellen, die während der Erneuerung der Kopfhaut regelmäßig abgestoßen werden. Sprich: Alte Hautzellen werden abgestoßen und durch nachwachsende ersetzt; dies ist ein normaler Vorgang. In der Regel sind die Schuppen sehr klein und da-

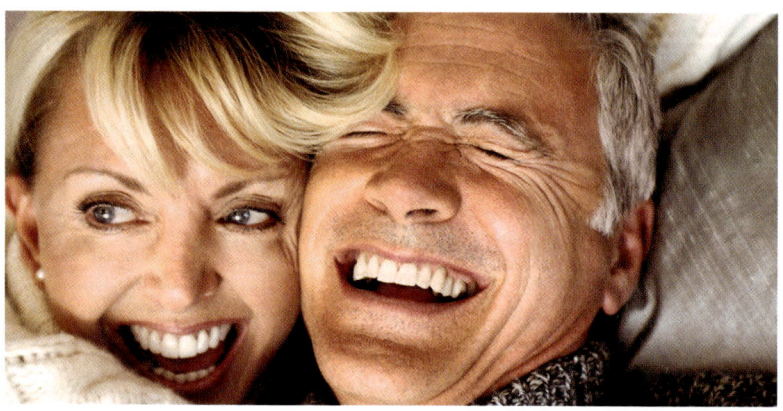

her kaum sichtbar. Läuft dieser Erneuerungsprozess jedoch beschleunigt ab, können sich die abgestorbenen Hautzellen zu sichtbaren Schuppen verkleben. Dabei haben sie oft ein sehr unterschiedliches Aussehen: von feinen, mehlartigen Teilchen bis hin zu linsengroßen, fettigen, gelblichen Partikeln.

Bei etwa zehn bis 20 Prozent der Erwachsenen treten sichtbare Kopfschuppen auf; am häufigsten zwischen dem 20. und 40. Lebensjahr. Männer sind von Schuppen häufiger betroffen als Frauen. Bei Kindern kommt es bis zur Pubertät nur sehr selten zu Schuppenbildung auf der Kopfhaut.

Schuppen werden von den Betroffenen in der Regel als äußerst störend empfunden, da sie sehr hartnäckig sind. Kopfschuppen sind allerdings oft nur ein vorübergehendes kosmetisches Problem aufgrund unsachgemäßer Pflegemaßnahmen oder zeitweise erhöhter Talgproduktion. Sie können jedoch auch das Symptom einer Kopfhauterkrankung oder schwerwiegenden Krankheit (z. B. Psoriasis) sein.

Symptome

Die Kopfhaut juckt. Die Haare sind entweder sehr trocken oder fettig; es besteht verstärkter Haarausfall, oder die Haare brechen ab. Die Kopfhaut ist entzündet, was sich in Form roter Flecken bemerkbar macht.

Treten die Schuppen auch an Ellenbogen und Kniekehlen auf, deutet dies auf eine schwerwiegende Erkrankung (z. B. Schuppenflechte, Neurodermitis) hin. Die Behandlung einer solchen Erkrankung sollte von erfahrenen Spezialisten (Hautärzten) vorgenommen werden. Durch eine regelmäßige Haarpflege lassen sich Kopfschuppen normalerweise leicht entfernen. Erst wenn dies nicht oder nur sehr schwer möglich ist, spricht man von übermäßiger, behandlungsbedürftiger Schuppenbildung.

Antischuppenmittel

Rezeptfreie Mittel zur Behandlung von Kopfschuppen haben folgende Wirkungsmechanismen:
- Sie lösen die Schuppen ab (Keratolytika).
- Sie vermindern eine übermäßige Talgproduktion (Antiseborrhoika).
- Sie hemmen das Wachstum und die Vermehrung von Pilzen, die Auslöser von Kopfschuppen sein können (Antimykotika).

Homöopathische Mittel

Alumina D12 (bei starker Schuppung, trockener Kopfhaut), Arsenicum album D6 (bei Ekzemen, Psoriasis).

Übermäßiges Schwitzen

Die Schweißproduktion ist ein natürlicher Vorgang, welcher der Regulation der Körpertemperatur und des Wasser- sowie Elektrolythaushalts dient. Durch die Verdunstung der Flüssigkeit auf der Haut wird diese abgekühlt und die Temperatur gesenkt, auch im Körperinneren. Dieser Vorgang ist in bestimmten Situationen, in denen es zum Anstieg der Körpertemperatur kommt, sehr wichtig, etwa bei hohen Außentemperaturen, Sport oder nach Fieber.

Er kann aber auch als Begleiterscheinung verschiedener Erkrankungen auftreten (z. B. bei hormonellen Schwankungen, Schilddrüsenüberfunktion, Diabetes mellitus, Tumoren, Übergewicht).

 Fußschweiß

Um Fußschweiß zu verringern, sollten Sie Socken aus (Baum-)Wolle tragen und diese bei Bedarf mehrmals täglich wechseln.

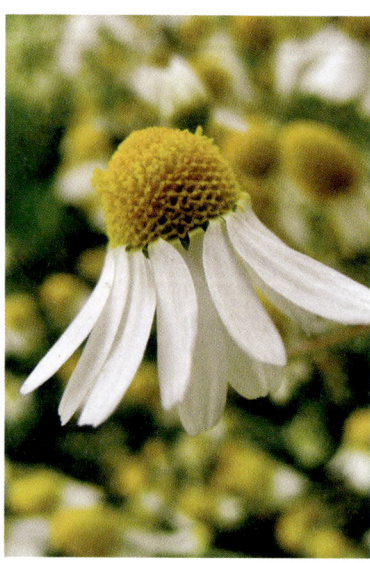

Richtig behandeln

Je nach betroffener Körperregion und Stärke der Symptome gibt es unterschiedliche Behandlungsmethoden medikamentöser, physikalischer oder chirurgischer Art. Darüber hinaus werden Psychotherapie, Hypnose sowie Entwicklung von Strategien zur Stressbewältigung eingesetzt.

Manche Menschen leiden zudem unter einer übermäßigen Schweißproduktion (Hyperhidrosis), was für die Betroffenen sehr belastend ist. Sie kann an einer oder mehreren Stellen sowie am gesamten Körper auftreten. Die Ursachen sind vielfältig. Wahrscheinlich liegt eine Störung der die Schweißproduktion regulierenden Ganglien (Nervenknoten) vor. Auch eine genetische Vererbung wird diskutiert. Darüber hinaus darf die psychische Komponente nicht vergessen werden. Manche Be-

troffenen reagieren in für sie subjektiv belastenden und angstmachenden Situationen mit verstärkter Schweißbildung.

Symptome

Symptomatisch sind zeitweise starke Schweißausbrüche oder ständiges Schwitzen, auch wenn kein Auslöser dafür vorliegt. Am häufigsten betroffen sind Gesicht, Hände, Füße und Achselhöhlen. Ein Hauptproblem ist die soziale Isolation. Die Betroffenen ziehen sich zurück, da ihnen der Händedruck wegen der feuchten Hand unangenehm ist. Insbesondere bei einem Beruf, der viele Menschenkontakte erfordert, kann dies zusätzlichen

Selbsthilfe leicht gemacht

Wenn Sie unter übermäßiger Schweißproduktion leiden, sollten Sie auf die richtige Kleidung achten: Bevorzugen Sie atmungsaktive und leicht waschbare Baumwollstoffe. Im Sommer sind Sandalen, im Winter Lederschuhe mit Ledersohle ideal, da diese luftdurchlässig sind.

psychischen Stress mit sich bringen. Und hier beginnt der Teufelskreis: In Stresssituationen sind die Betroffenen aufgeregt, und eben gerade weil sie die Schweißproduktion fürchten, schwitzen sie erst recht. Ein Großteil leidet bereits seit der Pubertät darunter.

Homöopathische Mittel

Psorinum D6 (bei Schwitzen infolge geringster Anstrengung), Chamomilla D6 (bei Schwitzen im Gesicht), Acidum nitricum D6 (bei Schwitzen an den Händen), Natrium oxalaceticum D6 (bei übermäßigem Schwitzen tagsüber und nachts).

Bewegungsapparat

Rückenschmerzen

Bewusst oder unbewusst „testen" wir die Grenzen der Belastbarkeit unseres Körpers täglich aus. Dies fängt schon mit einer schlechten Körperhaltung in der Schule an, geht über gemütliches Lümmeln im Fernsehsessel bis hin zu einer verkrampften Haltung beim Autofahren oder auf dem Bürostuhl.

Rückenleiden sind unabhängig vom Geschlecht, finden sich in jeder Altersklasse und treten sogar schon im Kindergarten- und Schulalter auf. Betroffen sind vor allem Menschen mit fortge-schrittenem Verschleiß der Wirbelsäule, unsportliche oder auch karrierebewusste Personen, weil Verspannungen von Muskeln und Psyche sich wechselseitig

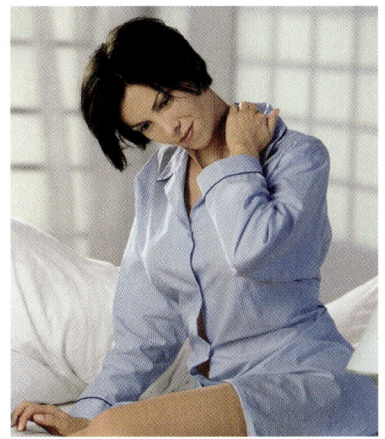

 Sport

Ausschlaggebend für einen gesunden Rücken ist die regelmäßige sportliche Betätigung. Besonders geeignete Sportarten sind z. B. Schwimmen oder Wassergymnastik.

bedingen. Monotone Haltungs-belastung im Sitzen und Stehen verstärkt die Symptome. Folgende Faktoren spielen außerdem eine wichtige Rolle für die Zunahme von verschiedenen Rückenleiden:

- falsche und mangelhafte Ernährung (zu viel industriell und konservierte Nahrungsmittel)
- zunehmender Bewegungsmangel
- zunehmende Umweltverschmutzung mit toxischen Belastungen in den Industrieländern
- starke nervliche und psychische Belastung in unserer modernen und hektischen Gesellschaft

Symptome

Rückenschmerzen können kurzfristig und plötzlich, akut oder schleichend auftreten, je nach ihrer Intensität leicht oder stark sein und einen stechenden, bohrenden, ziehenden, dumpfen oder brennenden Charakter haben. Die Schmerzen kommen im Schulter- und Halswirbel-

säulen-, Brustwirbel- oder Lendenwirbel- und Steißbeinbereich vor und können bis in die Beine ausstrahlen.

Rückenschmerzen können primär oder sekundär infolge anderer Erkrankungen entstehen. Die Zahl der Ursachen ist groß. Je nach Entstehungsort entscheidet man folgende Formen von Rückenschmerzen:

- entzündliche rheumatische Beschwerden der Muskeln und Bänder
- angeborene und erworbene entzündliche und nicht entzündliche Veränderungen der Wirbelsäule (Osteoporose, Bandscheibenvorfall, Morbus Bechterew, Verlet-

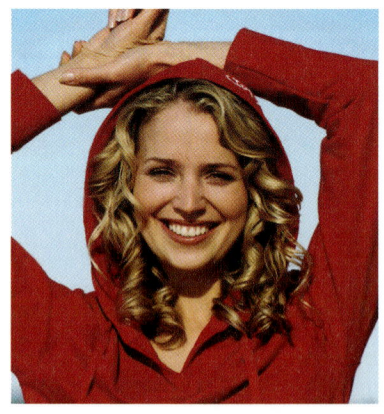

Dynamik

Um Rückenschmerzen vorzubeugen, sollten Sie stetig in Bewegung bleiben. Verweilen Sie also nicht dauerhaft in derselben Position. Langes Sitzen ist ebenso schädlich wie ununterbrochenes Stehen.

Möglichkeiten der Therapie

Am besten ist es, eine Erkrankung auf der Ebene zu kurieren, auf der sie entstanden ist. Auf der körperlichen Ebene kann das heißen: Sinnvoll sind vor allem physikalische Wärmeanwendungen (Heusack, Blitzguss etc.), Kälte und Massagen. Neben Fango, Bädern und Krankengymnastik haben sich außerdem Fußreflexzonentherapie und Akupunkturmassage gut bewährt. Die Naturheilkunde bietet ebenfalls eine ganze Reihe von Heilverfahren an. Neuraltherapie, Phytotherapie (Pflanzenheilkunde) und Homöopathie gehören ebenso dazu wie die Akupunktur und Moxibustion (Erwärmung spezieller Punkte).

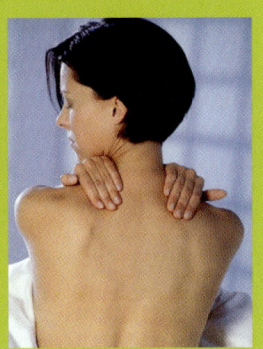

Medikamente sollten nur eine unterstützende Rolle spielen. Wer Schmerzmittel einnehmen will, sollte in jedem Fall zuerst seinen Arzt fragen. Allgemeine Bewegung und Sport, ausreichende Entspannung und gesunde Ernährung können oft mehr helfen als jedes Medikament.
Hat man psychische Ursachen entdeckt, ist es unumgänglich, neben medizinischen Maßnahmen auch psychotherapeutisch gegen diese Beschwerden anzugehen.

Opera-tionen

Operative Eingriffe an der Wirbelsäule bringen nicht immer die gewünschte Linderung. In einigen Fällen ist sogar eine Verschlimmerung die Folge.

zungen und Verwachsungen nach einer Operation, Beckenschiefstand, Hüftgelenksarthrose etc.)
- Nervenschäden (Neuralgien, eingeklemmte Nerven)
- Erkrankungen der inneren Organe
- Tumore und Metastasen
- Erkrankungen des Magen-Darm-Trakts (es besteht ein

Zusammenhang zwischen der Ernährung, Bauchform und Körperhaltung), Nierenerkrankungen
- psychisch bedingte Rückenschmerzen

Außerdem können Schlaflosigkeit, äußere Störfelder wie geopathische Felder (Wasseradern etc.) oder Umweltgifte sowie in-

nere Störfelder (Narben, Zahnschmerzen, Amalgam) Rückenschmerzen bedingen.

Homöopathische Mittel

Calcium carbonicum D6, Nux
vomica D6 (bei Schmerzen als
Folge von Stress), Cimicifuga racemosa D6 (bei verhärtetem Rü-
ckenmuskel, dumpfen, krampfartigen Schmerzen), Lachnanthes tinctoria D6 (bei steifem
Nacken), Aesculus hippocastanum D6 (bei dumpfen, wan-
dernden Schmerzen im Lendenwirbelbereich), Castor equi (bei
Schmerzen am Steißbein).

Halswirbelsäulen-Syndrom

Immer mehr Menschen, vor
allem Berufstätige, klagen über
Beschwerden im Bereich der
Halswirbelsäule. Besonders häufig werden diese durch zunehmende sitzende Tätigkeiten
(Computerarbeit, lange Auto-
fahrten, häufiges Fernsehen) und
zugleich abnehmende körperliche Bewegung ausgelöst. Durch

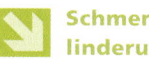

**Schmerz-
linderung**

Zur Linderung der
Beschwerden gibt es
neben Schmerzmitteln
(in schweren Fällen)
krankengymnastische
Übungen oder soge-
nannte TENS-Geräte,
die verspannte Muskeln
durch Elektrostimula-
tion lockern.

**Ursachen für ein
HWS-Syndrom**
- degenerative Verände-
  rungen der Wirbelsäule
- Osteoporose
- Bandscheibenvorfall
- Blockierungen der Wirbel-
  säule
- Schleudertrauma
- Muskelverspannungen
- entzündliche Erkran-
  kungen

diese Lebensweise wird die stüt-
zende Muskulatur der Halswirbelsäule zunehmend schwächer;
gleichzeitig verspannen sich die
Muskeln durch Fehl- oder Überbelastung – so vor allem im Nackenbereich. Aber auch andere
Ursachen werden genannt (siehe
Infokasten).
Die Folgen sind Schmerzen, die
von der Halswirbelsäule ausge-
hen und unter dem Sammelbe-
griff Halswirbelsäulen-Syndrom
(HWS-Syndrom) zusammen-
gefasst werden. Nicht selten
strahlen diese Beschwerden auch
in den Arm oder Hinterkopf
aus und können so zum sogenannten Schulter-Arm-Syn-
drom (Cervicobrachialgie) oder

zu hartnäckigen Kopfschmerzen und Migräne führen.

Symptome

Verbleibt man zu lange in einer Position, treten Schmerzen im Nacken auf, die in den Schulterbereich, aber auch in den Arm ausstrahlen. Die Beweglichkeit des Halses kann erhöht oder verringert sein. Der Kopf wird oft schief gehalten. Darüber hinaus sind die Muskeln verhärtet, und durch Druck auf bestimmte Punkte lässt sich ein heftiger Schmerz auslösen.

Weitere Symptome sind Schwindel, Kopfschmerzen, Migräne sowie Kraft- und Gefühlsverlust der Arme.

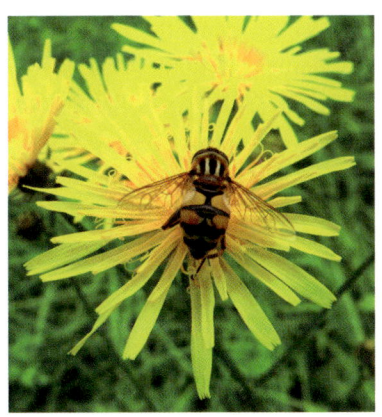

Homöopathische Mittel

Arnica D6 (nach mechanischer Verletzung), Hypericum D2 (bei möglichen Nervenverletzungen), Agaricus D12 (bei Bandscheibenvorfall), Bryonia D12 (bei stechenden Schmerzen).

Schulter-Arm-Syndrom

Das Schulter-Arm-Syndrom (Cervicobrachialgie) ist mit einem Ischiasschmerz im Bein vergleichbar (siehe Seite 134 f.). Der Erkrankung können verschiedene Auslöser zugrunde liegen. Die mit Abstand häufigste Krankheitsursache ist ein Bandscheibenvorfall an der Halswirbelsäule. Dabei drücken die hervortretenden Bandscheiben auf die Wurzeln der dort abgehenden Armnerven. Dadurch wird ein Nervenwurzelschmerz hervorgerufen, der sich entlang des betroffenen Nervs in den Körper hinein fortsetzt.

Sehr starke Nervenwurzelreizungen führen zu Armschmerzen bis in die Hand, weniger starke

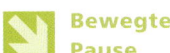

Bewegte Pause

Wenn Sie den ganzen Tag über im Büro sitzen, sollten Sie wenigstens in der Mittagspause für ein wenig Bewegung sorgen. Gehen Sie z. B. eine Runde um den Block. Vielleicht finden Sie ja auch Kollegen, die sich Ihnen anschließen.

Erfolgreich vorbeugen

Vorbeugend helfen Gymnastikübungen zur Kräftigung der Hals- wirbelsäule und alle anderen Maßnahmen, die das Risiko eines Bandscheibenvorfalls senken.

und langsam entstandene Nervenwurzelreizungen verursachen Armschmerzen, die im Ober- oder Unterarm aufhören können. Daneben sind zum Teil auch chronische Verspannungen, einhergehend mit einer Reizung der umliegenden Nervenwurzeln, Auslöser.

Symptome

Charakteristische Anzeichen sind heftige, ziehende Nackenschmerzen mit Ausstrahlung von Nervenschmerzen in den Arm hinein. Diese können plötzlich auftreten. Kopfbewegungen, Husten oder Niesen verstärken die Beschwerden. Manchmal können auch Gefühlsstörungen im Arm auftreten; die Haut fühlt sich taub an.

Homöopathische Mittel

Ferrum metallicum D6 (bei Schmerzen im linken Arm), Hypericum perforatum D6 (bei Schmerzen infolge einer Verletzung), Rhus toxicodendron D12 (bei Entzündungen), Ruta graveolens D6 (bei eingeschränkter Beweglichkeit), Sanguinaria ca-

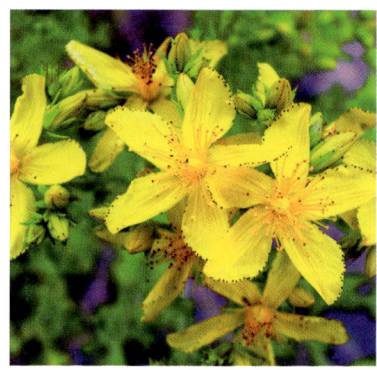

nadensis D6 (bei Schmerzen im rechten Arm), Secale cornutum D6.

Hexenschuss

Bei dem umgangssprachlichen Begriff „Hexenschuss" handelt es sich um einen plötzlichen Rückenschmerz im Bereich der Lendenwirbelsäule. Der medizinische Ausdruck ist akute Lumbalgie oder akutes LWS-Syndrom (LWS = Lendenwirbelsäule). Auslöser sind meist „falsche" Drehbewegungen oder Verrenkungen der Wirbelsäule, etwa beim Bücken, beim schnellen Aufstehen, beim Tragen und Heben schwerer Gegenstände, durch einen Sturz oder aber auch durch Unterkühlung. Außerdem kann eine allgemeine Schwäche der Stützmuskulatur der Wirbelsäule zu einem Hexenschuss führen. Übergewicht begünstigt diese Erkrankung. Auch seelische sowie sehr ernsthafte Ursachen wie Bandscheibenschäden, ein Bandscheibenvorfall oder Tumore im Bereich der Wirbelsäule bzw. des Beckens sind bekannt.

Symptome

Typisches Anzeichen ist ein plötzlich auftretender stechendreißender Schmerz im Kreuz bei einer falschen Bewegung, der auch ins Bein ausstrahlen kann. Die Muskeln im Lendenwirbelsäulenbereich verhärten sich plötzlich. Außerdem können Schmerzen beim Sitzen und Liegen sowie bei jeder Bewegung auftreten. Sie verstärken sich beim Niesen oder Husten. Manchmal kommt es zu Missempfindungen wie z. B. ein Kribbeln im Bein („Ameisenlaufen") oder das Gefühl, als „wäre der Fuß in Watte eingepackt".

Homöopathische Mittel

Aesculus D12, Arnica D12, Bryonia D12 (bei Hexenschuss

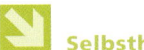 **Selbsthilfe**

Einen Hexenschuss kann man manchmal sehr gut selbst behandeln. Eine Liegeposition mit angewinkelten Knien (ein Kissen darunter) wirkt z. B. entlastend.

als Folge von Kälte oder falschem Heben), Nux vomica D6 (bei Muskelverspannungen), Cimicifuga racemosa D6 (bei Muskelverhärtungen, Steifheit, Verspannung), Lachnanthes tinstoria D6 (bei verrenkter Halswirbelsäule), Rhus toxicodendron D12 (bei ständigem Bewegungsdrang).

Ischias

Ischiasschmerzen (Lumbo-Ischialgie) gehören zu den häufigsten Rückenschmerzen. Sie können verschiedene Ursachen haben. Der mit Abstand häufigste Auslöser ist ein Bandscheibenvorfall an der Lendenwirbelsäule, nicht selten sind aber auch chronische Verspannungen der Grund. Genau genommen handelt es sich bei Ischiasschmerzen um keine Krankheit, sondern um ein Symptom, das dadurch hervorgerufen wird, dass der Hauptnerv der Beine (Nervus ischiadicus) von den Wurzeln bis in die feinsten Verästelungen hinein gereizt ist. Dieser Schmerz setzt

sich in den Körper fort, genauer über das Gesäß, die Rückseite des Oberschenkels sowie den Unterschenkel und den Fuß.

Symptome

Kennzeichnend sind plötzlich auftretende brennende und tief stechende Schmerzen, die vom Kreuz ausgehend und seitlich in das Gesäß und an der Hinter- oder Außenseite eines Beins entlang nach unten strahlen, häufig bis in den Fuß. An den schmerzenden Stellen ist die Haut taub. Die Beschwerden werden durch Bewegung verstärkt, ebenso beim

Häufige Beschwerde

Ischiasschmerzen gehören zu den häufigsten Beschwerden des Bewegungsapparats in den Industrienationen.

Schmerzen vorbeugen

- Überprüfen Sie Ihren Lebensstil: Sitzen oder bewegen Sie sich zu einseitig?
- Bauen Sie ein kurzes Gymnastikprogramm mit gezielten Rückenübungen in Ihren Alltag ein.
- Wenn Sie immer wieder mit Ischias zu tun haben, dann ändern Sie individuelle Sitz- oder Schlafpositionen (z. B. ein anderer Stuhl oder eine andere Lage beim Schlafen).

Niesen oder Husten. Typisch ist auch eine Schonhaltung beim Stehen, um das schmerzende Bein zu entlasten.

Homöopathische Mittel
Aconitum D12 (bei Ischias nach Kälte), Bryonia D3, Belladonna D12 (bei brennenden oder pulsierenden Schmerzen), Colocynthis D12 (bei blitzartig durch das Bein schießendem Schmerz), Lycopodium D12, Silicea D12, Chamomilla, Calcium carbonicum und Pulsatilla (in chronischen Fällen).

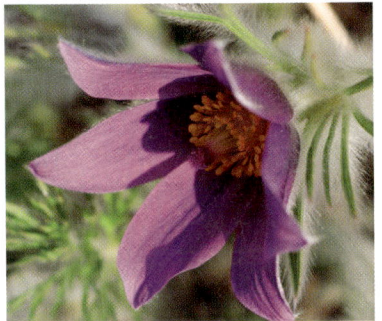

Risikogruppe
Männer sind häufiger von Ischiasschmerzen betroffen als Frauen.

Haare und Nägel

Haarausfall

Es ist völlig normal, dass der Mensch täglich zwischen 60 und 100 Haare verliert. Fallen jedoch noch mehr Haare am Tag über einen Zeitraum von mehreren Wochen hinweg aus, spricht man von krankhaftem Haarausfall (Alopezie). Zu den Ursachen zählen Nährstoffmangel oder unsachgemäße Haarpflege.
Am häufigsten ist Haarausfall allerdings erblich bedingt (androgenetische Alopezie). Ursache ist eine genetisch vorbestimmte Überempfindlichkeit der Haarwurzeln gegen das männliche Hormon Dihydrotestosteron.
Etwa jeder zweite Mann ab 50 leidet darunter, bei jedem dritten Mann zeigen sich die ersten Symptome bereits vor dem 30. Lebensjahr. Ein Problem, das unterschiedlich stark ausgeprägt und verschieden schnell voranschreiten kann.

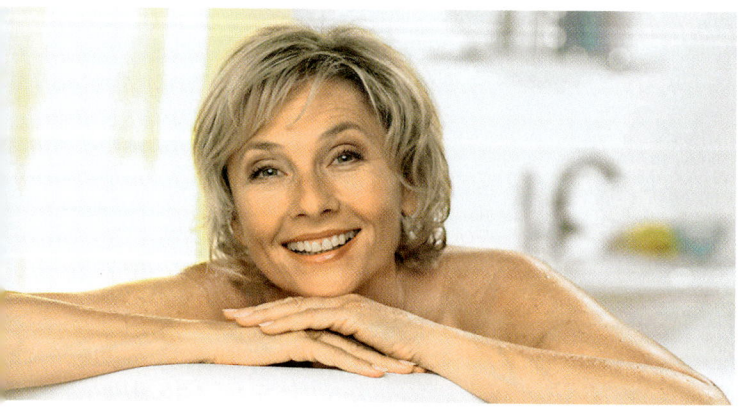

- Nährstoffmangel (z. B. Eisen, Zink)
- mechanische Belastung, übertriebene Pflege
- Medikamente (z. B. Krebsmedikamente, Mittel gegen hohen Blutdruck)
- psychische Ursachen (z. B. Todesfälle, starke berufliche Belastung)

Symptome

Die Formen des Haarausfalls hängen von den Ursachen ab. Bei kreisrundem Haarausfall beispielsweise ist der Auslöser noch unbekannt. Störungen des Immunsystems oder verschiedene psychische Erkrankungen werden diskutiert.

Bei diffusem Haarausfall, also wenn das Haar im gesamten Kopfbereich gleichmäßig lichter wird, handelt es sich zunächst um eine normale Alterserscheinung.

Homöopathische Mittel

Acidum fluoricum D6, Acidum phosphoricum D12, Graphites D6, Calcium fluoratum D12, Sepia D12 (bei Haarausfall infolge hormoneller Umstellung),

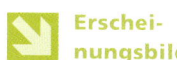

Erscheinungsbild

Haare haben zwar keine lebenswichtige Funktion, allerdings beeinflussen sie unser Erscheinungsbild entscheidend. Daher kann Haarausfall, vor allem bei Frauen, große seelische Probleme verursachen.

Bei Frauen kommt erblich bedingter Haarausfall seltener vor. Die Symptome treten oft erst nach den Wechseljahren auf, und es bilden sich meistens – im Gegensatz zu den Männern – keine völlig kahlen Stellen, sondern die Ausdünnung ist auf den oberen Kopfbereich beschränkt. Aber auch einige schwerwiegende Erkrankungen oder hormonelle Störungen können zu Haarausfall führen.

Darüber hinaus kommen sehr viele weitere Ursachen für Haarausfall infrage:

- Entzündungen der Kopfhaut
- Schwangerschaft
- Infektionen (z. B. grippaler Infekt)

Kalium phosphoricum (bei brüchigen, trockenen Haaren), Hepar sulfuris (bei kahlen Stellen), Staphisagria D12 (bei kreisrundem Haarausfall), Thallium aceticum D12 (bei Haarausfall nach Infekt).

Nagelbettentzündung

Die Nagelbettentzündung ist eine bakterielle Hautinfektion, die Finger- oder Zehennägel befällt. Sie kann z. B. durch Verletzungen bei der Maniküre, durch die Keime eindringen und sich vermehren, oder durch Reizungen der Haut durch ständigen Kontakt mit Wasser oder chemischen Mitteln entstehen. Um einen Verlust des Nagels zu verhindern, ist eine Behandlung notwendig. Wird die Nagelbettentzündung nämlich erst spät oder gar nicht behandelt, kann es u. a. zu Wachstumsstörungen des Nagels kommen. Die Erkrankung kann sich zudem auf die umgebenden Weichteile wie die Sehnenscheiden ausdehnen

und selbst die Knochen erreichen. Die dadurch entstehende bakterielle Entzündung wird als Osteomyelitis bezeichnet.

Von der akuten Form der Nagelbettentzündung ist die chronische zu unterscheiden. Sie tritt vor allem bei Diabetikern an den Füßen auf. Die chronische Nagelbettentzündung ist meist weniger schmerzhaft als die akute. Außerdem sind von ihr in der Regel mehrere Nägel und nicht nur ein Nagel betroffen.

Symptome

Erstes Anzeichen für eine Nagelbettentzündung ist die Rötung der Haut, die an den Nagel angrenzt; gelblicher Eiter ist zu sehen. Die Haut schwillt an und wird heiß. Dadurch können starke Schmerzen auftreten. Manchmal entleert sich Eiter aus den Nagelecken.

Mitunter juckt die Haut um den Nagel herum, besonders in der Anfangsphase der Entzündung. Bei einer chronischen Entzündung ist der Nagelfalz dunkel gefärbt, das Nagelhäutchen wächst nicht mehr nach.

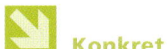
Konkret

Die Nagelbettentzündung kann einen oder mehrere Nägel betreffen.

↘ **Arztbesuch**

Klingt eine Hautinfektion im Bereich des Nagels nicht innerhalb von drei Tagen wieder ab oder ist sie mit zunehmenden Schmerzen und einer Schwellung verbunden, sollten Sie zum Arzt gehen.

Effektiv vorbeugen

- Entfernen Sie bei der Maniküre nicht das Nagelhäutchen, weil es einen Schutz darstellt und das Eindringen schädlicher Substanzen oder Keime verhindert.
- Ratsam ist auch das Tragen baumwollgefütterter Gummihandschuhe bei ständigem Kontakt mit Wasser oder bei Berührung mit chemischen Mitteln.
- Waschen Sie Ihre Hände nur mit einer milden Seife.

Homöopathische Mittel

Belladonna D6 (bei Schwellung, Rötung, pulsierenden Schmerzen), Hepar sulfuris D6 (bei akuter Entzündung), Silicea D6 (bei Nagelpilz als Ursache).

Nagelpilz

Pilzerkrankungen können nicht nur die Haut betreffen, sondern auch die Nägel (Onychomykose). Sie sind zwar nicht gefährlich, können aber zur Eintrittspforte für andere Krankheitserreger werden. Außerdem führt eine Pilzinfektion zu unansehnlichen sowie langwierigen Haut- und Nagelveränderungen. Eine Ausheilung erfordert viel Geduld.

Verursacht wird die Infektion durch Pilze, sogenannte Dermatophyten, die zur Gruppe der Fadenpilze gehören. Sie halten sich hauptsächlich in den Zwischenräumen der Zehen, im Raum unter den Nägeln und in den Leistenbeugen auf. Wie alle Parasiten ernähren sich auch Pilze von ihrem Wirt. Im Fall der Dermatophyten ist es das Keratin, eine Substanz, die in der Hornhaut, den Nägeln und Haaren vorhanden ist. Besonders Menschen mit einer Im-

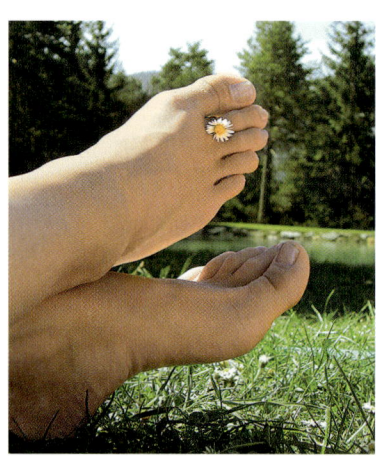

munschwäche oder chronischen Durchblutungsstörungen sind von Pilzerkrankungen an Zehen und Nägeln betroffen.

Symptome

Der Nagel ist porös und deutlich verdickt. Die Nagelplatte wirkt stumpf und getrübt bzw. gelblich oder weiß verfärbt. Später wird sie sogar braun.

Homöopathische Mittel

Silicea D6, Thuja D6 (bei weichen, rissigen Nägeln), Graphites D6.

Seelische Beschwerden

Schlafstörungen

Viele Menschen schlafen, wenn sie wach sein sollten und viele sind wach, wenn sie schlafen wollen: Das ist die große Zahl der Schlafgestörten. Schlaf lässt sich nicht ein- und ausschalten wie der Fernseher, sondern ist ein rhythmisch wiederkehrender, aktiver Erholungsvorgang des Organismus, der durch Bewusstseinsveränderung und vegetative Umstellung gekennzeichnet ist. Er ist Teil des Lebensrhythmus, der durch verschiedene externe Faktoren beeinflusst wird wie z. B. Arbeit, Freizeit, Licht und auch Essen.

Beim Schlafen durchläuft das Bewusstsein fünf verschiedene Schlafstadien. Dieses Schlafprofil ist bei verschiedenen Erkrankungen verändert, etwa bei seelischen Problemen, Ängsten, aufgrund chronischer Schmerzen, aber auch infolge von Alkoholmissbrauch.

Auch Unterschiede in der Persönlichkeitsstruktur beeinflussen die Schlafdauer: Kurzschläfer sind weniger neurotisch und mit besseren Verteidigungsmechanismen ausgestattet, Langschläfer hingegen sind eher deprimiert, ängstlich, haben oft Probleme, sind aber kreativer und leicht erregbare Persönlichkeiten.

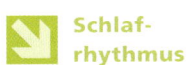

Schlafrhythmus

Achten Sie darauf, immer zur gleichen Zeit ins Bett zu gehen und wieder aufzustehen. Auch am Wochenende sollten Sie diesen Rhythmus beibehalten.

Stärkung des Immunsystems

Für viele Menschen beginnt mit der kalten Jahreszeit eine wahre Leidenszeit. Eine Erkältung jagt die andere, mit der Kondition geht es bergab, sie sind müde, schlapp oder hängen seelisch durch. Ein- bis zweimal im Jahr eine leichte Erkältung, Husten oder Schnupfen ist normal. Häufen sich jedoch die Infektionen, ist das Immunsystem womöglich geschwächt, und es drohen eventuell ernsthafte Erkrankungen.

Mal ehrlich: Meistens geht man zum Arzt oder holt sich Gesundheitstipps, wenn man sich bereits eine Erkältung eingefangen hat. So weit muss es aber gar nicht kommen, denn mit nur wenig Aufwand können wir unserem Körper helfen, die unerfreulichen Nebenwirkungen der feuchtkalten Jahreszeit zu mindern oder gar zu vermeiden. Dabei ist ein starkes und intaktes Immunsystem die wichtigste Voraussetzung. Wer frühzeitig sein Immunsystem stärkt, könnte statt mit Schnupfen, Husten und Heiserkeit gesund in den Winter starten. Aber wie?

Raus an die frische Luft!

„Wer rastet, der rostet", lautet ein altes Sprichwort. Denn zu wenig Sauerstoff macht schlapp und müde. Ist das Blut mit zu wenig Sauerstoff angereichert, sind mangelnde Konzentration und fehlender Schwung die Folgen.

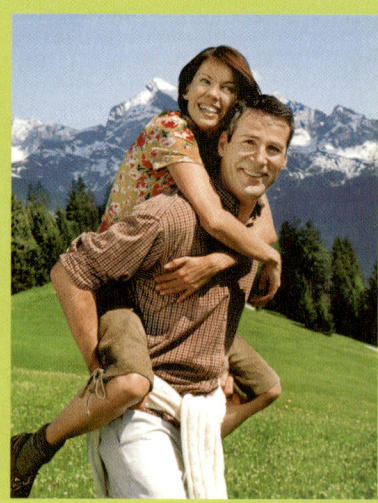

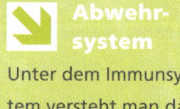

Abwehr-system

Unter dem Immunsystem versteht man das biologische Abwehrsystem des Menschen.

Frische Luft hingegen macht munter. Durch den erhöhten Atemrhythmus bei körperlicher Bewegung nimmt der Körper mehr Sauerstoff auf, und die sauerstoffbildenden roten Blutkörperchen vermehren sich. In der Folge werden die Organe und das Gewebe mit mehr Sauerstoff versorgt, und die Durchblutung wird verbessert. Außerdem wird die Mobilität erhöht, die Konzentrationsfähigkeit verbessert, die Stimmung gehoben und das Selbstbewusstsein gestärkt.

Erkältungen vorbeugen

„Vitamine" heißt das Zauberwort. Unser Körper ist auf die Zufuhr von außen angewiesen, da er selbst keine Vitamine produzieren kann. Deshalb sollten Obst und Gemüse auf dem täglichen Speiseplan stehen. Bestimmte Personengruppen wie Senioren, Schwangere, Sportler und Raucher haben einen erhöhten Bedarf an Vitalstoffen und müssen

sich jetzt unbedingt ausreichend damit versorgen.

Ein weiterer Geheimtipp sind Zink und Selen. Es ist hinreichend bekannt, dass neben Vitaminen auch Mineralien und Spurenelemente entscheidend für eine gut funktionierende zelluläre Abwehr sind.

Gleich morgens nach dem Aufstehen sind außerdem Gymnastikübungen am offenen Fenster mit anschließendem Wechselduschen (abwechselnd warmes und kaltes Wasser) zu empfehlen. Dies stärkt das Immunsystem und macht fit.

Homöopathische Hilfe

Zur Stärkung des Immunsystems helfen Ferrum phosphoricum D12 und Echinacea D6, das auch zur Vorbeugung sowie als Basistherapie bei Infekten verwendet wird. Außerdem geeignet ist Okoubaka D4. Wer häufig an Infekten erkrankt, sollte zu Calcium phosphoricum D6 und Calcium carbonicum D6 greifen.

Individualtherapie

Die klassische Homöopathie betrachtet den Patienten in seiner Gesamtheit und wählt das individuell richtige Mittel aus. Die Stärkung des Immunsystems durch homöopathische Mittel ist also immer eine Individualtherapie.

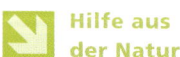

Hilfe aus der Natur

Zur Behandlung nervös bedingter Einschlafstörungen und/oder angstbedingter Unruhezustände werden immer häufiger pflanzliche Schlaf- und Naturheilmittel empfohlen wie Baldrian, Hopfen, Melisse, Johanniskraut oder Passionsblume.

Frauen haben ein höheres Schlafbedürfnis, jedoch vermehrt auch Ein- und Durchschlafstörungen. Ebenso beeinflussen Faktoren wie der Beruf den Schlaf: Menschen mit geregelten Arbeitszeiten haben weniger Probleme als Freiberufler oder Selbstständige. Außerdem spielt das Alter eine wichtige Rolle: Säuglinge schlafen bis zu 16 Stunden, ältere Menschen oft nur fünf bis sechs Stunden am Tag.

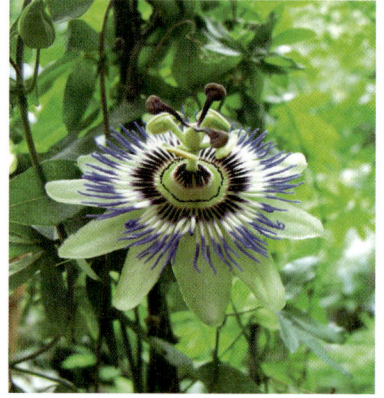

Symptome

Mit Schlafstörungen einhergehende Begleitsymptome sind Erschöpfung, Nervosität, Tagesschläfrigkeit, Schwäche, Gefühl der Leere und Hohlheit, Unlust, Leistungsabfall, höhere Gefährdung für Unfälle etc. Hinzu

Das hilft bei Schlaflosigkeit

- Hören Sie auf Ihren Körper und darauf, wie viel Schlaf er benötigt.
- Achten Sie auf einen regelmäßigen Schlafrhythmus – auch am Wochenende.
- Optimieren Sie Ihre Schlafstätte (Bett, Matratze, Decke) sowie die Umweltbedingungen (Lärm, schlechte Luft).
- Vermeiden Sie anstrengende körperliche Aktivitäten vor dem Schlafengehen.
- Achten Sie auf eine ausgewogene Ernährung. Übergewicht und spätes Essen fördern Schlafstörungen.
- Reduzieren Sie Stress und Spannung, indem Sie Entspannungsmusik hören oder spezielle Techniken wie autogenes Training lernen.
- Vermeiden Sie den Konsum von Zigaretten, Alkohol und stimulierenden Getränken wie Tee und Kaffee.

kommen eine ängstliche Erwartungshaltung vor weiteren schlaflosen Nächten und daraus resultierende Spannungszustände. Als Folge wird sich ein geregelter Schlaf nicht mehr von allein einstellen!

Homöopathische Mittel

Argentum nitricum D12 (bei Sorgen), Cocculus D12 (z. B. nach Schichtarbeit), Coffea arabica D6, Passiflora incarnata D3 (bei seelischer Belastung), Stramonium D12 (bei schlechten Träumen).

Schnarchen, Schlafapnoe

Gelegentliches Schnarchen ist zwar lästig, aber harmlos; tritt es jedoch regelmäßig auf oder kommt es dabei zu Atemaussetzern, kann es die Gesundheit gefährden. Die Ursachen sind unterschiedlich. Dazu gehört ein erhöhtes Körpergewicht, eine Behinderung der Nasenatmung, vergrößerte Mandeln, Polypen oder ein zu großes Gaumense-

gel. Insbesondere kann es auch nach dem Trinken von Alkohol oder der Einnahme von Schlafmedikamenten zum Schnarchen kommen. Allergien können ebenfalls förderlich sein.

Symptome

Je nach Ausprägung entsteht beim Schnarchen durch das flatternde Gaumensegel ein mehr oder weniger starkes Geräusch. Bei starkem Schnarchen kommt es oft zum Schlafapnoe-Syn-

> ### Schlafapnoe und die Folgen
> **Beim Schlafapnoe-Syndrom (Apnoe: griechisch für Windstille) kommt es zu Atemaussetzern, die länger als zehn Sekunden anhalten können. Betroffene erhalten folglich zu wenig Sauerstoff und schlafen meist sehr schlecht. Es kommt tagsüber zu folgenden Beschwerden:**
> - **ständige Müdigkeit**
> - **Konzentrationsschwäche**
> - **Nervosität**
> - **Gereiztheit**
> - **Kopfschmerzen**
> - **verminderte geistige und zugleich körperliche Leistungsfähigkeit**

Singles

Wenn Sie allein leben, ist es schwierig, herauszufinden, ob Sie unter Schlafapnoe leiden. Achten Sie daher darauf, ob Ihr Bett zerwühlt ist (Hinweis auf unruhigen Schlaf) und ob Sie nachts verstärkt schwitzen.

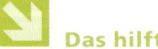

Das hilft

Sie können das
Schnarchen durch eine
Lageveränderung im
Bett reduzieren. Legen
Sie sich z. B. auf
die Seite.

drom, bei dem die Atemwege so verlegt sind, dass die Atmung während des Schlafs stockt.

Schnarchen und insbesondere das Schlafapnoe-Syndrom können dazu führen, dass der Betroffene tagsüber ständig müde ist und die erforderlichen Leistungen nicht mehr erbringen kann. Außerdem können sogar Krankheiten des Herz-Kreislauf-Systems verursacht werden.

Homöopathische Mittel

Argentum nitricum D12 (bei Sorgen), Cocculus D12 (z. B. nach Schichtarbeit), Coffea arabica D6, Passiflora incarnata D3 (bei seelischer Belastung), Stramonium D12 (bei schlechten Träumen).

Depressive Verstimmungen

Anders als die anderen depressiven Formen verläuft die saisonal bedingte Depression (SAD). Wer kennt sie nicht? Der November ist da und damit die dunkle, trübe Jahreszeit; denn die Tage werden immer kürzer, Herbstnebel kommt auf und lässt alles grau aussehen. In dieser Zeit leiden viele Menschen unter einem „Tief", und oft hört man den Satz: „Ich mag den November überhaupt nicht …!" Allerdings muss auch betont werden, dass fast alle Menschen saisonalen Stimmungsschwankungen unterliegen, diese aber im Fall einer Winterdepression krankhafte Züge annehmen.

Diese Form der Depression beginnt mit den Jahreszeiten Herbst/Winter (Oktober bis November), kann zwischen fünf und acht Monate andauern und ist gekennzeichnet durch die periodisch immer wiederkehrenden Beschwerden, die im Sommer zurückgehen.

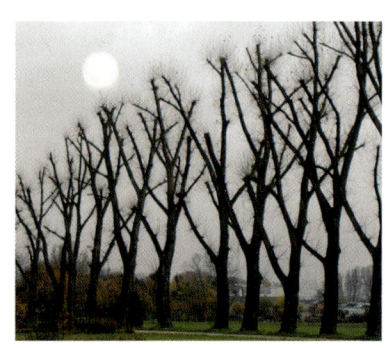

Als Entstehungsursache gilt der Mangel an Tageslicht, also verminderte Lichtintensität und verkürzte Sonneneinstrahlung in den Herbst- und Wintermonaten. Die kürzer werdenden Tage signalisieren dem Körper einen veränderten Tag- und Nachtrhythmus; Hormone und Botenstoffe im Gehirn geraten durcheinander und können zu schweren Stimmungsschwankungen führen.

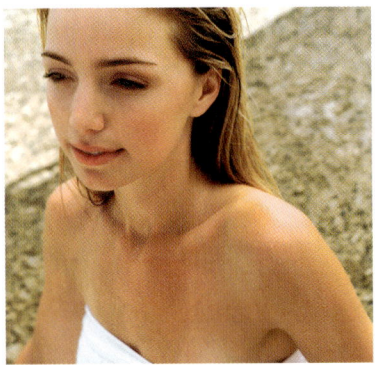

Symptome

Zu den psychischen Symptomen, welche als Störung der allgemeinen Befindlichkeit erlebt werden, zählen u. a. Nervosität, Übererregbarkeit, Erschöpfung, Tagesmüdigkeit, nervöse Schlafstörungen und Ängstlichkeit. Aber auch Antriebslosigkeit, Niedergeschlagenheit und Lustlosigkeit sind an der Tagesord-

Mangel an Licht

Ein Mangel an Licht führt zu Störungen des Melatoninhaushalts: Melatonin ist ein schlafregulierendes Hormon, das bei Dunkelheit vermehrt produziert wird. Der Signalstoff Serotonin wirkt appetit-, stimmungs- und energieregulierend.

Johanniskraut

Die Mehrzahl der Betroffenen kommt zwar ohne ärztliche Hilfe aus, aber trotzdem ist der Leidensdruck groß – vor allem auch für das persönliche Umfeld, etwa die Familie oder Freunde.

Johanniskraut hat inzwischen seinen festen Platz bei der Behandlung leichter Depressionen und temporärer Verstimmungszustände. Es besitzt eine stimmungsaufhellende Wirkung und hilft so den Betroffenen, ihre als sehr belastend empfundenen Beschwerden und Symptome zu überwinden. Eine mehrwöchige Einnahme kann somit zu einer Verbesserung der psychischen und körperlichen Symptome führen.

Hilfreich ist es außerdem, sich viel im Freien zu bewegen. Schwingen Sie sich also aufs Fahrrad oder gehen Sie spazieren!

nung. Häufig besteht gesteigerter Appetit auf Süßes.

Hinzu kommen körperliche Symptome wie Schwitzen, Magen-Darm-Beschwerden, Kopf- sowie Herzschmerzen. Die dauerhaft schlechte Stimmung schlägt wiederum vollends aufs Gemüt, soziale Kontakte werden eingeschränkt, ein Teufelskreis baut sich auf.

Homöopathische Mittel

Hypericum D4, Ignatia D12 (bei Launenhaftigkeit), Lachesis D12 (bei Traurigkeit während des Aufwachens), Lycopodium D12 (bei Sorgen), Nux vomica D12 (bei Angespanntheit, Reizbarkeit), Pulsatilla D12 (bei Unentschlossenheit), Sulfur D12 (bei Missmut, mürrischem Verhalten).

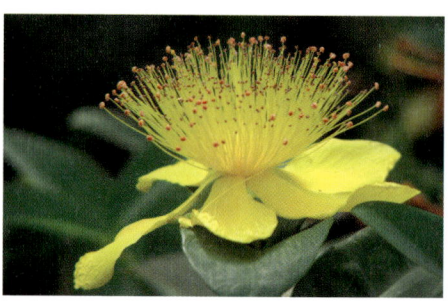

Angststörungen

Ängste sind so alt wie die Menschheit. Allerdings nehmen Angststörungen zu, ja, man spricht sogar von einem „Zeitalter der Angst". Zuerst muss erwähnt werden, dass Angst oder Furcht nicht grundsätzlich negativ sein muss. Ängste zu haben, ist normal und gehört mit zu unserem Gefühlsleben. Sie sind Basis des Selbsterhaltungstriebs und Warnzeichen für Situationen, die uns bedrohen. Sie helfen uns also, aufmerksam zu sein. Denn nur, wenn man die Gefahr kennt, kann man sie überwinden.

Doch Angst ist nicht gleich Angst: Man unterscheidet zwischen Ängstlichkeit, die Charaktereigenschaft einer Person ist, und krankhafter Angst. Letztere ist gekennzeichnet durch Angstzustände, ohne dass eine reale Bedrohung besteht. Sie ist außerdem ungewöhnlich stark ausgeprägt, dauert lange an und tritt häufig auf. Die Betroffenen sind nicht in der Lage, ihre Ängste aus eigener Kraft zu be-

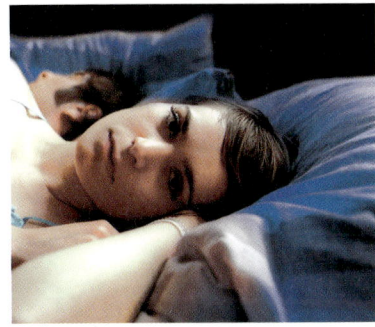

wältigen oder zu mindern. Hinzu kommen plötzliche Panikattacken und vor allem körperliche Beschwerden.

Häufig besteht eine Erwartungsangst („Angst vor der Angst"), die schon vorher den Betroffenen in seiner Handlung regelrecht lähmt. Typisch ist das Meiden einer angstmachenden Situation bzw. eines entsprechenden Ortes. Häufig werden dabei Ausreden oder Vorwände gebraucht. Ein Rückzug aus dem Alltag und die soziale Isolation sind charakteristisch.

Um seine Angst in den Griff zu bekommen, greift der Betroffene häufig zu Genussmitteln (Alkohol, Nikotin, Medikamenten etc.). Nicht selten ersetzt er seine unüberwindbaren Ängste durch sogenannte Überkompensationsversuche, z. B. durch gefährliche Sportarten oder außergewöhnliche Abenteuerreisen.

Die Fachgesellschaften klassifizieren Angststörungen in

- „normale", also angemessene Angst,
- Angststörungen auf organischer Grundlage, z. B. internistische und neurologische Erkrankungen (Überfunktion der Schilddrüse, Diabetes mellitus, Herz- und Kreislaufkrankheiten, Migräne, Multiple Sklerose, Epilepsie, Hirntumore etc.) und
- Angstzustände auf psychischer Grundlage, etwa Depressionen (insbesondere Panikattacken), Schizophrenien, demenzielle Erkrankungen, Persönlichkeitsstörungen, Alkoholismus, Medikamentenabhängigkeit sowie primäre Angststörungen.

Symptome

Menschen mit allgemeinen (generalisierten) Angststörungen können ihre Sorgen nicht auf

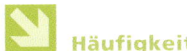

Häufigkeit

Sie sind nicht allein! Beinahe jeder Zehnte leidet inzwischen unter einer Angststörung. Wichtig ist, dass Sie sich frühzeitig von einem Psychotherapeuten helfen lassen.

147

Rückzug

Die Folgen einer Angststörung sind meist die völlige soziale Isolation und der Rückzug aus dem Alltag.

morgen oder übermorgen verschieben. Sie sind ihren Befürchtungen ausgeliefert, und ihre Gedanken drehen sich ständig im Kreis um alle möglichen Bedrohungen und Gefahren. Letztere können jeden Lebensbereich betreffen, z. B. Krankheiten, Unfälle, das Alter, Sterben, die Familie und den Partner. Typisch ist die Frage: „Was wäre, wenn …?" Diese ständigen Befürchtungen bleiben nicht ohne Konsequenzen für Körper und Seele. Die häufigsten Beschwerden sind Muskelverspannungen, Anspannung, erhöhte Reizbarkeit, Unruhe, Nervosität, Schlafstörungen sowie Konzentrationsprobleme.

Vom Panik-Syndrom Betroffene leiden an intensiver akuter Angst, die sich in Panikattacken oder -anfällen zeigt. Diese treten ganz plötzlich und ohne eindeutige Auslöser auf. Die Attacken sind von körperlichen Beschwerden begleitet, von Herzrasen und -klopfen, Atemnot, Schwindel oder Benommenheit, Schweißausbrüchen, Brustschmerzen sowie Druck- oder Engegefühl in der Brust. Hinzu kommt die „Angst, zu sterben", die „Angst, einen Herzinfarkt zu erleiden" oder die „Angst, ohnmächtig zu werden".

Platzangst (Agoraphobie) ist die häufigste Angststörung; sie kann mit und ohne Panikattacken auftreten. Die Agoraphobie äußert sich in Gedanken, die darum kreisen, dass etwas Schlimmes passieren könnte und die Betroffenen hilflos und allein sind. Menschenmengen, Plätze und Reisen werden als gefährlich angesehen. Typische Gedanken sind: „Hoffentlich komme ich hier lebend raus", „Ich halte das nicht mehr aus, ich muss hier raus" o. Ä. Körperliche Symptome sind Herzklopfen, Schweißausbrüche, Zittern, Atembeschwerden, Beklemmungen in der Brust, Übelkeit, Erbrechen, Schwäche und starke Benommenheit.

Daneben gibt es die Sozialphobie, also die Angst vor Begegnungen mit anderen Menschen. Die Betroffenen haben eine übersteigerte Angst, unangenehm aufzufallen, zu versagen, sich ungeschickt anzustellen oder sich lächerlich zu machen und deshalb negativ beurteilt zu werden. In Gesellschaft anderer fühlen sie sich ständig beobachtet und kritisiert. Die Folge ist sozialer Rückzug, Vermeidung von Feiern, Veranstaltungen, beruflichen Verpflichtungen oder auch Reisen. Die Ursachen einer sozialen Phobie liegen meist in der Kindheit, in der die Betroffenen kein

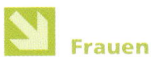

Frauen

Frauen sind häufiger von Angststörungen betroffen als Männer.

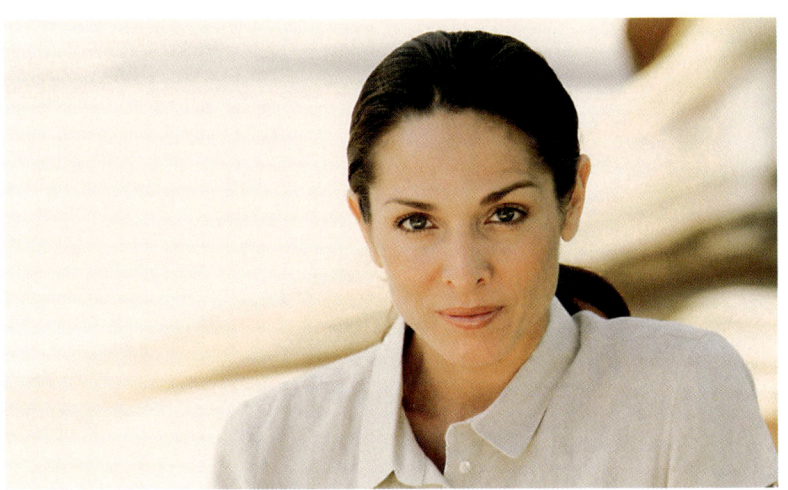

**(Un-)Gerich-
tete Angst**

Man unterscheidet
zwischen gerichteter
und ungerichteter
Angst. Ungerichtete
Angst hat keine
konkreten Auslöser,
während gerichtete
Angst sich gegen eine
ganz bestimmte
Situation richtet.

positives Selbstwertgefühl und damit auch kein Selbstvertrauen entwickeln konnten. Typische Symptome sind Gehemmtheit, Schüchternheit und Kontaktscheu. Dazu kommen eine Reihe körperlicher Beschwerden (Erröten, Zittern, Schwitzen). Sie sind seelisch sehr verwundbar. Angststörungen, bei denen das Bewusstsein von beständigen und unkontrollierbaren Gedanken überflutet wird oder das Individuum dazu gezwungen ist, bestimmte Handlungen ständig zu wiederholen, nennt man Zwangsstörungen. Die Ursache kann ein belastendes Ereignis,

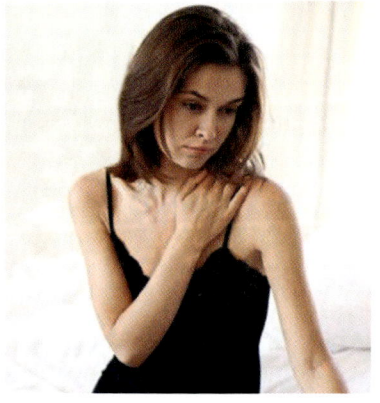

ein familiärer Konflikt oder Probleme in der Arbeit sein. Manchmal entwickeln die Betroffenen während einer depressiven Phase Zwangssymptome, und häufig leiden zwanghafte Patienten zugleich an einer schweren Depression.

Posttraumatische Belastungsreaktionen treten auf, wenn Menschen ein extrem belastendes Ereignis oder eine Situation außergewöhnlicher Bedrohung erleben. Dies kann z. B. eine Naturkatastrophe, ein schwerer Verkehrsunfall oder eine plötzlich auftretende lebensbedrohliche Erkrankung sein. Bei fast allen Betroffenen kommt es zu einer tiefen Verstörung, die vorü-

Trauma

Der Begriff „Trauma" kommt aus dem Griechischen und bedeutet „Wunde", „Verletzung". Ein Trauma wirkt trennend: Es trennt z. B. Bewusstsein von Gefühlen oder Erinnerungsstücke vom Gedächtnis. Es unterbricht den Lauf des Alltags und die bisherige Lebensgeschichte. Das Trauma bedeutet einen massiven Einbruch in alte Gewohnheiten. Nichts ist mehr so, wie es einmal war.

bergehend sein, oder aber auch zu Spätfolgen führen kann. Typische Anzeichen sind ein andauerndes Gefühl der Gefahr, Angst, immer wiederkehrende Erinnerung an das Erlebte, Albträume, Schreckhaftigkeit, ständige Alarmbereitschaft, Reizbarkeit mit Wutausbrüchen, Zittern, Herzrasen, Atemnot, Schwindel, rasche Erschöpfung, Übelkeit sowie verminderter Appetit.

Homöopathische Mittel

Aconitum D12 (bei Panikattacken), Arnica D12 (nach Schock), Argentum nitricum D12 und Lachesis D12 (bei Phobien), Phosphorus D12 (bei diversen Ängsten, z. B. vor Gewitter), Cimicifuga racemosa D12 (bei Ängsten), Lycopodium

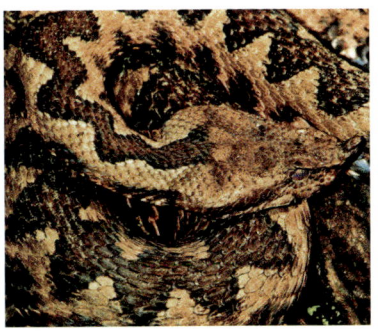

D12 (bei Versagensängsten), Pulsatilla pratensis D12 (bei Angstanfällen, Weinen).

Anpassungs- störungen

Darunter versteht man belastende Lebensereignisse oder einschneidende Veränderungen, mit denen der Betroffene nicht fertig wird und die zu Erkrankungen führen können (z. B. eine Trauerreaktion, Probleme in der Familie oder mit dem Partner, Liebeskummer, Schwierigkeiten im Beruf, finanzielle Einbußen, Auswanderung etc.). Meist handelt es sich um eine kurze bis mittelfristige Reaktion; der Betroffene ist überwiegend resigniert-depressiv, ängstlich-furchtsam, frustriert, gedemütigt, besorgt, angespannt, aber auch reizbar und aggressiv.

Das Leid geht entweder von selbst zurück oder kann therapeutisch insbesondere durch eine sogenannte Krisenintervention behandelt werden. Die Belastungen können sowohl wie-

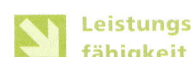 **Leistungs- fähigkeit**

Wer unter einer Anpassungsstörung leidet, kann oft im Alltag nicht mehr seine normale Leistungsfähigkeit erbringen.

Mögliche Ursachen

- Unter- oder Überforderung im Beruf
- Stress oder Burn-out-Syndrom
- zu wenig oder gestörter Schlaf
- Mangel an Bewegung
- unausgewogene Ernährung (Vitamin- und Mineralstoffmangel, zu viel Zucker)
- Allergie
- Symptom einer anderen Grunderkrankung (z. B. bei Depressionen, Störungen der Gehirndurchblutung: Demenz, Alzheimererkrankung)
- Wechseljahre
- Nebenwirkungen von Medikamenten
- Nachwirkungen einer Chemotherapie
- Alkohol-, Nikotin-, Kaffee-, Drogenkonsum
- bei Kindern: langes Fernsehen oder Computerspiele, Folge von Hyperaktivität (ADHS–Syndrom) oder Legasthenie.

Befürchtung

Viele Betroffene haben das Gefühl, ihr Leben und alle alltäglichen Herausforderungen nicht mehr meistern zu können.

derkehrend als auch fortdauernd sein und im Zusammenhang mit besonderen Lebensphasen stehen (z. B. Schulbeginn, Verlassen des Elternhauses, Heirat, Elternschaft, Nichterreichen beruflicher Ziele, Pensionierung). Sie treten ungefähr innerhalb von ein bis drei Monaten nach Beginn der Belastung auf und sollten nicht länger als ein halbes Jahr andauern.

Symptome

Die Beschwerden sind unterschiedlich und betreffen vor allem die Stimmung. Typisch sind depressive Reaktionen, Angst oder Furcht (vor konkreten Belastungen oder Folgen), Besorgnis und Befürchtungen. Hinzu kommt das Gefühl, nicht zurechtzukommen oder in der gegenwärtigen Situation nicht so fortfahren zu können wie früher. Die Betroffenen können ihre alltäglichen Aufgaben kaum bewältigen. Ein häufiger Spruch ist: „Nichts ist mehr so, wie es war." Hinzu kommen Aggressivität (Gewaltausbrüche), Reizbarkeit, eventuell der Missbrauch von Genussgiften und der soziale Rückzug.

Homöopathische Mittel

Acidum phosphoricum D12 (bei Kummer), Ignatia D12 (bei emotionalen Höhen und Tiefen), Ambra D12 (bei Sorgen), Natrium chloratum D12 (bei Schwierigkeiten, Ereignisse zu verarbeiten).

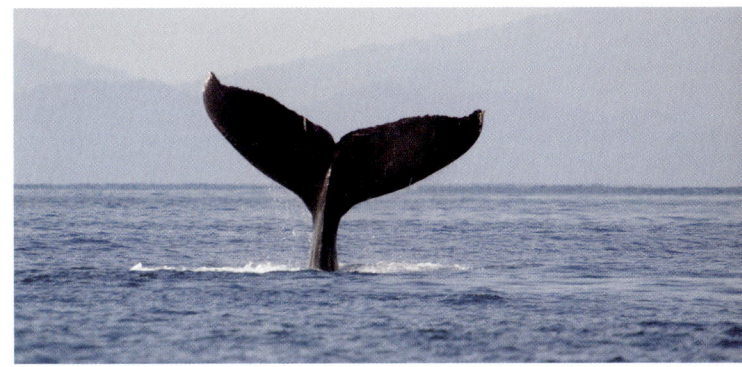

Konzentrationsstörungen

Man spricht von Konzentrationsstörungen, wenn die Fähigkeit, seine Aufmerksamkeit einer bestimmten Tätigkeit zuzuwenden, vorübergehend geschwächt oder beeinträchtigt ist. Gelingt die Abschirmung von anderen Reizen nicht dauerhaft, ist von einer Konzentrationsschwäche die Rede.

Symptome

Störungen der Konzentration können in unterschiedlich starker Form auftreten. Sie äußern sich durch Vergesslichkeit, Leichtsinnsfehler oder Müdigkeit. Die Betroffenen lassen sich leicht ablenken, fangen vieles an und führen nichts zu Ende. Bei geistigen Tätigkeiten schweifen ihre Gedanken ständig ab, sie „träumen" vor sich hin und sind geistig abwesend. Häufig fühlen sie sich schwach, lustlos und nicht selten vollends überfordert.

Homöopathische Mittel

Avena sativa D3 (bei Erschöpfung und Leistungsschwäche), Calcium phosphoricum D6 (bei geistiger Überanstrengung), Aethusa cynapium D6 (bei Konzentrationsschwäche), Kalium phosphoricum D6 (bei Vergesslichkeit).

Stress- und Erschöpfungszustände

Burn-out-Syndrom

Das Burn-out-Syndrom ist in unserer heutigen Gesellschaft immer häufiger anzutreffen. Es handelt sich dabei längst nicht mehr um die typische „Managerkrankheit", denn keiner ist davor geschützt. Untersuchungen haben ergeben, dass Frauen doppelt so häufig davon betroffen sind wie Männer.

Der Begriff des „Ausgebranntseins" (Burn-out) kennzeichnet einen chronischen körperlichen wie geistigen Erschöpfungszustand, der erreicht wird, wenn ein Auftanken der notwendigen Energiereserven im Körper nicht mehr gewährleistet ist. Die meisten Erklärungen definieren Burn-out als eine Folge von Langzeitstress.

Durch den Versuch des Körpers, sich an eine stressige Bedrohungssituation anzupassen, gerät er in einen Zustand nervlich und hormonell erhöhter Aktivität. Diese ständige Anforderungssituation betreibt Raubbau an den eigenen Energien, und die Widerstandskraft sinkt: Folglich können Krankheiten nicht mehr ausheilen und werden letztendlich chronisch.

Andere Stressfaktoren können der Verlust einer geliebten Person, Unterforderung oder drastische Veränderungen in der Lebenssituation sein. Inwieweit sich eine Person vom Stress beeinflussen lässt, hängt von verschiedenen Faktoren ab: von der inneren geistigen Einstellung,

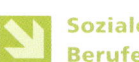
Soziale Berufe

Häufig tritt das Burn-out-Syndrom bei Personen auf, die in sozialen Berufen arbeiten, etwa als Altenpfleger oder Sanitäter.

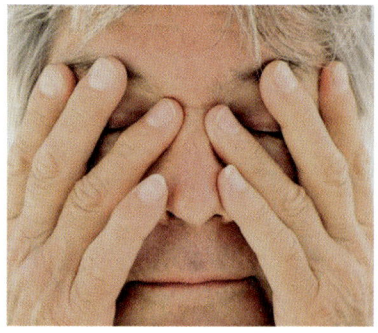

der körperlichen Veranlagung sowie den persönlichen Lebensumständen.

Symptome

Erste Alarmzeichen dieser Erkrankung sind u. a. Energielosigkeit, Kopf- und Gliederschmerzen, Schlafstörungen, Magenbeschwerden, Verspannungen, andauernde Müdigkeit, Schwäche, Reizbarkeit, Konzentrationsstörungen, Depressionen sowie der Verlust der inneren Kräfte. Dieser Zustand ist am ehesten mit dem Befinden kurz vor einer Grippe zu vergleichen, der jedoch dann zu einem Dauerzustand wird.

Machen sich die Symptome körperlicher, emotionaler und/oder geistiger Erschöpfung mehrere Monate lang bemerkbar, spricht man von Burn-out. Die Erkrankung verläuft in verschiedenen Phasen, die sich über einen jahrelangen Zeitraum hinweg entwickeln können.

- Der Anfang ist durch Enthusiasmus, Ideenreichtum und Überaktivität im Beruf gekennzeichnet.

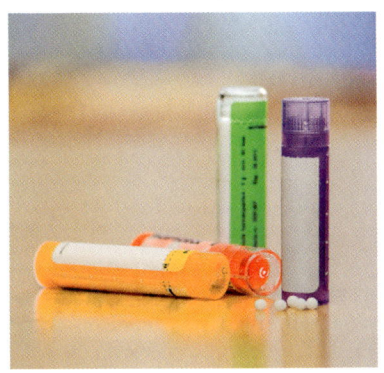

- Allmählich setzt Ernüchterung ein verbunden mit der Erkenntnis, dass man nicht alles so bewirken kann, wie man es will.
- Nun folgen Frustration und Widerwille gegen die Arbeit.
- Eine depressive Phase, Gereiztheit, Hilflosigkeit und innere Leere machen sich breit.
- Der Betroffene zieht sich allmählich von der Familie, Freunden und Hobbys zurück. Es kommt zu Kontaktstörungen, Misserfolgen, Minderwertigkeitsgefühlen, Gefühlen des Versagens, Unsicherheit sowie Resignation. Für dieses Stadium sind Suchtverhalten mit Alkohol,

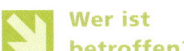

Wer ist betroffen?

Zur Risikogruppe gehören einerseits überaus ehrgeizige, fleißige, überengagierte Menschen mit hohen Ansprüchen an sich und ihre Umwelt, andererseits aber auch Menschen mit zu wenig Durchsetzungskraft, die sich nicht abgrenzen können, von den Erwartungen anderer abhängig sind und es allen recht machen wollen.

Zigaretten, Süßigkeiten, Drogen, Kaffee und übermäßigem Essen kennzeichnend.

- Körperliche Beschwerden treten auf: Kopfschmerzen, Magengeschwüre, Bluthochdruck sowie Schlafstörungen.
- Die letzte Phase ist gekennzeichnet durch Depression, Verzweiflung, Selbsthass, körperlicher Verwahrlosung und Selbstmordgedanken.

Homöopathische Mittel

Acidum phosphoricum D12, Ambra D6, Kalium phosphoricum D6, Pulsatilla D12, Helonias dioica D6.

⬎ Herausforderungen

Während manche Personen gut mit den täglichen Herausforderungen des Alltags zurechtkommen, reagieren andere mit seelischen Problemen wie dem Burn-out-Syndrom oder Erschöpfungszuständen.

Erschöpfungszustände

Erschöpfungszustände sind in der heutigen Zeit häufig anzutreffen. Immer mehr Menschen leiden aus unterschiedlichen Gründen unter Stress und Leistungsschwäche. Vermutet wird ein Zusammenhang mit der raschen Veränderung von Gesellschaft und Wirtschaft in den Industrieländern. Dabei spielen Faktoren wie Leistungsdruck und Mobbing am Arbeitsplatz, drohende Arbeitslosigkeit, bevorstehende Pensionierung, Mehrfachbelastung durch Haushalt-

Burn-out vorbeugen

- Achten Sie auf ausreichend Schlaf und regelmäßige Bewegung.
- Ernähren Sie sich gesund (Vitamine, Spurenelemente).
- Legen Sie im Arbeitsalltag kleinere und größere Pausen ein und gestalten Sie Ihren Urlaub ohne Freizeitstress.
- Vermeiden Sie Stress am Arbeitsplatz: Delegieren Sie Aufgaben weiter, lernen Sie, „nein" zu sagen und reduzieren Sie Ihren Anspruch auf Perfektion.
- Suchen Sie Anerkennung nicht von außen, sondern durch sich selbst. Lernen Sie, sich selbst wertzuschätzen.
- Erholen Sie sich durch Entspannungstechniken (autogenes Training, Yoga, Atemtherapie, Meditation etc.)
- Suchen Sie sich Hobbys, die geselliges Zusammensein fördern.
- Sprechen Sie im Ernstfall mit einem Arzt oder Psychotherapeuten gezielt über Ihre Probleme.

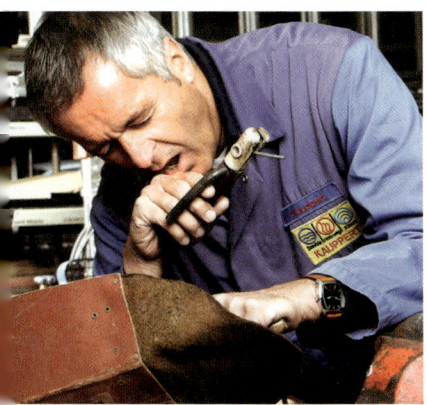

Familie-Beruf, Lärm, Wohn- und Umweltgifte, industriell hergestellte Nahrung, Bewegungsmangel sowie Krankheit eine wichtige Rolle.

Über einen gewissen Zeitraum hinweg können sich Körper und Psyche zwar an die ständig anfallenden Aufgaben anpassen, früher oder später machen sich aber Störungen bemerkbar.

Symptome

Aufgrund von Überarbeitung oder traurigen Ereignissen wird der Betroffene nicht mehr mit den Anforderungen des Alltags fertig. Es kommt zu einer nervlichen Erschöpfung. Niedergeschlagenheit, Mutlosigkeit, Mü-

digkeit, aber auch Überreiztheit machen sich breit. Darüber hinaus können sich Angstzustände und Panikattacken entwickeln. Aber auch körperlich-organische Ursachen können Erschöpfungszustände hervorrufen, etwa Schilddrüsenerkrankungen, Anämie, Diabetes, niedriger Blutdruck oder Infekte.

Homöopathische Mittel

Acidum phosphoricum D12 (bei körperlicher sowie geistiger Erschöpfung, Schwäche), Arnica D12 (nach körperlicher Überanstrengung), Calcium carbonicum D12 (bei schnellem Schwitzen vor Erschöpfung), Arsenicum album D12 (bei großer Schwäche), Gelsemium D12 (bei geistiger Benommenheit), Kalium phosphoricum D12 (bei ernsthaft drohendem Nervenzusammenbruch).

Chronische Müdigkeit

Prinzipiell muss man zwischen einer „gesunden Müdigkeit", von

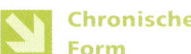

Chronische Form

Neben durch Stress verursachten Erschöpfungszuständen gibt es das chronische Erschöpfungssyndrom. Die Ursachen dafür stehen nicht fest. Vermutet werden jedoch hormonelle Störungen, Immundefekte sowie psychische Auslöser, etwa zu viel Stress.

157

der man sich durch Schlaf und gezielte Entspannung wieder erholen kann, und einer „dauerhaften Müdigkeit" unterscheiden. Bei letzter steht die Unfähigkeit zur Erholung im Vordergrund, man wird davon ausgelaugt und kann letztendlich sowohl körperlich als auch seelisch krank werden. Diese Unfähigkeit zur Regeneration hat psychosoziale Folgen für Familie, Freunde und auch im Beruf.

Chronische Müdigkeit kann Folge eines Lebensstils sein, in dem die kräftezehrenden, wenn nicht gar auslaugenden Aspekte überwiegen und zumindest nach und nach Entspannung, Regeneration und Erholung zu kurz kommen. Begünstigend wirken übermäßiger Konsum von Alkohol, Zigaretten und sonstigen Genussmitteln sowie zunehmender Bewegungsmangel.
Müdigkeit unterteilt man in physische (körperliche), affektive (gemütsmäßige) und kognitive (geistig-intellektuelle) Müdigkeit.

Symptom

Müdigkeit kann auch Symptom einer ernsthaften Erkrankung sein. Achten Sie also darauf, ob noch weitere Beschwerden auftreten.

Symptome

Körperliche Müdigkeit zeigt sich nach körperlicher Anstrengung und nach der Arbeit. Sie wird als angenehm empfunden; man will sich hinlegen, ausruhen und eine Pause machen. Die Glieder sind schwer.
Kennzeichnend für gemütsmäßige Müdigkeit ist der Verlust von Energie und Interessen. Man will sich zurückziehen, Problemen ausweichen. Betroffene werden rasch ungeduldig, sind schnell irritiert und manchmal auch deprimiert.
Geistige Müdigkeit wird begleitet von Merk- und Konzentrationsschwierigkeiten, Vergesslichkeit, verringerter Aufmerksamkeit sowie Schwierigkeiten beim Denken und Sprechen. Man findet nur mühsam die richtigen Worte, will einfach nur abschalten.

Homöopathische Mittel

Acidum phosphoricum D6, Agnus castus D6, Antimonium tartaricum D6, Arsenicum album D6, Berberis aquifolium D6, Calcium carbonicum D6.

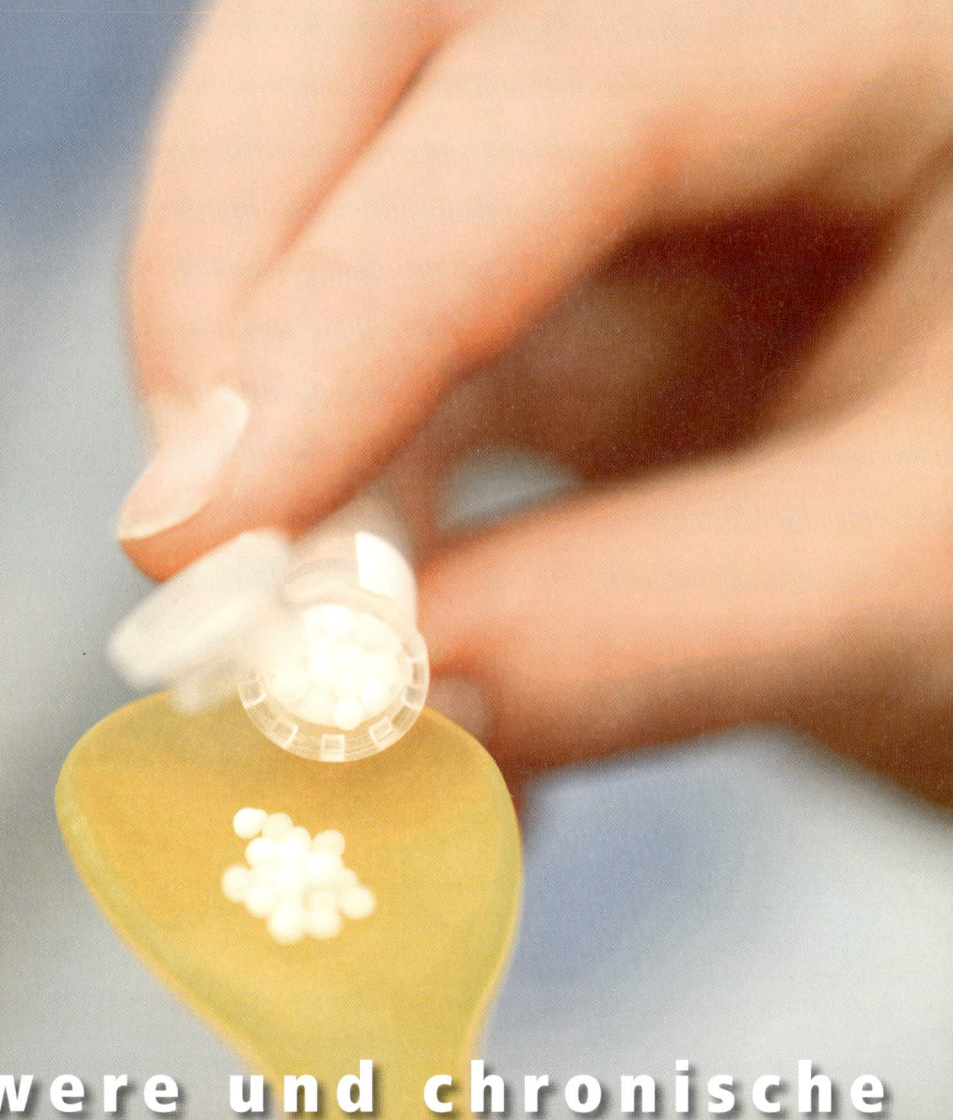

Schwere und chronische Erkrankungen

Begleitend zur Schulmedizin kann Homöopathie auch
bei schweren Erkrankungen zu einer Heilung oder
Linderung der Beschwerden beitragen. Die folgenden
Kapitel helfen bei der Wahl des richtigen Mittels.

Augen

Grauer Star

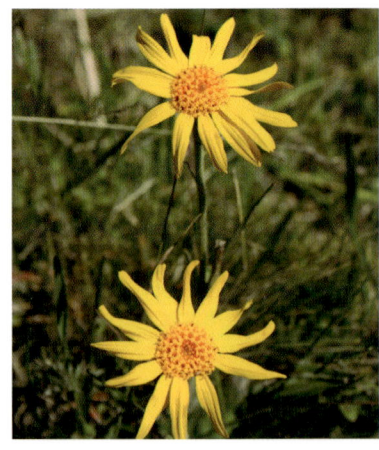

Wort-
herkunft

Man spricht vom „grauen Star", weil Betroffene wie durch einen Grauschleier sehen. Das Wort „Star" kommt vom starren Blick der Blinden.

Als grauer Star (Katarakt) wird eine schmerzlose Eintrübung der Augenlinse bezeichnet, die sich störend auf das Sehen auswirkt. Man sieht wie durch einen Grauschleier. Diese häufigste Form der Linsentrübung ist altersbedingt. Praktisch bei jedem Menschen kommt es durch Alterungsprozesse allmählich zum grauen Star („Altersstar"). Meist tritt die Augenkrankheit ungefähr ab dem sechzigsten Lebensjahr auf.

Auch bestimmte Erkrankungen, etwa Diabetes mellitus oder Neurodermitis, können zu einer Katarakt führen. Darüber hinaus bedingen vor allem Entzündungen innerhalb des Augapfels oder auch Strahlen wie Infrarot- oder intensives UV-Licht eine Trübung. Schneller begünstigt werden kann die Krankheit zudem durch intensive Hitzeeinwirkung, eine Dialysebehandlung, die längerfristige Gabe von Cortison sowie durch eine Verletzung oder Augenoperation.

Manchmal ist die Katarakt auch angeboren oder hat sich bereits durch Schädigungen im Mutterleib entwickelt.

Symptome

Je nach Form und Ausprägung ergeben sich allmählich Beeinträchtigungen des klaren Sehens. Das Bild kann verschleiert, verschwommen und verzerrt sein oder doppelt wahrgenommen werden. Das räumliche Sehen ist eingeschränkt, und es besteht eine vermehrte Lichtempfindlichkeit. Im fortgeschrittenen Stadium sind die Trübungen so stark, dass die Sehkraft bis auf die Wahrnehmung von Handbewegungen oder Lichtschein herabgesetzt ist.

Homöopathische Mittel

Secale cornutum D3-6, Naphtalinum D6 und Acidum phosphoricum D3 (bei Diabetes als Ursache), Sulfur D6, Calcium carbonicum D6, Magnesium carbonicum D6 und Silicea D6 (bei Altersstar), Arnica D4 und Phosphorus D6 (bei der traumatischen Form). Bewährt hat sich folgende Kur:

- 1 Tablette Calcium fluoratum D12, morgens, 17 Tage lang

- 1 Tablette Magnesium fluoratum D6, morgens, 17 Tage lang
- 1 Tablette Magnesium fluoratum D12, morgens, 17 Tage lang
- 5 Tropfen magnesium carbonicum D8, morgens, 4 Wochen lang

Grüner Star

Als Glaukom oder grünen Star bezeichnet man einen Anstieg des Augeninnendrucks mit der Folge, dass das Sehvermögen zerstört werden kann. Diese Krankheit ist eine der häufigsten Erblindungsursachen, obwohl bei rechtzeitiger Behandlung das Augenlicht gerettet werden

Hohes Alter
Die häufigste Ursache für grauen Star ist das Alter.

Die Staroperation

Der graue Star ist eigentlich ein chirurgischer Fall, denn ohne Operation kann er nicht behoben werden. Letztere dient u. a. der Wiederherstellung der Sehschärfe. Außerdem kann eine Fehlsichtigkeit bis zu einer gewissen Genauigkeit durch den Eingriff korrigiert werden.
Dabei wird unter örtlicher Betäubung die trübe Linse durch eine Kunstlinse meist aus Acryl oder Silikon ersetzt. Die Behandlung wird heute vielfach ambulant durchgeführt.

Schulmedizin

Im Fall eines Glaukoms sind homöopathische Mittel nur begleitend zur Schulmedizin und augenärztlichen Behandlung heranzuziehen!

kann. Vom Glaukom sind zwei Prozent aller über 40-Jährigen in Deutschland betroffen. Mit zunehmendem Alter steigt die Zahl der Erkrankungen steil an. Die Krankheit ist so gefährlich, weil man sie nicht wahrnimmt. Und wenn man sie end-

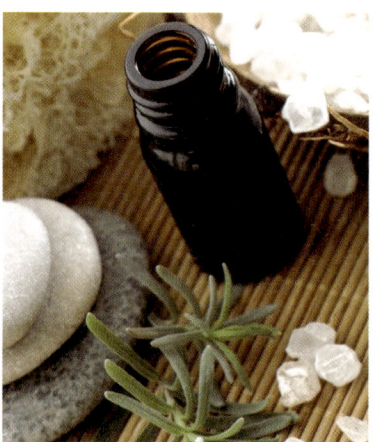

lich bemerkt, sind die Schäden nicht mehr völlig rückgängig zu machen.

Symptome

Lange Zeit treten keine Beschwerden auf. Wenn das Glaukom entdeckt wird, ist es schon fortgeschritten. Bei einem akuten Glaukomanfall sind plötzlich einsetzende, heftige Augen- und Kopfschmerzen Anzeichen. Das Auge ist gerötet. Außerdem kommt es zu typischen Allgemeinsymptomen wie Übelkeit und Erbrechen. Auch das Sehvermögen ist beeinträchtigt.

Homöopathische Mittel

Aurum metallicum D12 (bei Druck- und Spannungsgefühl in

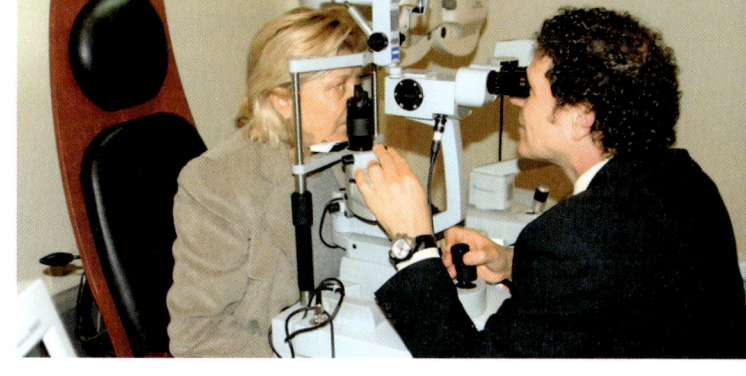

den Augen, Sehstörungen, Kopfschmerzen), Gelsemium sempervirens D6 (bei Doppelbildern), Mercurius solubilis D6 (bei stechenden Schmerzen im Auge, Bindehautentzündung), Glonoinum D6 (bei Funken und Blitzen, Kopfschmerzen), Paris quadrifolia D6 (bei Druck in den Augen, stechenden Schmerzen im Auge, Kopfschmerzen).

Makuladegeneration

Die Degeneration der Makula (gelber Fleck, Stelle des schärfsten Sehens in der Netzhautmitte) entsteht durch den Zerfall der für die Lichtwahrnehmung verantwortlichen Sinneszellen der Netzhaut. Dadurch wird das Sehvermögen beeinträchtigt oder unwiederbringlich zerstört. Die Krankheit kann in der Jugend (juvenile Form), häufiger jedoch im späten Lebensalter (senile Form) auftreten. Die altersbedingte Makuladegeneration (AMD) ist eine der häufigsten Ursachen für Sehverlust bei

Personen über 65 Jahren. Allein in Deutschland sind ca. zwei Millionen Menschen davon betroffen, und laut Prognosen wird sich diese Zahl bis zum Jahr 2020 verdreifachen.

Es wird zwischen feuchter und trockener Krankheitsform unterschieden. Die weitaus häufigere ist die trockene Verlaufsform. Hierbei sterben zentrale Netzhautzellen langsam ab. Dies führt zu einer allmählichen Sehverschlechterung.
Bei der feuchten Form kommt es zu Flüssigkeitsansammlungen unter der Makula, meist aus eingewachsenen Aderhautgefäßen. Dies führt zur Schädigung der

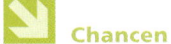
Risikofaktoren

**Mögliche Risikofaktoren sind
u. a. Rauchen, genetische
Veranlagung, Katarakt, Bluthochdruck, Kurzsichtigkeit,
helle Haut- und Augenfarbe,
intensive UV-Lichteinwirkung
über eine längeren Zeitraum
hinweg, Vitamin- und
Mineralstoffmangel sowie
Umweltgifte.**

auch durchblutungsfördernde Medikamente nicht.

Symptome

Typisch sind verschwommene Flecken beim Lesen und Blitze in den Augen als erste Anzeichen. Zudem kommt es zu verzerrtem Sehen und verminderter Farbwahrnehmung. Gerade Linien erscheinen gebogen.

Homöopathische Mittel

Aurum metallicum D12 (bei Druck- und Spannungsgefühl in den Augen, Sehstörungen, Kopfschmerzen), Phosphorus D12 (bei Sehstörungen, unscharfem Sehen, eventuell Schwindel und Kopfschmerzen).

Zellen der Makula, was wiederum eine Verzerrung des Bilds bedingt, das der Betroffene sieht. Typisch ist, dass gerade Linien gebogen erscheinen und später im Gesichtsfeldzentrum Flecken auftreten.

Netzhautschäden können nicht wieder rückgängig gemacht werden. In manchen Fällen gelingt es jedoch, den Krankheitsverlauf aufzuhalten und eine Verschlechterung des Sehvermögens zu vermeiden. Es gibt keine medikamentöse Therapie. Die früher vertretene Meinung, dass es sich bei der Erkrankung um eine Durchblutungsstörung handle, ist falsch. Folglich helfen

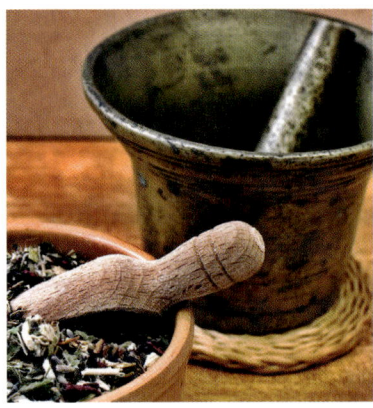

Ohren

Hörsturz

Beim Hörsturz handelt es sich um ein akutes Ereignis. Plötzlich hört man auf einem Ohr schlechter. Nur selten betrifft diese Beschwerde beide Seiten. Ein Hörsturz kann in jedem Alter auftreten, am häufigsten bei Menschen um das 50. Lebensjahr. Meistens wird die Erkrankung von subjektiv wahrgenommenen Ohrgeräuschen (Tinnitus), wie z. B. einem hohen Pfeifton, Rauschen, Klingeln, Zischen oder Summen begleitet. Von einem idiopathischen Hörsturz spricht man, wenn die Ursache für den Hörverlust unbekannt ist. Um einen symptomatischen Hörsturz handelt es sich hingegen, wenn eine Grunderkrankung festgestellt wurde. Als Auslöser eines idiopathischen Hörsturzes werden eine Durchblutungsstörung des Innenohrs, eine Virus- oder bakterielle Infektion angenommen. Außerdem können psychosomatische Faktoren wie Stress und seelische Belastungen eine Rolle spielen.

Symptome

Es fühlt sich an, als ob Watte im Ohr wäre. Außerdem besteht ein einseitiges Druckgefühl. Oft tritt beim Hörsturz als Begleitsymptom Ohrensausen unterschiedlicher Stärke auf (meist hochfrequent). In seltenen Fällen kommt es auch zu Schwindel und einem allgemeinen Gefühl der Unsicherheit und Benommenheit. Hochgradige Schwerhörigkeit bis hin zur Taubheit kann auftreten. Auch das soge-

Therapiebeginn

Je früher ein Hörsturz behandelt wird, desto eher kann Komplikationen, z. B. der völligen Ertaubung, vorgebeugt werden.

Wer ist gefährdet?
- Risikogruppen für einen Schlaganfall oder Herzinfarkt
- Übergewichtige
- Personen mit zu hohem Blutdruck
- Diabetiker
- Personen mit Fettstoffwechselstörung
- Raucher
- Stressgeplagte

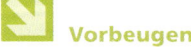
Wichtig ist ein gesunder Lebensstil mit regelmäßiger Bewegung und wenig negativem Stress. Achten Sie in jedem Fall auf erste Anzeichen, etwa Ohrgeräusche, und suchen Sie in diesem Fall einen Facharzt auf.

nannte Doppeltonhören ist häufig: Dabei wird derselbe Ton auf einem Ohr normal, auf dem erkrankten Ohr hingegen höher oder tiefer wahrgenommen.

Homöopathische Mittel

Arnica D12 (nach Verletzung), Ignatia D12 (nach Stress, seelischer Belastung), Petroleum D12 (bei Ohrensausen), Phosphorus D12.

Tinnitus

Beim Tinnitus (lateinisch tinnire = klingeln, schellen) handelt es sich um keine Krankheit, sondern um ein Symptom. Im medizinischen Sinne bezeichnet man damit alle Arten von Ohr-

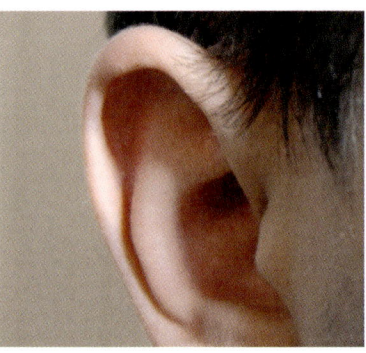

und Kopfgeräuschen, die nur vom Betroffenen selbst, also subjektiv, wahrgenommen werden und in Wirklichkeit gar nicht existieren. Tinnitus kann in jedem Lebensalter auftreten, das Risiko steigt aber ab dem 60. Lebensjahr. Dauern die Ohrgeräusche länger als drei Monate an, spricht man von chronischem Tinnitus.

Symptome

Die Ohrgeräusche sind vielfältig: Pfeifen, Rauschen, Summen sowie Zischen, Klingeln, Piepsen, Sausen, Brummen, Zirpen oder gar Pulsieren und Hämmern. Die Geräusche können ein- oder beidseitig, nur zeitweise oder dauernd auftreten, leise oder laut sein und nach Monaten oder auch erst nach Jahren wieder zurückgehen. Sie können zu ganz unterschiedlichen Zeiten vernommen werden: beim Einschlafen, in der Nacht, bei körperlicher Anstrengung oder bei Alkoholgenuss.

Bei manchen Betroffenen ist der Leidensdruck sehr groß; sie konzentrieren sich nur noch auf die Ohrgeräusche. Weitere Be-

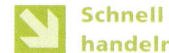

Schnell handeln

Ein Tinnitus kann sich zwar selbst wieder zurückbilden, dennoch gilt auch hier: Gehen Sie frühzeitig zum HNO-Arzt, um die Ursache zu klären.

schwerden einhergehend mit Tinnitus sind Hörminderung, Einschlafstörungen, Angstzustände oder auch Depressionen.

Homöopathische Mittel

Arnica D12 (bei Beschwerden aufgrund einer Verletzung), Ignatia D12 (bei Beschwerden infolge seelischer Probleme), Petroleum D12 (bei Ohrengeräuschen wie Sausen, Pfeifen), Phosphorus D12 (bei zusätzlichen Kopfschmerzen), Theridion D12 (bei extremer Geräuschempfindlichkeit).

Nase und Nasennebenhöhlen

Nasennebenhöhlenentzündung

Unter einer Nasennebenhöhlenentzündung (Sinusitis) versteht man eine Entzündung der Schleimhaut in den Nasennebenhöhlen, die häufig durch Bakterien, Viren, Pilze oder Allergien ausgelöst wird.

Die akute Sinusitis entsteht meist als Folge eines einfachen Schnupfens und tritt erst einige Tage später auf. Mangelnde Belüftung und Drainage sind Ursachen des Problems. Weitere Auslöser können anatomische Verengungen der Nasenscheidewand oder Nasenpolypen sowie Zahnwurzelerkrankungen sein.

Die Nebenhöhlen
(Kiefer-, Siebbein-, Stirn-
und Keilbeinhöhlen)
sind Hohlräume im
Gesichtsknochen und
haben nur einen einzi-
gen, sehr schmalen
Ausgang zum Nasen-
raum. Man unterschei-
det zwischen akuter und
chronischer Sinusitis.

Bei der Entstehung der Sinusitis spielen außerdem folgende Faktoren eine Rolle:

- klimatische Einflüsse
- trockene, zu warme Raumluft
- Infektionen
- Allergien
  (z. B. Heuschnupfen)
- Zahnentzündungen

Chronisch ist eine Sinusitis dann, wenn sie über mehr als sechs Wochen hinweg immer wieder auftritt.

Wird eine Nasennebenhöhlenentzündung nicht rechtzeitig erkannt oder behandelt, können schwere Notfälle mit lebensbedrohlichen Folgen auftreten. Die Entzündung kann sich in Richtung Gehirn (Enzephalitis), Gehirnhaut (Meningitis), Augenhöhlen oder in die angrenzenden Knochen ausbreiten.

Symptome

Typische Anzeichen sind Kopfschmerzen und Druckgefühl im Kopf (verstärkt sich beim Bücken), Gesichts- und Ohrenschmerzen sowie Druck- und Klopfempfindlichkeit der betroffenen Nasennebenhöhlen. Das Nasensekret ist grünlich gelb und eitrig. Es besteht ein ausgeprägtes Krankheitsgefühl und Abgeschlagenheit, eventuell Fieber. Weitere Beschwerden sind Appetitlosigkeit, druckempfindliche Augen, eine verstopfte Nase sowie Geruchs- und Geschmacksstörungen.

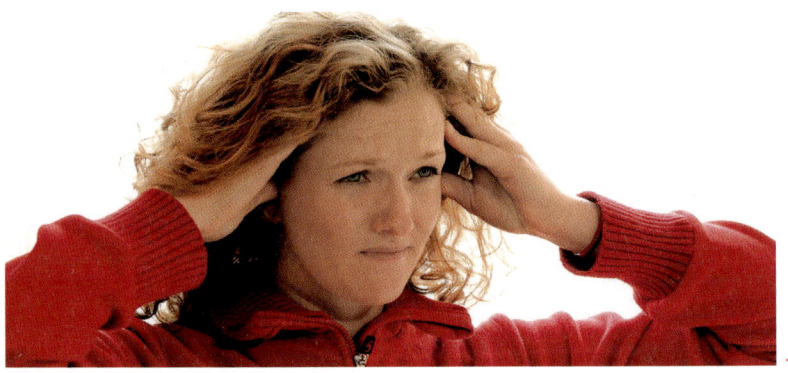

Homöopathische Mittel

Cinnabaris D3 (bei Eiterung), Hekla Lava D6 und Silicea D12 (bei chronischer Beschwerdeform), Kalium bichromium D4 (bei zähem Sekret).

Asthma bronchiale

Unter Asthma bronchiale versteht man die anfallsweise auftretende Verengung der Atemwege. Wenn bestimmte Reize einwirken, kommt es zu einer überschießenden Reaktion: Die Bronchialmuskulatur verkrampft sich, die Schleimhaut schwillt an, und es wird vermehrt Schleim in den Bronchien produziert.

Asthma bronchiale ist eine chronische Erkrankung mit oft jahre- oder gar jahrzehntelangem Verlauf. Es wird unterschieden zwischen akutem und chronischem Asthma. Je nachdem, welcher Auslöser im Vordergrund steht, unterscheidet man verschiedene Asthmaformen, etwa allergisches/nicht allergisches Asthma, Infektasthma (bei Infekten der Atemwege)

oder Anstrengungsasthma. In der Mehrzahl aller Fälle hat Asthma allergische Ursachen. Betroffene können etwa auf Gräser- und Baumpollen, Tierhaare oder chemische Lösungsmittel allergisch reagieren.

Nicht allergisches Asthma kann durch folgende Reize ausgelöst werden:

- körperliche Anstrengung
- Stress
- kalte oder trockene Atemluft
- Zigarettenrauch
- Luftverunreinigungen (Staub, Abgase)
- viren- oder bakterienbedingte Atemwegsinfekte

Zu einem Asthmaanfall kommt es, wenn sich die Muskulatur in den Atemwegen verkrampft und verengt, bis der Schleim die Bronchien fast völlig verstopft. Die Folgen sind Husten, Luftnot und krampfhaftes Atmen.

Symptome

Die eingeatmete Luft kann schlecht ausgeatmet werden, die Ausatemphase verlängert sich: Der Betroffene wird kurzatmig,

Sport

Viele Asthmatiker treiben aus Angst vor einem Anfall keinen Sport. Doch regelmäßige körperliche Belastung ist für Betroffene kein Tabu. Im Gegenteil, Bewegung verbessert die Leistungsfähigkeit, stärkt die Atemmuskulatur und steigert die Ausdauer. Die Folge: Die Atmung wird effizienter und es verringert sich sogar die Wahrscheinlichkeit, einen Asthmaanfall zu bekommen.

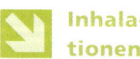

Inhala-tionen

Helfen Sie Ihren Atemwegen dabei, sich zu erholen. Inhalationen mit einer Mischung aus Kamille, Salbei und Thymian wirken wahre Wunder.

das Atemgeräusch pfeift, und es kommt zu Atemnot. Weitere typische Symptome sind trockener und quälender Husten, Giemen und glasig-zäher Schleim. Die körperliche Leistungsfähigkeit ist herabgesetzt. Typisch ist eine sitzende Haltung, um die Atemmuskulatur entlasten zu können.

Homöopathische Mittel

Arsenicum Album D4-D6, Calcium carbonicum D4-D6, Natrium sulfuricum D4-D6; Ipecacuanha D4-D6, Kalium jodatum D4-D6 sowie Senega D4-D6 (schleimlösend).

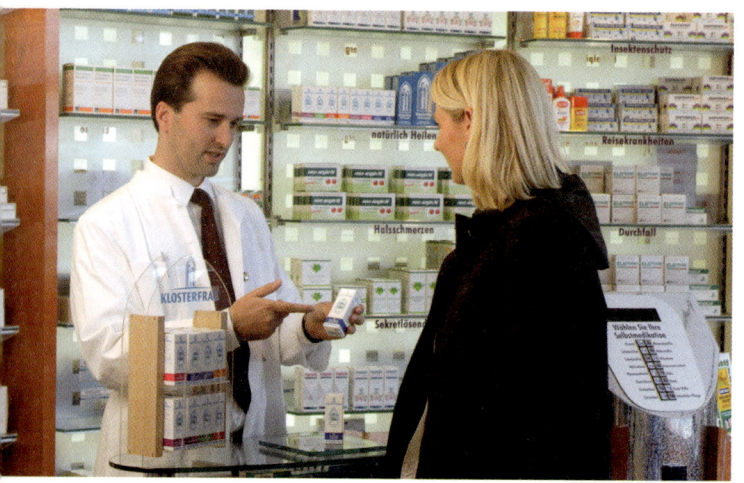

Grippe

Im Gegensatz zu leichten Fällen von Erkältungen und grippalen Infekten, die meist recht schnell in den Griff zu bekommen sind, ist die „echte" Grippe (Influenza) eine gefährliche Viruserkrankung, die jedes Jahr einige Todesopfer fordert. Sie wird durch Influenzaviren, die auf der ganzen Welt verbreitet sind, ausgelöst. Die Ansteckung erfolgt durch Tröpfcheninfektion, d. h. durch Husten, Niesen, Küssen, Sprechen sowie durch direkten Kontakt wie Händeschütteln.

Die „echte" Grippe ist eine akute Infektion des Atemtrakts und betrifft die oberen Luftwege. Denn wenn der Organismus geschwächt ist, kann das eingeatmete Virus die Schleimhautbarriere der Atemwege überwinden und sich in den Schleimhäuten festsetzen und vermehren. Die Folge ist eine Entzündung der Atemwege. Nach ein paar Tagen entwickeln sich die klassischen Symptome, die plötzlich auftreten. Die Influenza sollte ernst genommen

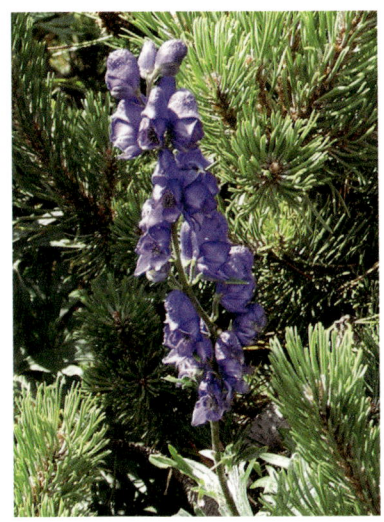

werden, denn sie kann für Kleinkinder, Jugendliche, Schwangere, ältere Menschen oder Patienten mit chronischen Erkrankungen und Immundefiziten bedrohlich werden und tödlich enden. Außerdem kann es zu Folgeerkrankungen und Komplikationen kommen, etwa zu einer Lungenentzündung, einem Lungenödem, einer Herzmuskelentzündung oder zur lebensbedrohlichen Gehirnhautentzündung. Wer an der Influenza erkrankt, sollte daher unbedingt einen Arzt aufsuchen. Vor allem im Anfangsstadium ist allerdings

eine eindeutige Diagnose schwierig, da die Symptome einer einfachen Erkältungskrankheit ähnlich sein können.

Symptome

Typische Anzeichen sind Husten, Schnupfen und eine verstopfte Nase. Dazu kommen Halsschmerzen, Schüttelfrost und Schweißausbrüche. Es bestehen hohes Fieber, quälende Kopf- und Gliederschmerzen, allgemeine Abgeschlagenheit und Schwäche. Außerdem kennzeichnend sind Appetitlosigkeit, schweres Krankheitsempfinden

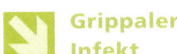

Grippaler Infekt

Im Gegensatz zur echten Grippe beginnt eine Erkältung (grippaler Infekt) eher schleichend. Symptome sind Halsschmerzen und Schnupfen, das Krankheitsgefühl ist viel geringer und das Fieber eher niedrig.

Grippeimpfung

Wirksame Medikamente gegen die Grippeviren gibt es nicht. Die ständige Impfkommission in Deutschland empfiehlt eine vorbeugende Grippeschutzimpfung. Diese wird jedes Jahr neu verabreicht, da sich die Viren über das Jahr hinweg verändern. Der beste Schutz ist allerdings, auf ein intaktes Immunsystem zu achten und seine Leistungsfähigkeit zu stärken.

sowie bei Kindern Übelkeit und Erbrechen.

Homöopathische Mittel

Aconitum D6 (im akuten Stadium mit Schüttelfrost und Fieber), Belladonna D6 (bei raschem Fieberanstieg), Eupatorium perfoliatum D4 (bei Fieber, Zerschlagenheitsgefühl und Kopfschmerzen), Ferrum phosphoricum D6 (bei Fieber, Schnupfen), Gelsemium D4 (bei mäßigem Fieber, starkem Frieren und Glieder- sowie Kopfschmerzen), Mercurius solubilis D6 (wenn die Atemwege betroffen sind).

Bronchitis

Bei der Bronchitis handelt es sich um eine Schleimhautentzündung der Atemwege. Die akute Bronchitis ist eine der häufigsten Erkrankungen der Atemwege. Sie tritt am häufigsten im Herbst oder Winter auf. Unterkühlung oder Nässe schwächt die Abwehrkräfte und begünstigt somit deren Entste-

Hausbesuch

Bei Verdacht auf eine echte Grippe ist ein Arztbesuch unumgänglich. Wenn Sie sich zu schwach dazu fühlen, sollten Sie sich nicht davor scheuen, Ihren Arzt um einen Hausbesuch zu bitten.

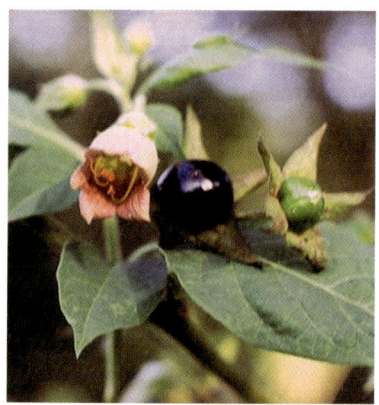

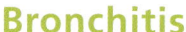

hung. In den meisten Fällen wird die Bronchitis durch Viren ausgelöst (z. B. als Folge einer Erkältung oder eines grippalen Infekts). Außerdem kann sich die akute Form auch als Begleiterkrankung anderer Infektionen im Körper entwickeln, etwa bei Grippe, Keuchhusten oder Masern bzw. durch chemische Reize bedingt sein, etwa durch Inhalation von Zigarettenrauch oder anderen Schadstoffen aus der Luft (z. B. Schwefeldioxid, Stickoxide in der Großstadt).

Eine chronische Bronchitis liegt dann vor, wenn die Symptome der Krankheit (Husten und Auswurf) über wenigstens je drei

Monate in mindestens zwei aufeinanderfolgenden Jahren immer wieder auftreten.

Von einer chronischen Bronchitis sind vor allem Raucher betroffen, aber auch inhalierte Fremdkörper können chronische Bronchitiden verursachen.

Symptome

Eine Virusbronchitis als Folge einer Erkältung beginnt zunächst mit erkältungsähnlichen Anzeichen: Schnupfen, Husten, allgemeines Krankheitsgefühl und Hals-, Kopf- sowie Gliederschmerzen sind an der Tagesordnung. Der Husten ist zuerst trocken und hart; dann beginnt der Auswurf, der während des Krankheitsverlaufs seine Farbe und Beschaffenheit verändert (zunächst klar und schleimig, später gelblich-grün-

lich bei eitriger Beimengung). Die Menge des Auswurfs nimmt mit dem Verlauf der Erkrankung zu. Beim Atmen hört man sogenannte Rasselgeräusche; manchmal bestehen Brustschmerzen. Der Rachen ist eventuell gerötet. Das Fieber kann bis über 39 Grad steigen und einige Tage andauern.

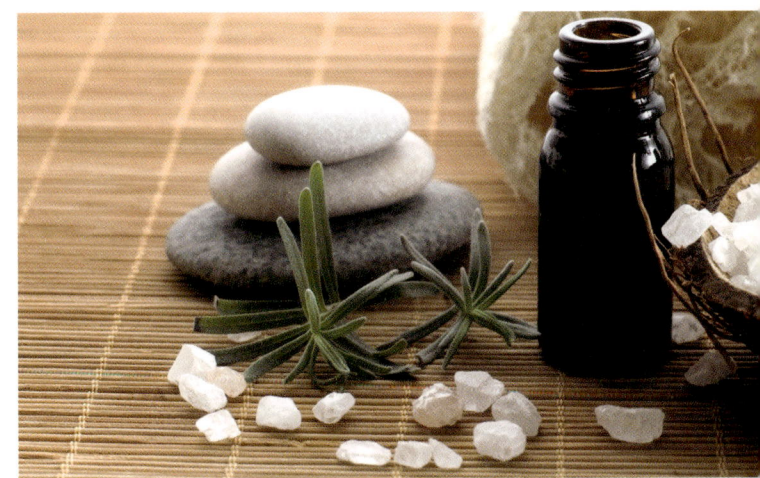

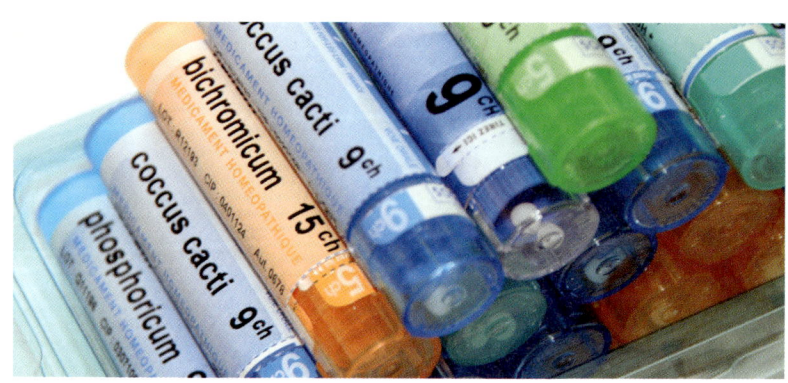

Bei einer chronischen Bronchitis reichen die Beschwerden von chronischem Husten über starke Hustenanfälle mit eitrigem Auswurf bis hin zu schweren Veränderungen des Lungengewebes und starkem Leistungsverlust der Lunge.

Homöopathische Mittel

Aconitum D6 (bei trockenem Husten, Fieber), Ammonium carbonicum D4 (zur Erleichterung des Abhustens), Ammonium tartaricum D4 (bei trockenem Husten), Drosera D6 (gegen Reizhusten), Ipecacuanha D6 (bei starker Schleimbildung), Natrium sulfuricum D6 (bei lockerem, aber schmerzhaftem Husten).

Lungenentzündung

Die Lungenentzündung (Pneumonie) ist eine infektiöse Entzündung des Lungengewebes und der Lungenbläschen (Alveolen). Häufige Auslöser sind Bakterien, aber auch Viren, Pilze und Parasiten. Oft geht der Erkrankung ein viraler Infekt der Luftwege voraus, aber auch aus einer Bronchitis oder Erkältung kann sich eine Lungenentzündung entwickeln. Am häufigsten betroffen sind Kinder unter einem Jahr, chronisch Kranke und geschwächte Menschen über 60 Jahre.

Eine Pneumonie ist chronisch, wenn nach sechs bis neun Wochen auf dem Röntgenbild im-

Auslöser

Eine Lungenentzündung kann als Komplikation einiger Infektionskrankheiten (Masern, Windpocken) auftreten, wenn das Immunsystem geschwächt ist.

mer noch Zeichen einer Entzündung vorhanden sind.

Symptome

Die ersten Anzeichen treten plötzlich auf. Am Anfang steht Schüttelfrost, begleitet von Fieber, das rasch ansteigt (bis 40 Grad). Der Hustenreiz ist zunächst trocken bellend und schmerzhaft; die Brust tut weh. Später wird der Husten schleimig-eitrig, und der Auswurf ist grünlich bis rötlich, zähflüssig, manchmal bluthaltig. Beim Ein- und Ausatmen entstehen Rasselgeräusche. Die Haut zwischen den Rippen, dem Kehlkopf und Schlüsselbein ist eingesunken. Die Atemfrequenz ist leicht gesteigert; Atemnot ist möglich. Häufig besteht eine sogenannte Nasenflügelatmung, bei der sich die Nasenflügel durch das Atmen deutlich bewegen. Die Haut ist blass. Lippen und Mund können infolge des Sauerstoffmangels bläulich gefärbt sein. Das Allgemeinbefinden ist stark beeinträchtigt: Der Betroffene ist schwach, müde und hat keinen Appetit, schwitzt und klagt über Gliederschmerzen.

Homöopathische Mittel

Aconitum D6 (bei trockenem Husten, schwer lösbarem Auswurf), Antimonium tartaricum D4 (wenn Schleim nicht abgehustet werden kann), Belladonna D6 (bei plötzlichem hohem Fieber), Bryonia cretica D6 (im Anfangsstadium), Ferrum phosphoricum D12 (am Anfang der Entzündung), Hepar sulfuris D4 (bei eitrigem Sekret), Ipecacuanha D6 (bei schleimigem Husten), Rumex crispus D4 (bei zähem Schleim).

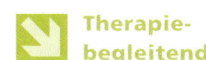
Therapie-begleitend

Homöopathische Mittel können im Fall einer Lungenentzündung therapiebegleitend eingesetzt werden.

Keine Bagatell-erkrankung

Eine Lungenentzündung sollte immer ernst genommen werden, denn die Komplikationen sind vielfältig. Gefürchtet sind vor allem eine Erkrankung des Brustfells, ein Lungenabszess und eine Lungenfibrose.
Bei einer bakteriellen Lungenentzündung können die Erreger eine Gehirnhaut-, Mittelohr-, Herzinnenhaut- oder Herzbeutelentzündung hervorrufen.

Krebserkrankungen

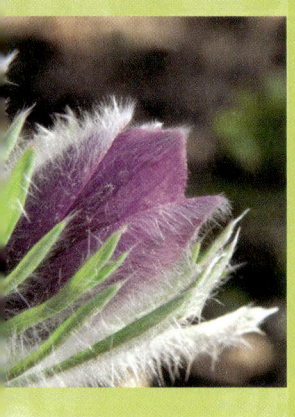

Der grundsätzliche Ansatz der Schulmedizin ist es, den Tumor als lokales Geschehen zu betrachten und ihn vollständig zu entfernen oder in seinem Wachstum einzuschränken. Dazu zählen Therapiemethoden wie Operation, Chemotherapie und Bestrahlung. Neben den unerwünschten Begleiterscheinungen (Schmerzen, Übelkeit, Durchfall, Appetitlosigkeit oder Haarausfall) führt dies zu einer zusätzlichen Schwächung des Immunsystems.

Krebs aus Sicht der Homöopathie

Aus Sicht der Homöopathie ist Krebs nicht eine lokale Erkrankung, sondern eine Ausdrucksform für eine länger andauernde Störung der Lebenskraft. Dabei ist der Tumor nur der sichtbare Teil der Krankheit. Ohne die Veränderung der inneren und äußeren Umstände, die zu einer

Entstehung des Tumors geführt haben, ist eine Entfernung des Geschwulstes nur eine Teillösung. Hier setzt das homöopathische Therapieverfahren an. Seine besondere Stärke als begleitende und unterstützende Therapie liegt in der individuellen Förderung und Stärkung der körpereigenen Heilkräfte.

Homöopathisch behandeln

Homöopathische Ärzte erheben nicht den Anspruch, allein mit Homöopathie Krebs behandeln zu können. Die Kooperation mit der Schulmedizin ist zwingend, und es ist wichtig, ein gutes interdisziplinäres Konzept zu entwickeln.

Bei einer homöopathischen Behandlung versucht der Therapeut, den Körper mithilfe von Impulsen dazu anzuregen, eine Selbstheilung herbeizuführen

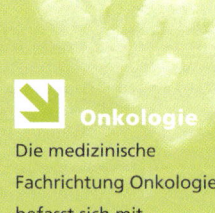

Onkologie
Die medizinische Fachrichtung Onkologie befasst sich mit bösartigen Tumoren.

und die Lebenskraft zu stärken. Neben dem psychotherapeutischen Ansatz muss aber auch meditativ anregend geholfen werden, sodass der Patient in den Mittelpunkt des Geschehens gelangt und durch Selbstachtsamkeit versucht, den Krankheitsverlauf zu kontrollieren.

Chancen und Grenzen

Homöopathie kann bei einer vorliegenden Krebserkrankung in mehreren Stadien eingesetzt werden, z. B. zur Vorbereitung auf eine Operation oder Chemotherapie. Sie kann aber auch begleitend dazu angewendet werden, z. B. während der Behandlung oder im Rahmen einer Nachbehandlung.

Der Anspruch an die Homöopathie liegt in der Stabilisierung der eigenen Abwehrkräfte, um die Erkrankung in Schach halten zu können. Dasselbe gilt natürlich auch für die psychische Verfassung des Patienten. Daneben besteht die Möglichkeit, Nebenwirkungen und Schäden von Chemotherapien und Bestrahlungen zu lindern, was zu einer Verbesserung der Lebensqualität führt und den Allgemeinzustand stärkt. Grundsätzlich wird ein Mittel gesucht, das dem gesamten Menschen hilft.

Die Krebsbehandlung ist teilweise etwas komplizierter als die Behandlung chronischer Krankheiten, da mehrere Ebenen der Krankheitsentwicklung berücksichtigt werden müssen. Hat z. B. ein Patient bereits eine Chemotherapie oder mehrere Bestrahlungen erhalten, ist häufig eine spezielle Vorbehandlung notwendig.

Es gibt natürlich homöopathische Mittel, die sich für die eine oder andere Krebsart mehr bewährt haben, aber wegweisend für jedes Therapiekonzept und jeden Krebs sind die individuellen Symptome – auf geistiger und körperlicher Ebene –, die der jeweilige Patient aufweist. Diese in ihrer Komplexität zu erfassen, ist oftmals eine Schwierigkeit in der Krebsbehandlung.

Beratung

Lassen Sie sich unbedingt von einem Homöopathen und Ihrem behandelnden Arzt beraten, wenn Sie begleitend zu einer konventionellen Krebsbehandlung homöopathische Mittel einsetzen wollen.

Magen und Darm

Morbus Crohn

Unter Morbus Crohn versteht man eine chronisch entzündliche Darmerkrankung. Die Entzündung kann alle Teile des Magen-Darm-Trakts befallen, am häufigsten jedoch den letzten Teil des Dünndarms und den Dickdarm. Die Krankheit verläuft schubweise und tritt üblicherweise zwischen dem 20. und 40. Lebensjahr auf, unabhängig vom Geschlecht.

Symptome

Typische Anzeichen sind heftige Durchfälle (drei- bis sechsmal am Tag, gelegentlich Schleim- und Blutbeimengung), krampfartige Schmerzen – besonders im rechten Unterbauch – ähnlich einer Blinddarmentzündung, leichtes Fieber sowie Appetitlosigkeit.

Der entzündete Darmabschnitt ist hart, im Bauch tastbar und bei Druck schmerzhaft. Aufgrund der Mangelernährung kommt es zu einem Gewichtsverlust. Es bestehen ein allgemeines Krankheitsgefühl, Abgeschlagenheit und Müdigkeit. Psychische Belastungen können bei bestehender Erkrankung die Beschwerden verstärken.

Morbus Crohn kann nicht nur im Darm auftreten, sondern auch an anderen Stellen des Körpers, z. B. auf der Haut (fleckenförmige Rötung). Ebenfalls betroffen sind eventuell die Gelenke (akute Entzündungen), Augen oder Leber. Mögliche Komplikationen sind Fistelbildung am

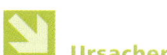

Ursachen

Ursachen für Morbus Crohn können u. a. genetische Veranlagung, ein Mangel an Ballaststoffen, psychische Faktoren, etwa Stress und Sorgen, sowie Rauchen sein.

Chancen und Grenzen der Therapie

Nachdem die Ursachen des Morbus Crohn nicht ausreichend bekannt sind, besteht das Therapieziel darin, die Beschwerden zu lindern, die Zeitabstände zwischen den Krankheitsschüben zu verlängern, Komplikationen zu vermeiden und operative Eingriffe möglichst lang hinauszuschieben.

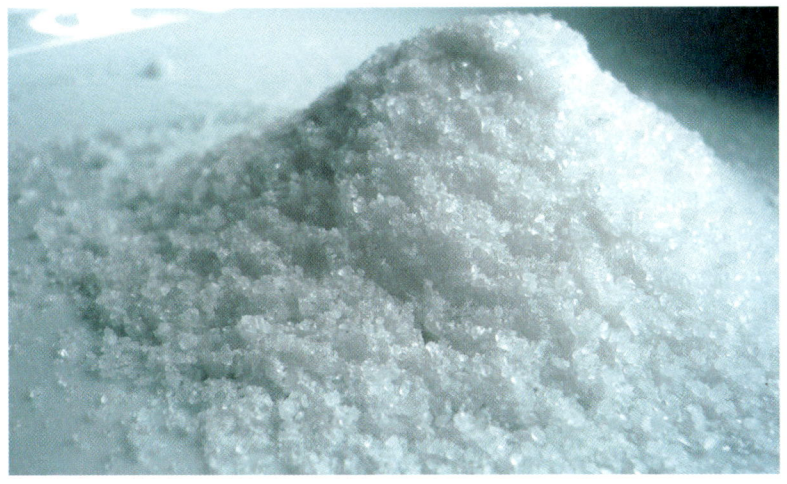

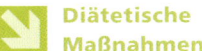
Diätetische Maßnahmen

Um den entzündeten Darm nicht zusätzlich zu belasten, sind diätetische Maßnahmen nach Absprache mit dem Arzt sehr wichtig. Allgemeine Einschränkungen gibt es nicht. Patienten mit Morbus Crohn finden oft selbst heraus, welche Lebensmittel sie gut vertragen.

After, Fissuren, Abszesse, Darmdurchbruch und -blutungen, Darmverschluss (Ileus) sowie die Tumorerkrankung Kolonkarzinom (Spätkomplikation).

Homöopathische Mittel

Acidum nitricum D12, Aloe D6, Erigeron canadensis D6, Mercurius corrosivus D12 (bei Schleimhautentzündungen, Abszessen), Podophyllum peltatum D6 (bei schmerzlosen Durchfällen), Ignatia D6 (gegen Koliken), Natrium muriaticum D4 (bei Abmagerung trotz Heißhunger), Silicea D12 (bei Fistelbildung).

Reizdarmsyndrom

Der sogenannte Reizdarm (Colon irritabile) ist eine häufige Erkrankung. Bei den Betroffenen ist die Beweglichkeit des Darms verändert. Der Nahrungsbrei wird also entweder zu schnell oder zu langsam weitertransportiert. Vermutlich liegen die Ursachen im seelischen Bereich: ungenügende Stressbewältigung, anhaltender Kummer und andauernde nervöse Verspannung sind mögliche Auslöser. Außerdem haben Studienergebnisse gezeigt, dass jeder fünfte Reizdarmpatient unter

Depressionen oder einer Angststörung leidet.

Symptome

Die Beschwerden sind nicht einheitlich: Es können die unterschiedlichsten Verdauungsprobleme auftreten, von Durchfall bis Verstopfung. Häufig kommt es zu krampfartigen, kolikähnlichen Bauchschmerzen, die aber auch länger anhalten können. Laute Darmgeräusche sind möglich. Manchmal besteht Stuhldrang, der auch nach dem Gang zur Toilette noch anhält. Gelegentlich ist der Stuhl schleimig. Am Tag sind die Beschwerden stärker als in der Nacht. Weitere Symptome sind Völlegefühl, Magenschmerzen oder auch Appetitlosigkeit.

Die Diagnose Reizdarm liegt vor, wenn diese Beschwerden mindestens über einen Zeitraum von zwölf Wochen hinweg im Jahr bestehen.

Ursache feststellen

Sollten Sie unter den genannten Beschwerden leiden, konsultieren Sie in jedem Fall einen Arzt, um die genaue Ursache feststellen zu lassen!

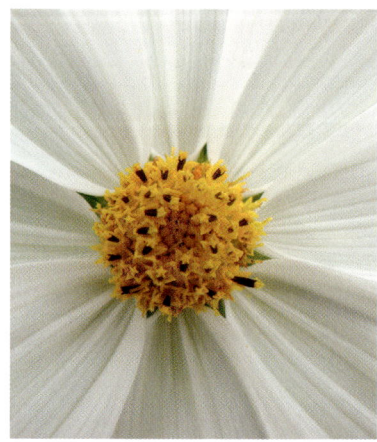

Homöopathische Mittel

Argentum nitricum D12 (bei Erbrechen und Durchfall vor Stresssituationen, Lampenfieber), Chamomilla D12 (bei Magenkrämpfen durch Aufregung), Colocynthis D12 (bei einem Gefühl, als würde der Magen zusammengeschnürt), Ignatia D12 (bei Magenschmerzen aufgrund von seelischen Problemen), Natrium chloratum D12 (bei Gewichtsverlust, Durchfall und Verstopfung im Wechsel).

Magengeschwür

Bei einem Magengeschwür (Ulcus ventriculi) handelt es sich um ein gutartiges Geschwür (Ulcus) der Schleimhaut des

Magens. In leichten Fällen ist nur die Schleimhautschicht geschädigt, also die innere Auskleidung des Magens, die ihn vor Magensäure und anderen aggressiven Substanzen schützt. Dort, wo die Schleimhaut defekt ist, bilden sich Geschwüre. Gehen diese tiefer, ist auch die unter der Schleimhaut liegende Muskelschicht betroffen.

Dringt ein Geschwür in noch tiefere Schichten der Magenwand vor, können Blutungen oder ein Durchbrechen der Magenwand mit Entzündung des Bauchfells (Peritonitis) oder der Bauchspeicheldrüse die Folge sein. Wenn die Blutungen sehr stark und damit lebensbedrohlich sind, ist eventuell eine Operation als Notfallmaßnahme erforderlich.

Verschiedene Einflüsse können zur Krankheitsentstehung beitragen. Grundsätzlich haben alle Ursachen gemeinsam, dass ein gestörtes Gleichgewicht zwischen aggressiven und defensiven Mechanismen der Magenschleimhaut besteht. Begünstigt wird dieses Problem sowohl

durch körpereigene gestörte Bewegungsabläufe, d. h. eine verzögerte Entleerung fester Speisen aus dem Magen, als auch durch von außen kommende Faktoren, etwa die Einnahme bestimmter Medikamente, Stress, belastende Lebenssituationen, Umweltfaktoren oder Nikotinkonsum.

Symptome

Viele Magengeschwüre verursachen keine Schmerzen und werden nur zufällig entdeckt. Manchmal kommt es allerdings zu ähnlichen Beschwerden wie bei Magen-Darm-Erkrankun-

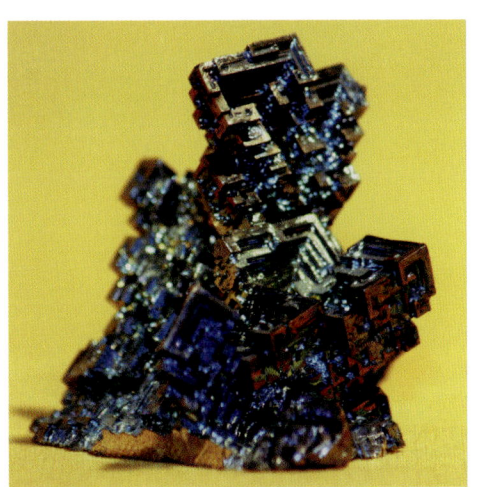

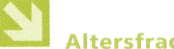
Altersfrage

Die Krankheit kommt in jedem Lebensalter vor, vor allem aber nach dem 40. Lebensjahr.

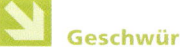

Geschwür

Unter einem Geschwür versteht man die Zerstörung der (Schleim-) Hautoberfläche durch den Zerfall von Gewebe.

gen, nämlich zu Schmerzen in der Magengegend, die zum Brustbein, Unterbauch oder auch in den Rücken ausstrahlen. Diese Beschwerde wird oft durch die Nahrungsaufnahme zwischen Nabel und Mitte des Rippenbogens ausgelöst (bohrende, schneidende oder stechende Schmerzen). Auch in der Nacht können Beschwerden auftreten (Nüchternschmerz), die als Hungergefühl oder Sodbrennen empfunden werden.

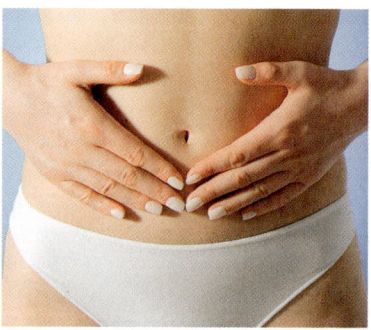

Erbrechen kann ebenfalls eine Folge der Krankheit sein. Oftmals kommt es dadurch zu einem Gewichtsverlust.

Die schlimmsten Symptome eines Magengeschwürs sind Magenblutungen, die sich entweder in blutigem Erbrechen oder einer Schwarzfärbung des Stuhls äußern.

Homöopathische Mittel

Acidum nitricum D6 (gegen Übelkeit, Erbrechen), Argentum nitricum D6 (bei Übelkeit, saurem Aufstoßen), Belladonna D12 (bei krampfartigen Schmerzen), Bismutum subnitricum D6 (gegen Magenbrennen), Grahites D (gegen krampfartige Magenschmerzen), Ignatia D (bei Brechreiz und Schmerzen), Phosphorus D (bei druckempfindlichem Magen).

Zwölffingerdarm-geschwür

Auch das Zwölffingerdarmge-schwür (Ulcus duodeni) ist eine Verletzung in der Darmwand, welche bis in die tiefere Muskelschicht eindringen kann. Unter Umständen kann es sogar zu einem lebensbedrohlichen Durchbruch des Zwölffinger-darms in die freie Bauchhöhle kommen. Dieser macht sich dann durch Blutungen bemerk-bar – vor allem, wenn Medika-mente Auslöser für das Geschwür sind. Der Stuhl ist dabei schwarz gefärbt und riecht eigenartig. Manchmal kommt es zum Erbrechen von Blut. Plötzlich können Schmerzen auftreten; allgemeine Beschwerden sind Schweißausbruch und Herzrasen. Es handelt sich dabei um eine Notfallsituation, und es sollte sofort ein Arzt aufgesucht werden, um die Blutung zu stoppen.

Symptome

Mögliche Anzeichen eines Zwölffingerdarmgeschwürs sind dumpfe Schmerzen in der Magengegend, begleitet von Völlegefühl und manchmal Übelkeit sowie Erbrechen. Sodbrennen mit ständigem Aufstoßen und Appetitlosigkeit können ebenfalls durch die Krankheit verursacht werden.

Der Unterschied zum Magengeschwür: Bei letzterem treten die Schmerzen unmittelbar nach dem Essen auf, wenn der Speisebrei die geschädigte Wandstelle erreicht. Das Zwölffingerdarmgeschwür hingegen

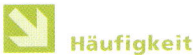

Häufigkeit

Geschwüre des Zwölf-fingerdarms treten häufiger auf als Magengeschwüre.

Wirksam vorbeugen

Nehmen Sie Schmerz- und Rheumamittel über einen längeren Zeitraum hinweg nur nach Absprache mit einem Arzt ein. Zeigen sich bereits erste Hinweise auf ein Geschwür, ist es ratsam, die Medikation umzustellen. Achten Sie außerdem auf eine gesunde, abwechs-lungsreiche Ernährung, schränken Sie Alkohol- und Tabakkonsum ein. Versuchen Sie Stress und Hektik zu vermeiden und erlernen Sie geeignete Entspannungs-techniken.

schmerzt, wenn nichts gegessen wurde, vor allem nachts und spätabends. Nahrungsaufnahme bessert dann sogar die genannten Beschwerden.

Homöopathische Mittel

Acidum nitricum D6 (gegen Übelkeit, Erbrechen), Argentum nitricum D6 (bei Übelkeit, saurem Aufstoßen), Belladonna D12 (bei krampfartigen Schmerzen), Bismutum subnitricum D6 (gegen Magenbrennen), Grahites D (gegen krampfartige Magenschmerzen), Ignatia D (bei Brechreiz und Schmerzen), Mandragora D12 (bei weißlich belegter Zunge), Nux vomica D12 (bei belegter Zunge und Völlegefühl), Phosphorus D (bei druckempfindlichem Magen).

Harnwege

Nierenbecken-entzündung

Chronische Form

Die Symptome einer chronischen Nierenbeckenentzündung sind oft wenig charakteristisch.

Bei einer Nierenbeckenentzündung (Pyelonephritis) handelt es sich um eine bakterielle Infektion des Nierengewebes und des Nierenbeckens. Sie kann entweder eine oder beide Nieren betreffen. Die Verlaufsformen sind akut oder chronisch. Eine dauerhafte Erkrankung entsteht häufig aus einer nicht völlig austherapierten akuten Entzündung. Weitere mögliche Auslöser sind Medikamentenrückstände, die nicht völlig über die Nieren ausgeschieden wurden. Sie kann die Nieren so weit schädigen, dass es zu einem vollständigen Nierenversagen mit Dialysepflichtigkeit kommt.

Eine akute Nierenbeckeninfektion hingegen ist häufig Folge einer aufsteigenden Harnwegsinfektion. Dabei wandern Krankheitserreger, meist Kolibakterien (Escherichia coli), über einen oder beide Harnleiter von der Blase aufwärts ins Nierenbecken und rufen dort eine eitrige Entzündung hervor.

Das hilft vorbeugend

- Da die Erreger Kolibakterien sind, sollte nach dem Stuhlgang von vorn nach hinten abgewischt werden, nicht umgekehrt! Dies ist bei Frauen besonders wichtig, damit keine Keime in die Scheide gelangen.
- Achten Sie auf eine ausreichende Trinkmenge (zwei Liter am Tag). Dadurch werden die Keime aus der Niere gespült.
- Vermeiden Sie Durchnässung oder Unterkühlung.
- Keine Intimsprays, parfümierte Seifen oder desinfizierenden Lösungen verwenden. Sie verändern das Hautmilieu im Genitalbereich und bilden damit einen guten Nährboden für Bakterien.
- Harnabflussstörungen sollten so weit wie möglich beseitigt werden.

haft, aber häufig. Der Harn ist trüb. Die Nierengegend ist druck- und klopfempfindlich. Wird die Nierenbeckenentzündung nicht behandelt, können sich kleine Abszesse in der Niere bilden, die zu einer chronischen Entzündung oder zu einer Verminderung der Nierenfunktion führen.

Eine chronische Nierenbeckenentzündung führt zu einer langsamen und kontinuierlichen Schädigung der Niere, weshalb häufig das Erscheinungsbild uncharakteristisch ist. Die Beschwerden sind Fieber, Kopfschmerzen, Abgeschlagenheit, dumpfe Rückenschmerzen, Brechreiz und eventuell Bluthochdruck. Suchen Sie in jedem Fall einen Arzt auf!

Komplikationen

Unbehandelt können chronische Verläufe zu einer Funktionseinschränkung der Niere sowie zu Bluthochdruck führen. In seltenen Fällen kommt es im Rahmen einer Nierenbeckenentzündung zu einer Blutvergiftung (Sepsis) oder zu Eiteransammlungen (Abszess) im Nierenbereich.

Symptome

Die Erkrankung verläuft schwer, mit hohem Fieber (über 38 Grad), das plötzlich auftritt, eventuell Schüttelfrost, Schmerzen in den Seiten und starkem Krankheitsgefühl. Das Wasserlassen ist erschwert und schmerz-

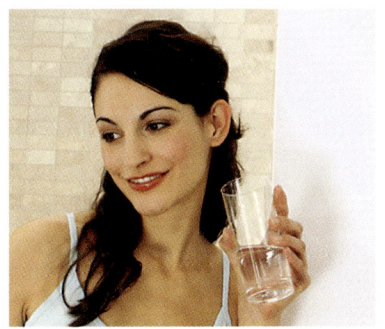

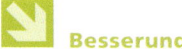

Besserung

Im Falle einer Behandlung sollte bereits nach 24 Stunden eine Besserung der Beschwerden eintreten.

Homöopathische Mittel

Berberis vulgaris D6 (bei dumpfen Rückenschmerzen, Brennen beim Wasserlassen), Colocynthis D6 (bei wiederkehrenden Infekten), Fabiana imbricata D6 (bei schmerzhaftem Harndrang), Mercurius solubilis D12 (bei Fieber, starkem Krankheitsgefühl).

Nierenentzündung

Bei einer Nierenentzündung (Nephritis) können die Nierenkörperchen (Glomerulonephritis) oder einzelne Bereiche der Nieren erkrankt sein, sodass ihre Funktionsfähigkeit als Filter beeinträchtigt ist. Die Verläufe sind sehr unterschiedlich: akut, chronisch oder fortschreitend. Ursachen für eine Nierenentzündung können Autoimmunkrankheiten oder Stoffwechselerkrankungen wie Diabetes sein. Aber auch Keime, die über die Harnwege eindringen und zuerst eine Nierenbeckenentzündung verursachen, führen eventuell zu einer Nierenentzündung. Langjähriger Missbrauch von Medikamenten (Schmerzmittel) oder Drogen können die Nieren ebenfalls

Die Filterfunktion der Nieren

Die Nieren sind eines der wichtigsten Körperorgane, denn ihre Filterfunktion ist lebenswichtig. Sie filtern u. a. Abbauprodukte und Medikamentenrückstände aus dem Blut, die sonst zu einer Vergiftung führen können.

Für diese Funktion sind verschiedene Strukturen in der Niere entscheidend, wie z. B. die Filtereinheiten (Nephron), in deren Zentrum sich die kleinen Nierenkörperchen (Glomeruli) befinden. Dort wird Harn gebildet, indem die harnpflichtigen Substanzen herausgefiltert werden.

In einer gesunden Niere sind etwa eine Million Nephrone vorhanden. Verändern sich diese Filtereinheiten aufgrund einer Entzündung, kann ihre Funktion beeinträchtigt sein: Es kommt zu einer unerwünschten Ausscheidung von Eiweiß und Blut im Urin.

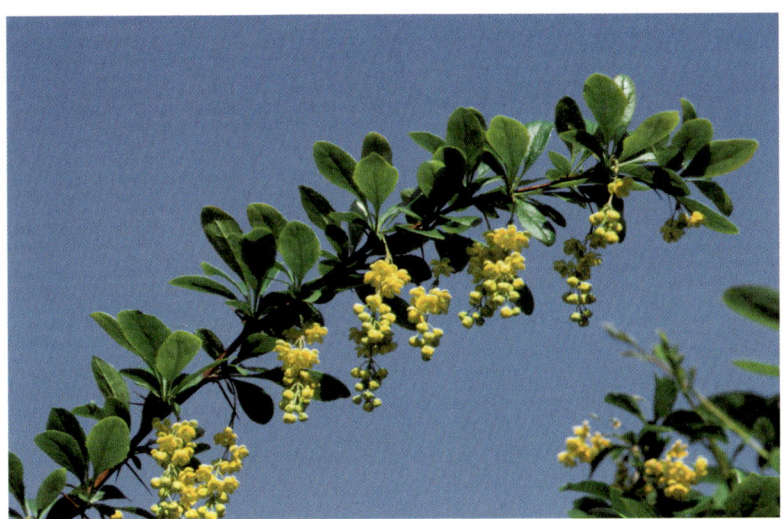

schädigen. Wenn die Funktion der Niere plötzlich zusammenbricht, spricht man von akutem Nierenversagen.

Symptome

Auffällige Krankheitszeichen sind eine geringe Urinmenge sowie verfärbter Harn durch Eiweiß (trüb) oder Blut (bräunlich). Es kommt zu Wasseransammlungen im Gewebe (Ödeme); das Gesicht schwillt an, später auch die Beine. Es bestehen Müdigkeit, Leistungsabfall und Krankheitsgefühl. Bluthochdruck entwickelt sich.

Säuren werden unvollständig aus dem Körper ausgeschieden. Mit der Zeit reichern sich immer mehr giftige Stoffwechselprodukte im Blut an.

In der Nierengegend bestehen dumpfe Schmerzen, und auch ein Juckreiz kann auftreten. Kopfschmerzen und Sehstörungen sind typische Beschwerden. Weitere mögliche Symptome: Übelkeit, Erbrechen und Gelenkschmerzen. Bei dem Verdacht auf eine Entzündung an den Nieren empfiehlt sich umgehend eine gründliche ärztliche Untersuchung.

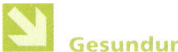

Gesundung

Die Gesundung hängt in der Regel davon ab, ob nur die Niere oder auch weitere Organe von der Entzündung betroffen sind.

Homöopathische Mittel

Aconitum D6, Belladonna D6, Acidum nitricum D3 (zu Beginn der Entzündung), Nux vomica D6 (bei Erkältung oder Durchnässung als Ursache), Apis D3 (bei Kopfschmerzen, Harndrang mit wenig, oft blutigem Urin), Arsenicum D6 (bei brennenden Schmerzen in den Harnwegen), Hepar sulfuris D3 (bei chronischem Verlauf), Solidago D6 (zur Anregung der Nierentätigkeit).

Nierensteine

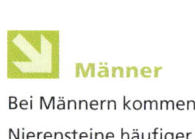

Männer

Bei Männern kommen Nierensteine häufiger vor als bei Frauen.

Nierensteine (Urolithiasis) sind kristallisierte Ablagerungen im Inneren der Niere, im Nierenbecken und in den ableitenden Harnwegen, die sich aus Bestandteilen des Urins bilden. Die Größe der Steine ist sehr unterschiedlich; manche sind nur stecknadelkopfgroß, andere hingegen füllen beinahe das gesamte Nierenbecken aus. Die Erkrankung ist relativ weit verbreitet, am häufigsten ab dem dritten Lebensjahrzehnt. Betroffen sind überwiegend Männer.

Die Ursachen von Nierensteinen werden deutlich, wenn man sich anschaut, woraus sie bestehen – nämlich aus Mineralsalzen (am häufigsten Kalziumsalze), die normalerweise gelöst im Urin vorkommen. Bei einer bestimmten Säurekonzentration des Harns können diese Substanzen auskristallisieren, d. h. sie gehen von einem flüssigen Zustand in einen festen über und können sich ablagern. Eine hohe Konzentration der Substanzen sowie bestimmte Faktoren, welche die Löslichkeitsverhältnisse im Urin verändern, begünstigen die Bildung von Nierensteinen. Wenn der Körper z. B. über zu wenig Flüssigkeit verfügt, weil

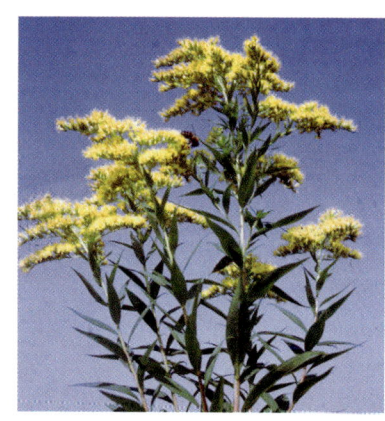

> ## Nierensteinen vorbeugen
> - Trinken Sie reichlich Flüssigkeit. Günstig sind kalziumreiche Mineralwässer.
> - Stellen Sie Ihre Ernährung um: Nehmen Sie nur wenig tierisches Eiweiß zu sich, da es die Harnsteinbildung fördert. Ebenso vermeiden sollten Sie zu viel Salz. Greifen Sie stattdessen zu Obst und Gemüse.
> - Reduzieren Sie Übergewicht, z. B. durch ausreichend körperliche Bewegung.

nicht genug getrunken wird oder weil er aufgrund von hohen Außentemperaturen austrocknet, steigt das Risiko. Ebenso ungünstig wirken sich u. a. Alkoholkonsum und eine Ernährung aus, die dem Organismus zu viel Wasser entzieht.

Symptome

Größe und Lokalisation der Steine sowie mögliche Folgeerscheinungen bestimmen die auftretenden Beschwerden. Solange die Nierensteine in den Nieren bleiben und keine harnableitenden Harnwege verschließen, bleiben die gefürchteten unerträglichen Koliken (wellenförmige, krampfartige Schmerzen mit beschwerdefreiem Intervall) aus. In dem Moment aber, in dem sie in die Harnleiter rutschen, können sie den Patienten weit über seine Schmerzgrenze hinaus plagen.

Begleitend zu den Koliken treten gehäuft Übelkeit und Erbrechen auf. Der Bauch ist aufgebläht. Zu Fieber kommt es nur bei gleichzeitigem Harnwegsinfekt (z. B. Blasen-, Nierenbeckenentzündung).

Homöopathische Mittel

Acidum nitricum D12 (bei stechenden Schmerzen), Berberis vulgaris D6 (zur Anregung der Nierenfunktion), Lithium carbonicum D12 (bei häufigem Harndrang, rötlichem Urin), Lycopodium clavatum D6 (bei brennenden Schmerzen während des Wasserlassens).

Therapie
Die Therapie hängt nicht zuletzt von der Art und Größe des Nierensteins ab. Homöopathische Mittel können therapiebegleitend eingenommen werden.

Bewegungsapparat

Arthrose

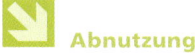
Abnutzung

Bei einer Arthrose werden die Gelenke durch Abnutzung geschädigt.

Degenerative Gelenkerkrankungen, besser als „Gelenkverschleiß" oder Arthrose bekannt, sind eine sehr häufige Erkrankung mit deutlicher Zunahme im Alter. Bei dieser Beschwerde handelt es sich um eine fortschreitende Zerstörung des Gelenkknorpels, die in der Folge zu einer Umbildung des knorpelnahen Knochens führt und dadurch die Gelenkfunktion beeinträchtigt. Am häufigsten betroffen sind Kniege-

lenke (Gonarthrose) und Hüftgelenke (Coxarthrose), gefolgt von Schulter-, Finger- und Zehen- sowie den Wirbelgelenken. Tritt die Arthrose an vielen Gelenken gleichzeitig auf, spricht man von einer sogenannten Polyarthrose.

Letztendlich kann Arthrose zur Zerstörung des Gelenks führen. Im Frühstadium ist dieser Schaden zunächst nur auf eine kleine Fläche und oberflächlich begrenzt. Erstes Anzeichen ist immer ein Knorpelschaden, der durch viele verschiedene

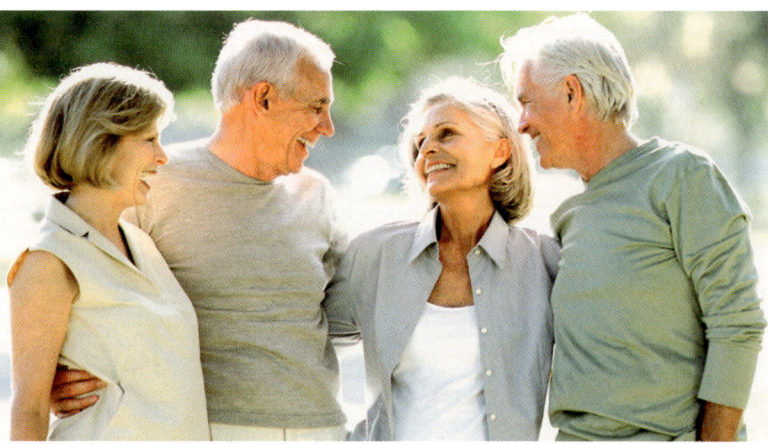

Faktoren bedingt wird. Unfälle, Überlastungen, angeborene Fehlformen der Gelenke, Stoffwechselstörungen und vermutlich auch Ernährungsfehler sind die wichtigsten Ursachen.

Symptome

Zusätzliche Veränderungen am Knochen sind ein entscheidendes Zeichen für das Frühstadium der Arthrose. Im Spätstadium ist der Gelenkknorpel nicht nur erkrankt und geschädigt, sondern sogar vollständig abgerieben und verschwunden. Hierdurch reibt der jetzt freiliegende Knochen direkt auf den Knochen der Gegenseite; beide berühren sich. Zwischen dem Früh- und dem Spätstadium können viele Jahre liegen. Viele Betroffene befinden sich daher in einem Zwischenstadium.

Es gibt typische Beschwerden, die für alle Gelenke gelten – unabhängig davon, wo die Arthrose auftritt. Dazu gehört der sogenannte Anlaufschmerz, d. h. eine Schmerzverstärkung zu Beginn einer Belastung (z. B. Hüftgelenkschmerzen beim Aufstehen nach längerer Sitzpause). Ist das Gelenk „warmgelaufen", verbessern sich die Beschwerden. Der Belastungsschmerz tritt auf, wenn das Gelenk eine Zeit lang belastet wird. Mitunter ist das Gelenk warm und schwillt an. Die Beschwerden verstärken sich im Tagesverlauf. Eine Ruhigstellung mindert sie.

Weitere Symptome sind Schmerzen mit Schwellungen, Entzündungsschübe, Verdickung und Verformung, beginnende Versteifung der betroffenen Gelenke und immer stärker werdende Bewegungseinschränkungen.

Homöopathische Mittel

Acidum formicicum D12, Aconitum D6 (bei Fieber), Actaea spicata D6, Caulophyllum thalictroides D6, Chininum sulfuricum D2 (bei roten, geschwollenen Gelenken), Colchicum D6 (bei Polyarthritis mit wanderndem Schmerz und Schwellung), Rhus toxicodendron D6 (bei stechenden Schmerzen, geschwollenen Gelenken), Rhododendron D6 (bei Gelenkschmerzen infolge von Wetterwechsel).

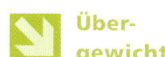

Übergewicht

Beugen Sie Arthrose vor, indem Sie Ihre Gelenke vor ständiger Überbelastung schützen. Bei Übergewicht bedeutet das, abzunehmen.

Rheumatoide Arthritis

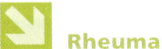

Rheuma

Wird von „Rheuma" gesprochen, ist meist die rheumatoide Arthritis gemeint.

Die rheumatoide Arthritis (Arthritis = Gelenksentzündung) ist die häufigste rheumatische Erkrankung. Etwa zwei Prozent der Bevölkerung sind davon betroffen; Frauen drei- bis viermal so häufig wie Männer und meist nach ihrem 40. Lebensjahr. Die Erkrankung kann sich auch in der Nähe der Gelenke ausbreiten und in seltenen Fällen Organe befallen. Die rheumatoide Arthritis kann im Gegensatz zur Arthrose, die nur ein oder mehrere Gelenke befällt, den gesamten Körper in Mitleidenschaft ziehen.

Symptome

Zu Beginn der Erkrankung stehen meist grippeartige Beschwerden: Müdigkeit, Abgeschlagenheit, Appetitlosigkeit, Gewichtsverlust, leichtes Fieber und Muskelschmerzen. Erst allmählich kommt es zu Schmerzen in den kleinen Gelenken (Finger-, Hand- und Zehengelenke), die durch eine Entzündung der Gelenkschleimhäute verursacht werden. Typische Beschwerden sind nächtliche und morgendliche Schmerzen sowie Steifheit der Fingergelenke am Morgen, die über 15 Minuten anhält und durch Bewegung wieder verschwindet.

Ein klassisches Merkmal ist das symmetrische Auftreten der Gelenkentzündungen. Sie machen sich fast immer parallel an beiden Händen bemerkbar. In der Folge kommt es zum Befall weiterer Gelenke, zu Gelenkverformungen und seltener zu Organbeteiligungen (Augen, Spei-

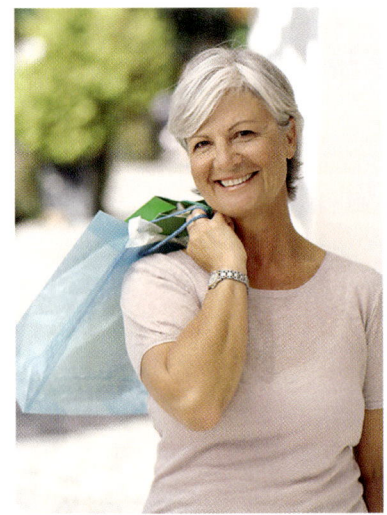

Die richtige Therapie

Eine frühzeitige und konsequente Therapie kann ungünstigen Faktoren entgegenwirken und entscheidet über den weiteren Krankheitsverlauf. Da eine Heilung nicht möglich ist, besteht das Hauptziel darin, ein Fortschreiten der Erkrankung so lange wie möglich aufzuhalten. Hauptansatzpunkt ist dabei die Beeinflussung des fehlgesteuerten Immunsystems.
Entzündungshemmende und schmerzlindernde Maßnahmen, welche die Beweglichkeit verbessern und damit die Lebensqualität erhöhen, können die Therapie begleiten.

Das hilft

Neben einer medikamentösen Therapie mit Basistherapeutika können homöopathische Mittel begleitend eingenommen werden.

chel- und Tränendrüsen, Haut, Herz, Lunge). Weitere Krankheitszeichen sind Rötung, Überwärmung, Schwellung, Schmerz und Bewegungseinschränkung. Durchblutungsstörungen kommen hinzu.

Die Krankheit wird in drei Stadien eingeteilt.

- **Stadium 1:** schubweises Auftreten von Schwellungen im Gelenkbereich; dadurch Bewegungsbehinderungen, Morgensteifigkeit und allgemeine Krankheitszeichen.

- **Stadium 2:** erste Anzeichen einer Gelenkzerstörung, fortschreitende Bewegungsbehinderung, Muskel- und Knochenschwund; Schleimhäute, Kapseln und Sehnenscheiden

werden in Mitleidenschaft gezogen.

- **Stadium 3:** Zunahme der Gelenkzerstörung, Ausbreitung der Krankheit auf neue Gelenke (Halswirbelsäule, Kiefergelenke etc.), bleibende Einschränkung der Beweglichkeit, Schädigung des Bindegewebes (Lockerung der Bänder und Kapseln) mit Fehlstellung und Steifheit der Gelenke, Bildung von Rheumaknoten.

Phasen mit hochaktivem entzündlichem Krankheitsgeschehen und starken Schmerzen wechseln sich mit geringeren Entzündungen ab. Ärzte sprechen von einem „Schub".

Homöopathische Mittel

Apis mellifica D6 (bei geschwollenen Gelenken mit Schmerzen, Berührungsempfindlichkeit), Bryonia cretica D6 (bei geschwollenen Gelenken, jede Bewegung ist schmerzhaft), Colchicum autumnale D6 (bei wandernden Schmerzen, die plötzlich auftreten), Ledum palustre D6 (bei warmen, geschwollenen Gelenken an Händen und Füßen, brennenden Schmerzen vor allem abends), Pulsatilla pratensis D6 (bei Schwäche in den Gliedern, reißenden und wandernden Schmerzen).

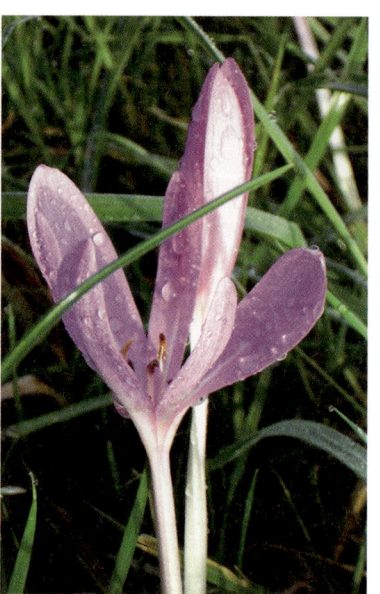

Gicht

Eine weitere schmerzhafte Erkrankung der Gelenke ist die Gicht (Arthritis urica). Diese wird durch ein Zuviel an Harnsäure im Blut (Hyperurikämie) hervorgerufen (ab einem Harnsäurespiegel von sieben Milligramm pro Deziliter im Serum). Nicht jeder Patient mit einem erhöhten Harnsäurespiegel bekommt Gicht; die Wahrscheinlichkeit steigt aber mit zunehmender Höhe der Hyperurikämie. So weist fast ein Fünftel aller Männer eine Hyperurikämie auf, während nur ca. drei Prozent an Gicht erkrankt sind. Ob die Krankheit ausbricht oder nicht, hängt in erster Linie von der Ernährung ab. Der Häufigkeitsgipfel liegt bei Männern zwischen dem 40. und 50. Lebensjahr. Frauen erkranken meist erst nach den Wechseljahren zwischen dem 50. und 60. Lebensjahr daran.

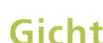

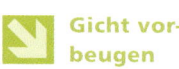

Gicht vorbeugen

Vorbeugend hilft, das Normalgewicht zu halten und auf purinarme Ernährung zu setzen. Schränken Sie z. B. den Genuss von Fleisch, Geflügel, Sardellen, Hering, Alkohol, scharfen Gewürzen und Innereien ein.

Gicht kommt gehäuft zusammen mit den Erkrankungen des sogenannten metabolischen Syndroms („Wohlstandssyndrom") vor. Dieses bezeichnet das gemeinsame Auftreten von Übergewicht, Altersdiabetes, erhöhten Blutfettwerten und Bluthochdruck.

Bei einer Hyperurikämie kommt es zu Ablagerung von Harnsäurekristallen (Urate) im Gelenkknorpel, in der Gelenkkap-sel, den Sehnenscheiden und Schleimbeuteln der Gelenke, deren scharfe Kanten die Gelenke angreifen, sodass sie sich entzünden. Dies führt zu den für Gicht typischen Gelenkbeschwerden.

Symptome

Die Merkmale eines akuten Gichtanfalls sind sehr charakteristisch: Aus voller Gesundheit kommt es plötzlich (häufig nachts) zur stark schmerzhaften Entzündung eines Gelenks, meist des Großzehengrundgelenks, mit Hautrötung, Überwärmung und Schwellung. Andere ebenfalls häufig betroffene Bereiche sind das Daumengrundgelenk sowie die Sprung- und Kniegelenke.

Typisch ist dabei der Befall eines einzelnen Gelenks im Gegensatz zur rheumatoiden Arthritis (siehe Seite 192 ff.).

Der akute Anfall, der oft mit Fieber einhergeht, klingt nach einigen Tagen bis drei Wochen spontan ab. Treten die Gichtanfälle in immer kürzeren Abständen auf oder wird die Gicht gar

Formen von Gicht

Es können verschiedene Formen auftreten.

- **Primäre Gicht** mit unbekannter Ursache: Dabei handelt es sich in erster Linie um eine erbliche Erkrankung. Genetische Faktoren begünstigen den Anstieg des Harnsäurespiegels (z. B. aufgrund einer Ausscheidungsstörung der Niere für Harnsäure).
- **Sekundäre Gicht** mit bekannten Ursachen: Sie tritt z. B. bei Leukämie oder verschiedenen Tumoren unter Chemotherapie bzw. Bestrahlung auf.

Sinkendes Risiko

Das Zuviel an Harnsäure im Blut kann man leider nicht ursächlich behandeln. Dennoch sinkt bei der richtigen Behandlung das Risiko eines Gichtanfalls.

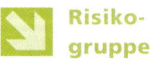
**Risiko-
gruppe**

Männer sind häufiger
von Gicht betroffen als
Frauen.

chronisch, kommt es zu einer Zerstörung des Gelenkknorpels, der Knochen und der Sehnen. Die Folge sind dauerhafte Gelenkschäden mit Bewegungseinschränkungen.

Homöopathische Mittel

Belladonna D6 und Apis D3 (bei akutem Gichtanfall), Berberis vulgaris D6 (zur Anregung der Nierentätigkeit), Perilla ocymoides D3 (bei erhöhten Harnsäurewerten), Colchicum autumnale D6 (bei geschwollenen, heißen Gelenken), Sulfur jodatum D3 (bei Gelenkschwellung), Acidum formicicum D6 (bei chronischer Gicht).

Bandscheiben-
vorfall

Ein Bandscheibenvorfall (Diskusprolaps) kommt sehr oft vor. Am häufigsten davon betroffen sind Menschen mittleren Alters. Die Bandscheibe liegt als eine Art mechanischer Puffer zwischen jeweils zwei Wirbelkörpern und hilft dabei, die Wirbel-

Rückenschule im Alltag

Sie möchten einem Bandscheibenvorfall vorbeugen? Dann achten Sie auf Ihre Haltung. Wer aus beruflichen Gründen viel sitzen muss, sollte eventuelle Haltungsmängel gezielt korrigieren. Stehen Sie z. B. kurz auf und gehen Sie herum, etwa beim Telefonieren.

Vor allem dynamisches Sitzen entlastet die Bandscheiben. Sprich: Wechseln Sie hin und wieder die Sitzposition. Verlagern Sie Ihr Gewicht erst auf die eine, dann auf die andere Pohälfte oder lehnen Sie sich nach hinten.

säule abzufedern. Sie besteht aus einem Faserring und einem gallertartigen Kern. Bei einem Bandscheibenvorfall tritt der Bandscheibenkern durch den Bandscheibenfaserring hervor. Aufgrund der Nähe zum Rückenmarkskanal und zu den Nervenwurzeln kann es leicht zu einer Beeinträchtigung der Funktion der Bandscheiben und damit zu starken Schmerzen kommen.

Ein Bandscheibenvorfall kann an jeder Stelle der Wirbelsäule auftreten. Am häufigsten ist jedoch der Bereich der unteren (Lenden-)Wirbelsäule betroffen.

Symptome

Die Symptome hängen vom Schweregrad und von der Lokalisation ab.

Manchmal kann ein Bandscheibenvorfall auch ohne Beschwerden auftreten. In anderen Fällen äußert sich die geschädigte Bandscheibe als Hexenschuss mit plötzlichen, stechend-ziehenden Schmerzen, die bis in das Bein ausstrahlen. Die Muskulatur ist verspannt; jede Lageveränderung ist mit großen Schmerzen verbunden.

Ist ein Nerv mit eingeklemmt, kann es zu Lähmungserscheinungen und Taubheitsgefühl, Kribbeln oder Gefühlsstörungen („Haut fühlt sich pelzig an") bis hin zu Bewegungseinschränkungen kommen. Bei Bandscheibenvorfällen im Halswirbelsäulenbereich entsteht häufig ein akutes oder chronisches Schulter-Arm-Schmerzsyndrom, das oft mit Lähmungen und Gefühlsstörungen der Arme einhergeht.

Homöopathische Mittel

Agaricus D12 (bei Schmerzen, die bis in die Beine ausstrahlen), Bryonia D12 (bei stechenden Schmerzen), Hypericum D12 (bei starken Schmerzen).

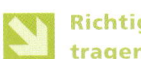

Richtig tragen

Wenn Sie etwas Schweres tragen müssen, achten Sie besonders auf die richtige Position: Gehen Sie dazu mit geradem Rücken in die Knie und spannen Sie die Po- und Oberschenkelmuskulatur an, um den Rücken zu entlasten.

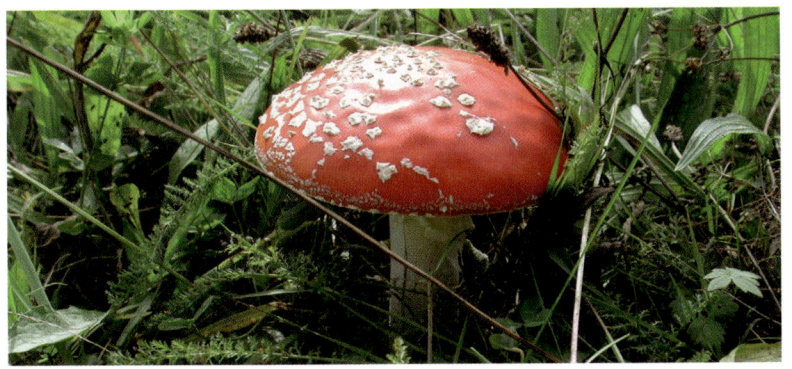

Fibromyalgie

Die Fibromyalgie (Faser-Muskel-Schmerz, FMS) ist die häufigste „weichteilrheumatische Erkrankung". Sie kommt bei ca. ein bis drei Prozent der Bevölkerung vor, überwiegend bei Frauen. Der Krankheitsbeginn liegt bei mindestens 35 Jahren. Nach Ausbruch steigern sich die Beschwerden kontinuierlich und erreichen ihren Höhepunkt häufig vor oder nach den Wechseljahren, meist um das 60. Lebensjahr herum.

Das FMS ist eine chronische nicht entzündliche Erkrankung des Stütz- und Bewegungsapparats. Es kommt zum einen „primär", also als Einzelerkrankung, zum anderen aber auch „sekundär", d. h. als Folge anderer Erkrankungen (chronische Polyarthritis, rheumatoide Arthritis oder Morbus Bechterew), vor.

Symptome

FMS ist durch lang anhaltende Schmerzen an der Muskulatur und an typischen Sehnenansatzpunkten gekennzeichnet. Außerdem besteht eine erhöhte Schmerzempfindlichkeit an den „Tender-Points"(Schmerzdruckpunkte) im Bereich des Nackens, Rückens, der Schultern und Hüften. Zusätzlich treten häufig vegetative Beeinträchtigungen wie Schlaf- und Verdauungs- oder Herzrhythmusstörungen auf, für die es keine erkennbaren Ursachen gibt. Müdigkeit, Abgeschlagenheit, Konzentrationsschwäche, Morgensteifigkeit, depressive Verstimmungen und Kopfschmerzen können mit einhergehen. Weitere Symptome sind Magen-Darm-Probleme, Übelkeit, Kreislauf- und

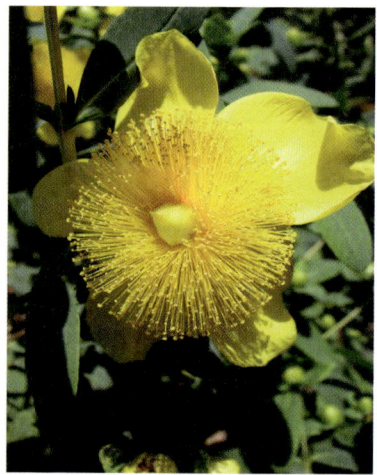

Symptom-katalog

Die amerikanische Gesellschaft für rheumatische Erkrankungen hat 1990 einen Katalog mit Symptomen für Fibromyalgie entwickelt, an dem sich bis heute viele Ärzte orientieren.

Atembeschwerden, schmerzhafte Regelblutungen, Gefühlsstörungen auf der Haut, Taubheitsgefühle, kalte Hände/Füße sowie Schweißausbrüche und Zittern (Tremor).

Homöopathische Mittel

Caulophyllum thalictroides D6 (bei geschwollenen, knackenden Gelenken), Hypericum D6 (bei Nervenschmerzen infolge der Veränderungen der Statik der Wirbelsäule), Arnica D6 (bei allgemeiner Zerschlagenheit), Cimicifuga racemosa D6 (bei stechenden Schmerzen, Kopfschmerzen, Muskelbeschwerden), Rhus toxicodendron D12 (bei morgendlichen Gelenkschmerzen), Chamomilla D6

(bei Überempfindlichkeit gegenüber jedem Schmerz, Schmerzzuständen).

Morbus Bechterew

Morbus Bechterew (Spondylitis ankylosans), benannt nach dem russischen Neurologen Wladimir Bechterew, ist eine entzündliche rheumatische Störung. Sie äußert sich durch eine schleichende Verknöcherung der Wirbelsäule, ausgehend vom Kreuzdarmbeingelenk, die sich versteift. Selten sind zum Teil auch die Schultergelenke, das Hüftgelenk und die inneren Organe betroffen. Die Erkrankung verläuft meist schubartig und kann in

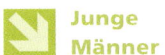

Junge Männer

Morbus Bechterew tritt hauptsächlich bei Männern im jugendlichen und mittleren Alter auf.

jedem Stadium plötzlich anhalten.

Symptome

Die Schwere des Verlaufs ist sehr unterschiedlich. Im Anfangsstadium treten die Beschwerden schleichend auf und sind eher unspezifisch, was oft zu Fehldeutungen führt.

Folgende Kriterien sind jedoch schon zu Beginn typisch: Der Rückenschmerz sitzt tief, verbunden mit erheblicher Bewegungseinschränkung. Die Schmerzen strahlen auf Lendenwirbelsäule und Oberschenkel aus, vor allem am Morgen.

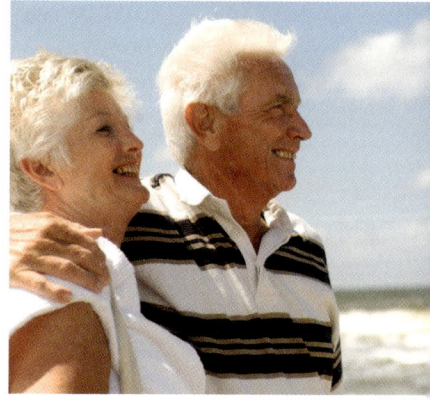

Sie bessern sich bei Bewegung. Die Regenbogenhaut des Auges ist entzündet. Ohne erkennbare Ursache können zusätzlich Fersenschmerzen oder eine andere Sehnenansatzentzündung ebenso wie Schmerzen über dem Brustbein und eine eingeschränkte Brustkorbdehnung auftreten. Die Schmerzausstrahlung in andere Körperbereiche kann teilweise ziemlich stark sein. Charakteristisch ist das Auftreten der Schmerzen über Nacht und früh am Morgen. Nachts beginnen Betroffene außerdem zu schwitzen.

Bei schwerem Verlauf führt die Erkrankung zur typisch vornübergebeugten Haltung (Buckel).

Schmerzlinderung

Morbus Bechterew gilt als unheilbar. Jedoch können geeignete Therapien und eine frühzeitige Diagnose den Verlauf beeinflussen. Das wichtigste Ziel ist dabei vor allem auch die Linderung der Beschwerden bzw. der Schmerzen, weshalb ein frühzeitiger Kontakt mit einem erfahrenen Schmerztherapeuten dringend zu empfehlen ist.

Zu den körperlichen Beschwerden können Depressivität, Arbeitsunlust und Müdigkeit hinzukommen. Häufig erfolgt ein Rückzug aus dem sozialen Leben, was wiederum den Verlauf der Erkrankung verschlimmert. Daher ist es wichtig, das seelische Gleichgewicht der Betroffenen zu erhalten oder wiederherzustellen.

Homöopathische Mittel

Bryonia cretica D6 (bei Rückenverspannungen), Dulcamara D6 (bei Rückenschmerzen), Rhus toxicodendron D12 (bei knackenden Gelenken).

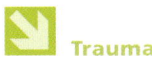

Trauma

Bei einem Drittel der Patienten ist der Auslöser ein körperliches oder seelisches Trauma.

Haut

Neurodermitis

Neurodermitis, auch atopisches Ekzem oder atopische Dermatitis genannt, ist eine dauerhafte Entzündung der Haut mit rotem Ausschlag (Ekzem).

Laut Schätzungen leiden in Deutschland ca. drei bis fünf Millionen Menschen unter dieser Erkrankung, Tendenz steigend. Neurodermitis ist außerdem die häufigste chronische Krankheit bei Kindern. In vielen Fällen bildet sie sich mit dem Ende der Pubertät wieder zurück. Eine vollständige Heilung ist jedoch nicht möglich.

Die Ursachen sind vielschichtig und weitgehend ungeklärt. Unumstritten ist jedoch, dass Neurodermitis eine Überreaktion des körpereigenen Immunsystems darstellt und dass eine genetische Veranlagung zur Entwicklung von Allergien vorliegt. Doch nicht bei jedem, der diese Neigung in sich trägt, kommt die Erkrankung zum Ausbruch. Laut Expertenmeinung können Faktoren wie Psyche, Ernährung und Umwelteinflüsse Neurodermitis provozieren bzw. verschlimmern. Viele Betroffene reagieren z. B. allergisch auf bestimmte Lebensmittel, klima-

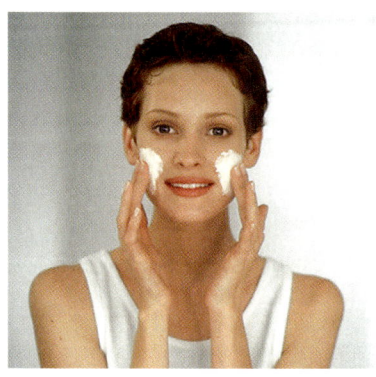

ne. Bei Erwachsenen kann der ganze Körper erkrankt sein.

Die Erkrankung verläuft schubweise, d. h. beschwerdefreie Zeiträume werden unterbrochen durch Krankheitsausbrüche, die verschiedene Schweregrade zeigen können.

Homöopathische Mittel

Borax D6 (bei trockener Haut, Juckreiz), Cardiospermum halicacabum D3 (bei hochroter Haut, Entzündungen), Petroleum D12 (bei Juckreiz), Kreosotum D12 (bei nässendem, eit-

tische Bedingungen oder andere Reizstoffe wie Chemikalien in Dusch- und Waschmitteln, Putzmitteln, Parfum, aber auch Hausstaub, Pollen, Tierhaare etc. Außerdem können seelische Faktoren wie Trauer oder Stress einen akuten Schub auslösen.

tische Bedingungen oder andere Reizstoffe wie Chemikalien in Dusch- und Waschmitteln, Putzmitteln, Parfum, aber auch Hausstaub, Pollen, Tierhaare etc. Außerdem können seelische Faktoren wie Trauer oder Stress einen akuten Schub auslösen.

Symptome

Die Haut der Betroffenen ist sehr trocken, rau, schuppig, spröde und gerötet. Es besteht ein starker Juckreiz. Im akuten Stadium kommt es zu Bläschenbildung und nässenden Hautstellen mit Krustenbildung. Betroffen sind vor allem das Gesicht, der Hals und Nacken sowie die Innenseiten der Ellenbeugen, der Kniekehlen, der Arme und Bei-

Therapie

Die tägliche Hautpflege ist Grundlage der Therapie. Zur Hautregeneration eignet sich Ringelblumensalbe. Für eine Langzeitbehandlung ungeeignet sind wegen ihrer Nebenwirkungen cortisonhaltige Cremes.

Ausbrüchen vorbeugen

- Veränderung des sozialen Umfelds (Milieuwechsel; Ausschalten psychischer Faktoren)
- Klimakuren (Hochgebirge/ Seeklima)
- Vermeidung chemischer oder mechanischer Reize (z. B. Kontakt mit Chemikalien oder rauer Kleidung)
- Verhinderung von Kratzen und Superinfektion (erneute Infektion mit demselben Erreger) durch Kurzhalten der Fingernägel

rigem Hautausschlag, Brennen), Oleander D16 (bei Hautausschlag vor allem auf der Stirn, hinter den Ohren, Juckreiz, Brennen), Sarsaparilla D6 (bei nässenden Ausschlägen, Eiterung, Bläschen, Juckreiz).

Psoriasis

Die weit verbreitete Schuppenflechte oder Psoriasis (griechisch psora = Jucken, Kratzen) ist eine chronisch entzündliche Hauterkrankung, die meist schubweise verläuft. In Hinblick auf das Erkrankungsalter und die genetische Veranlagung werden zwei Typen unterschieden:

- **Typ 1:** erstmaliges Auftreten im zweiten Lebensjahrzehnt, genetische Veranlagung
- **Typ 2:** Erkrankung vor allem zwischen 55 und 60 Jahren, Ausbruch von äußeren Faktoren abhängig (z. B. Klimaeinflüsse, Stress, bestimmte Medikamente)

Schuppenflechte kann zwar vererbt werden, ist aber keine Infektionskrankheit und nicht ansteckend. Trotzdem leiden die Betroffenen häufig unter gesellschaftlicher Ausgrenzung, und die Lebensqualität ist stark eingeschränkt.

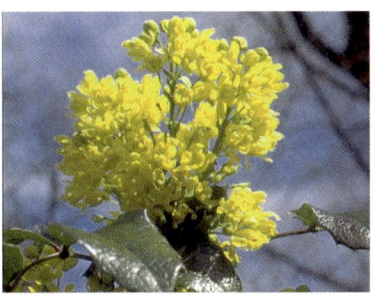

Symptome

Bei den Symptomen handelt es sich um flächige Entzündungen der Haut, angefangen von einzelnen Herden an den Gelenken bis hin zu kleinfleckigem Befall am ganzen Körper. Die betroffenen Stellen sind gerötet, mit silbrig glänzenden Schuppen besetzt und jucken teilweise. Häufig erkrankt sind Kniescheiben, Ellenbogen, die Kreuzbeinregion, der Bauchnabel oder die Kopfhaut. Außer der Haut können auch Nägel, Schleimhäute und Hand- sowie Fußflächen,

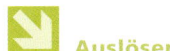
Auslöser

Auslöser der Schuppenflechte können u. a. Infektionen, Stoffwechselstörungen, Verletzungen der Haut, ein Sonnenbrand, Rauchen, Stress oder bestimmte Medikamente sein.

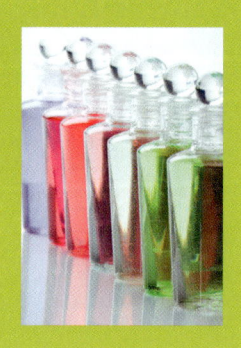
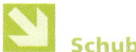

Schub

Die Schuppenflechte kommt schubartig. Der einzelne Schub kann unterschiedlich lang andauern.

oft einhergehend mit schmerzhaften Rissen oder Bläschen, befallen sein.

In besonders schweren Fällen können die Gelenke schmerzhaft anschwellen bis hin zur Deformierung (Psoriasis-Arthritis).

Homöopathische Mittel

Arsenicum D12, Graphites D12, Natrium muriaticum D12, Calcium carbonicum D12, Antimonium crudum D4, Corallium rubrum D6 sowie Mahonia aquifolia D3 (bei Juckreiz).

Herz-Kreislauf-Beschwerden und Gefäßsystem

Arteriosklerose

Arteriosklerose (Atherosklerose) oder Arterienverkalkung ist eine Gefäßverengung durch Ablagerungen in und an der Gefäßwand, wodurch deren Querschnitt verringert und folglich die Durchblutung reduziert wird. Sie gilt als eine Ursache für koronare Herzerkrankungen (Verengung der Herzkranzgefäße, die zu Sauerstoffmangel des Herzmuskels führt). Prinzipiell kann jedes Gefäß des Körpers von der Arteriosklerose betroffen sein. Am häufigsten sind jedoch die Herzkranzgefäße, die Hauptschlagader und Gehirnarterien befallen. Oft treten die Symptome erst im Alter auf; dann jedoch hat die Krankheit bereits ein fortgeschrittenes Stadium erreicht.

Erste Anzeichen sind Ablagerungen von Blutfetten (Plaques) an den Gefäßwänden, wodurch das Blutgefäß zunehmend eingeengt wird. Diese führen schließlich zur atherosklerotischen Plaque (verkalkte Gefäßplatte), welche die ansonsten flexible Gefäßwand stellenweise verhärtet und den Gefäßquerschnitt verringert.

In fortgeschrittenen Stadien können die Gefäße einreißen. Nachfolgend wird der Riss von einem Blutgerinnsel (Thrombus) abgedeckt. All diese Veränderungen können das Gefäß von innen her einengen und zum völligen Verschluss führen. Die Blutgerinnsel oder Kalkplätt-

chen, die sich von größeren Arterien ablösen, verursachen den Verschluss kleinerer Gefäße (Embolie) in der Körperperipherie (Bein, Unterschenkel, Fuß). In den Arterien der unteren Extremitäten (Beine) führt die Einengung oder der Verschluss des Gefäßes zur sogenannten arteriellen Verschlusskrankheit.

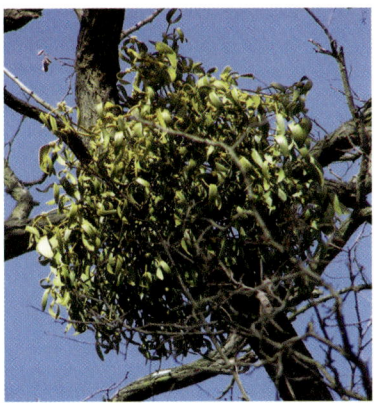

Symptome

Bis zu 50 Prozent der arteriellen Einengungen sind beschwerdefrei. Die Veränderungen sind nur radiologisch festzustellen. Erst wenn sich der Blutfluss in den Gefäßen deutlich verringert, können bestimmte Symptome

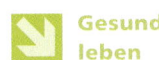

Gesund leben

Beugen Sie Arteriosklerose durch einen gesunden Lebenswandel vor.

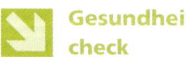

Gesundheits-check

Oft bleibt Bluthochdruck lange Zeit unerkannt. Gehen Sie daher zweimal jährlich zum Arzt, um einen Gesundheitscheck durchführen zu lassen.

auftreten. Sie hängen davon ab, welche Gefäße im Körper verengt sind. Bei Belastung kann etwa Atemnot auftreten, im Ruhezustand sind ein Engegefühl in der Brust sowie ein Herzstechen möglich.

So beugen Sie vor

- Verzichten Sie auf Rauchen!
- Regelmäßige körperliche Bewegung senkt den Blutdruck und verbessert die Blutfette
- Behandeln Sie erhöhten Blutdruck.
- Beugen Sie Diabetes vor bzw. behandeln Sie eine bereits bestehende Erkrankung richtig.
- Ernähren Sie sich gesund.
- Bauen Sie Übergewicht ab.

Homöopathische Mittel

Abrotanum D4 (bei stechenden Schmerzen in den Händen und Füßen), Espeletia grandifolia D6 (bei Durchblutungsstörungen und Schmerzen an den Beinen), Secale D6 (bei Gefühlsstörungen in den Gliedern), Viscum album und Vanadium D12 (bei hohem Blutdruck).

Bluthochdruck

Arterielle Hypertonie oder Bluthochdruck ist eine chronische Erkrankung, bei welcher der Druck auf der arteriellen Seite des Kreislaufs krankhaft erhöht ist. Beschwerden können zeitweise fehlen; manche Betroffene merken zunächst gar nicht, dass sie krank sind.

Im Verlauf der Erkrankung zieht der überhöhte Blutdruck andere Organsysteme in Mitleidenschaft: So leistet z. B. das Herz bei erhöhtem Blutdruck verstärkte Arbeit und nimmt sehr stark an Masse zu (Hypertrophie). Es kann zu akutem Herzversagen kommen.

Das gesamte Gefäßsystem ist bei Bluthochdruck stark belastet, weil die Wand der einzelnen Gefäße einem höheren Druck standhalten muss. So können durch den Hochdruck Hirngefäße reißen; eine Gehirnblutung ist die Folge. Eine Unterversorgung im Gehirn durch Arteriosklerose kann einen Schlaganfall verursachen. Damit der Arzt Bluthochdruck richtig behan-

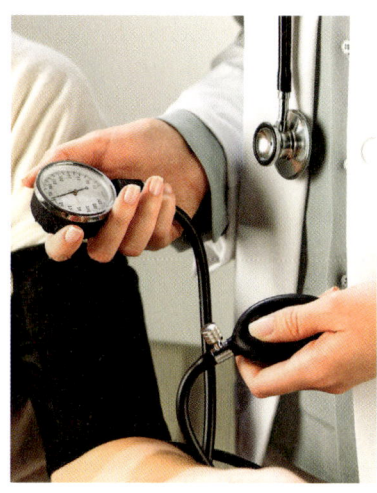

deln kann, ist es notwendig, seine Ursachen zu kennen.

Symptome

Bluthochdruck entwickelt sich häufig in der zweiten Lebenshälfte, bei Frauen während der Wechseljahre. Auftretende Beschwerden sind Nervosität, Schlafstörungen, Stimmungsschwankungen, Konzentrationsprobleme und nachlassende Leistungsfähigkeit. Aber auch Symptome wie Schwindel, Herzklopfen oder Herzstolpern, Pulsunregelmäßigkeiten (Herzrhythmusstörungen) oder Druckkopfschmerzen, Ohrensausen, Übelkeit und Sehstörungen können auftreten.

Unter einer Bluthochdruckkrise (hypertensiven Krise) wird ein plötzlicher Blutdruckanstieg auf über 220/115 mmHg verstanden. Typische Anzeichen sind morgendliche Kopfschmerzen, besonders im Bereich des Hinterkopfs, begleitet von Übelkeit und Erbrechen, Angstgefühle, Brustschmerzen, starkes Schnaufen bei Belastung (z. B. Treppensteigen), Atemnot, Engegefühle, Bewusstseinstrübungen, Krämpfe und Nasenbluten.

Mögliche Folgekrankheiten sind ein Schlaganfall, eine Angina pectoris sowie ein infarktkardiales Lungenödem.

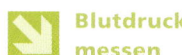

Blutdruck messen

Um aussagekräftige Ergebnisse zu erlangen, sind mehrere Messungen des Blutdrucks zu verschiedenen Tages- und Nachtzeiten nötig.

Senkung des Blutdrucks

Die Therapie des Bluthochdrucks umfasst in erster Linie allgemeine Maßnahmen zur Änderung der Lebensweise sowie die medikamentöse Einstellung des Blutdrucks. Das Ziel ist eine dauerhafte Blutdrucksenkung auf Werte unter 140/90 mmHg.

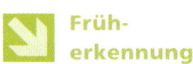
Erste Hilfe

- Lagerung mit erhöhtem
  Oberkörper; bei Bewusst-
  losigkeit: Seitenlagerung
- nicht aufstehen lassen
  (Kollaps droht!)
- Kontrolle von Puls,
  Atmung, Blutdruck
- Überwachung des
  Bewusstseins
- Notarzt rufen!

Homöopathische Mittel

Aconitum napellus D6 (bei
hohem Blutdruck infolge von
Schreck), Aurum metallicum
D12 (bei bohrenden Kopf-
schmerzen), Baryum carbonicum D12 (bei dumpfen Kopfschmerzen), Glonoinum D6 (bei
Schwindel und Herzrasen),
Plumbum metallicum D12 (bei
drückende Kopfschmerzen und
Schwindel), Viscum album D6
(zur Senkung des Blutdrucks).

Venenentzündung

Beinleiden sind weit verbreitet,
denn jeder Zweite hat Probleme
mit seinem Venensystem. Häufig betroffen sind Menschen mit
fortgeschrittenen Krampfadern.
Die oberflächliche Entzündung
von Venen (Thrombophlebitis)
ist nicht infektiös und meist örtlich begrenzt. In der Regel ist sie
mit einem partiellen Verschluss
der Vene durch ein Blutgerinnsel (Thrombus) verbunden, das
den Blutfluss teilweise oder ganz
aufhält.

Dieses Krankheitsbild unterscheidet sich von der sogenannten tiefen Venenthrombose, die
ausschließlich die großen innen-
liegenden Hauptvenen betrifft.
Jede Vene im Körper kann betroffen sein, am häufigsten sind
es jedoch die Venen im Becken-
und Beinbereich.

Häufige Ursachen für Venen-
entzündungen und Thrombosen
sind orthopädische Operationen
am Bein nach Unfällen und Ein-
griffen am Gefäßsystem, wenn
die Vene örtlich verletzt wird
(z. B. bei einer Blutabnahme).
Ohne Vorliegen von Krampfadern kommen Gerinnungs-
störungen (d. h. Thromboseneig-
ung durch Veränderungen der
Blutzusammensetzung) und

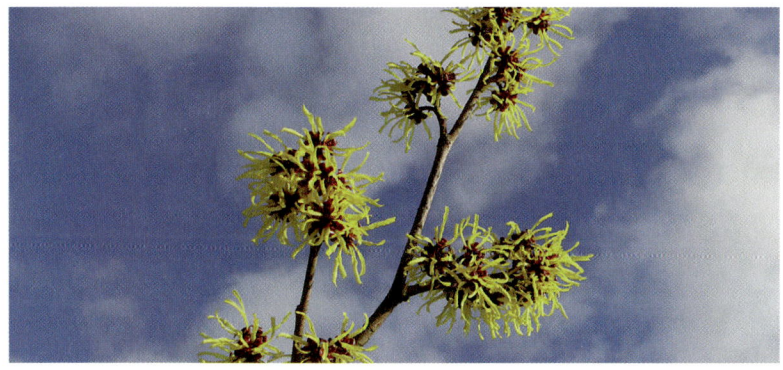

Vorbeugung

Vorbeugend wirken
Stützstrümpfe,
Bewegung, reichlich
Flüssigkeitszufuhr
und eventuell ge-
rinnungshemmende
Medikamente.

schwere Allgemein- sowie Tumorerkrankungen als Auslöser
infrage. Aber auch äußere Ursachen wie z. B. ein Venenkathe-
ter oder Prellungen können die
Erkrankung auslösen. Außer-

dem begünstigt längeres Sitzen
im Bus oder Flugzeug bei gefährdeten Personen das Entstehen einer Venenthrombose.
Frauen ab 40 Jahren sind besonders häufig betroffen, wobei Zi-
garettenrauchen, Übergewicht,
die Einnahme der Antibabypille
sowie erbliche Veranlagung das
Risiko erhöhen.

Wann wird es gefährlich?

Wächst ein Blutgerinnsel
vom oberflächlichen ins tiefe
Venensystem ein, so liegt
eine tiefe Venenthrombose
vor. Dabei handelt es sich
um eine ernst zu nehmende
Erkrankung, weil die Ge-
fahr einer Embolie besteht,
wenn sich das Gerinnsel
ablöst. Die Lungenembolie
ist eine gefürchtete, lebensbedrohliche Komplikation
der tiefen Bein- oder Becken-
venenthrombose.

Symptome

Bei der oberflächlichen Venenentzündung sind eine Rötung der
betroffenen Stelle, eine Schwellung, lokale Überwärmung und
Druckschmerzen typische Anzeichen. Fieber tritt nicht auf.
Unter Umständen ist die Vene als
derber schmerzhafter Strang oder
Knoten tastbar.

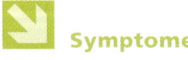

Symptome

Die Symptome sind von der Stärke und dem Ort der Entzündung abhängig.

Im Gegensatz zur tiefen Venenthrombose ist die Symptomatik örtlich begrenzt. Die tiefe Venenthrombose ist dagegen äußerlich oft nicht erkennbar und mit wenig Schmerzen verbunden.

Homöopathische Mittel

Arnica montana D6 (bei Venenentzündung nach Unfall), Hamamelis virginiana D6 (bei sichtbarem Venenstrang), Lachesis D12 (im akuten Stadium), Vipera berus D12 (bei Schmerzen, bläulicher Haut).

Niedriger Blutdruck

Ein niedriger Blutdruck (Hypotonie) liegt ab systolischen Werten unter 100 mmHg vor. Der normale Blutdruck liegt bei 120/80 mmHg, wobei der erste höhere Wert der systolische und der zweite der diastolische ist. Systolisch bedeutet, dass das Herz in dieser Zeit das Blut in den Kreislauf pumpt. Der diastolische Blutdruck gibt den Druck an, der in den Arterien

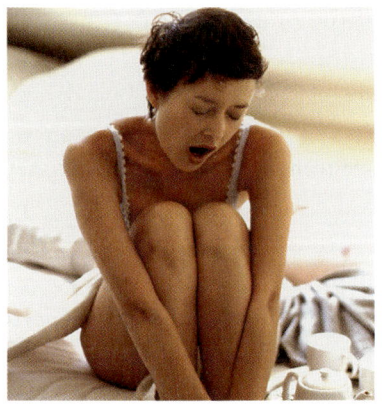

während der Entspannungsphase des Herzens herrscht.

Ein Blutniederdruck ist häufig anlagenbedingt, nicht auf eine Erkrankung des Kreislaufs zurückzuführen und verursacht für die Betroffenen keine oder zumindest kaum Beschwerden.

Es gibt zwei Formen der Hypotonie (mit ihren jeweiligen Unterformen): die arterielle und die orthostatische Form. Die arterielle Hypotonie wird eingeteilt in die

- konstitutionelle, auch primäre oder essenzielle Form und die
- sekundäre Hypotonie.

Häufig sind junge, schlanke Frauen von der konstitutionellen

Hypotonie betroffen, die meist familiär bedingt ist und keinen Krankheitswert hat. Die sekundäre Form kann durch gefäßerweiternde Mittel entstehen oder durch Medikamente, die ihre Wirkung auf den Herzkreislauf oder eine verbesserte Herzdurchblutung haben. Ebenfalls Auslöser können bestimmte Psychopharmaka sein. Aber auch bei Erkrankungen des Hormonsystems (z. B. einer Unterfunktion der Schilddrüse), der Nebennierenrinde und der Hypophysenvorderlappen oder bei einem Mangel an Aldosteron (Hypoaldosteronismus) werden blutdruckregulierende Hormone nicht mehr ausreichend produziert; der Blutdruck sinkt.

Ist die Hauptschlagader verengt (Aortenstenose), kann es ebenfalls zu einer Hypotonie kommen. Ebenso auch bei unregelmäßigem Herzschlag (Arrhythmie), bei einer Herzbeutelentzündung (Perikarditis) oder Lungenhochdruck (pulmonale Hypertonie).

Eine ganz andere Form ist die orthostatische Blutdruckregulationsstörung. Sie tritt nur in besonderen Situationen auf, z. B. wenn der Betroffene aufsteht, meist aus der Hocke, aus dem Liegen heraus oder nach längerem Sitzen. Das Problem ist dabei, dass das Blut durch die Schwerkraft zuerst in den Beinvenen versackt und somit zu wenig Blut beim Herzen ankommt.

Normalerweise erhöht sich beim gesunden Menschen der Herzschlag, sodass es zu einer systolischen Blutdruckerhöhung kommt. Ist dies nicht ausreichend, tritt Schwindel auf, oder es kommt sogar zu kurzem Bewusstseinsverlust (Synkope). Besonders gefördert wird dieses

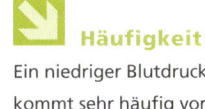

Häufigkeit
Ein niedriger Blutdruck kommt sehr häufig vor.

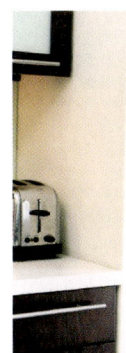
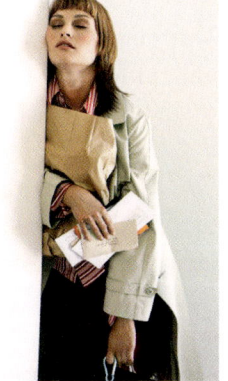

Phänomen durch ruhiges Stehen über eine längere Zeit hinweg. Man sieht das Phänomen oft bei Popkonzerten: Es ist sehr warm, die Zuhörer können sich kaum bewegen und haben zu wenig getrunken.

Symptome

Im Gegensatz zur orthostatischen Hypotonie sind die Symptome einer arteriellen Hypotonie nicht akut. Die Betroffenen leiden meist unter verminderter Leistungsfähigkeit; sie werden schneller müde und schlafen mehr. Typisch ist auch die morgendliche Anlaufzeit, die der Betroffene braucht, um fit für den Tag zu sein.

Es kann außerdem zu Konzentrationsstörungen, depressiven Verstimmungen, Schlafstörungen und innerer Unruhe kommen, ebenso zu kalten Händen und Füßen.

Die Symptome einer orthostatischen Hypotonie treten direkt nach dem Aufstehen auf. Dem Betroffenen wird meist schwindelig und schwarz vor Augen; auch Ohrensausen und Kopf-

schmerzen kommen vor. Als Extremreaktion können Bewusstlosigkeit mit unkontrollierten Stürzen und infolgedessen sogar Knochenbrüche oder Kopfverletzungen folgen.

Homöopathische Mittel

Acidum phosphoricum D12 (nach geistiger und körperlicher Überanstrengung), Ferrum metallicum D12 (bei Kopfschmerzen, Hitzewallungen), Haplopappus baylahuen D3 (bei Stirnkopfschmerzen, Augenflimmern, Schwindel), Kalium carbonicum D 12 (bei Schwäche, Schwitzen, Ödembildung an den unteren Extremitäten).

Weitere Erkrankungen

Die besprochenen Erkrankungsformen müssen vom Blutniederdruck und akuten Blutdruckabfall unterschieden werden. Blutniederdruck geht mit neurologischen Krankheiten wie z. B. Morbus Parkinson und Multipler Sklerose einher. Ein akuter Blutdruckabfall wird durch einen Kreislaufschock ausgelöst.

Das wirkt vorbeugend

- körperliche Bewegung (z. B. Schwimmen, Radfahren, Laufen)
- Wechselduschen (heiß/kalt)
- Kneippkuren
- längeres Stillstehen vermeiden
- langsames Aufstehen (nicht plötzlich)
- reichlich trinken

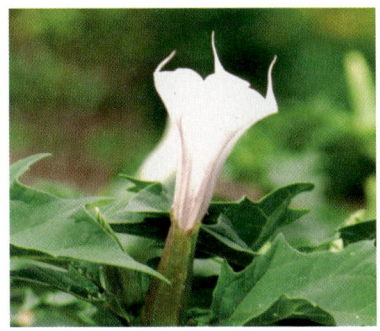

- herabhängender Mundwinkel
- Taubheitsgefühl, Kribbeln, „pelziges Gefühl" der erkrankten Körperseite
- Doppelbilder, verschwommenes Sehen oder plötzliche Erblindung eines Auges
- Sprachstörungen (undeutliche Sprache)

Schlaganfall

Der Schlaganfall (Apoplex) ist die Folge einer plötzlich akut auftretenden Störung der Blutversorgung im Gehirn, sodass Bereiche ganz oder teilweise ausfallen. Denn um seine Funktion aufrechterhalten zu können, benötigt das Gehirn Sauerstoff und Zucker, was über das Blut dorthin transportiert wird.

Symptome

Ein Schlaganfall kann sich unterschiedlich äußern. Folgende Beschwerden weisen auf diese akute Notfallsituation hin – sie können, müssen aber nicht gemeinsam auftreten:

- Lähmung einer Körperseite (Arm- und/oder Beinlähmung)

Zusätzlich zu den oben genannten Symptomen können blitzartig einsetzende, starke, stechende Kopfschmerzen auftreten. Diese sind teilweise mit Schwindel, Übelkeit oder Erbrechen verbunden und Hinweis auf eine Hirnblutung als Ursache des Schlaganfalls.

Homöopathische Mittel

Alumina D12 (bei schlaffer Muskulatur, Schwindel), Arnica montana D 12 (bei Schwindel, Stirnkopfschmerzen, rotem Gesicht), Causticum D12 (bei Muskellähmungen), Zincum metallicum D12 (bei Muskellähmungen, Verwirrtheit), Lachesis D12 (bei Gliederzucken), Stramonium D6 (bei dunkelrotem Gesicht).

 Notfall!

Ein Schlaganfall ist ein akuter Notfall – es zählt jede Minute! Denn je länger die Durchblutungsstörung im Gehirn anhält, desto mehr Nervenzellen sind unterversorgt und sterben ab. Rufen Sie also sofort einen Notarzt!

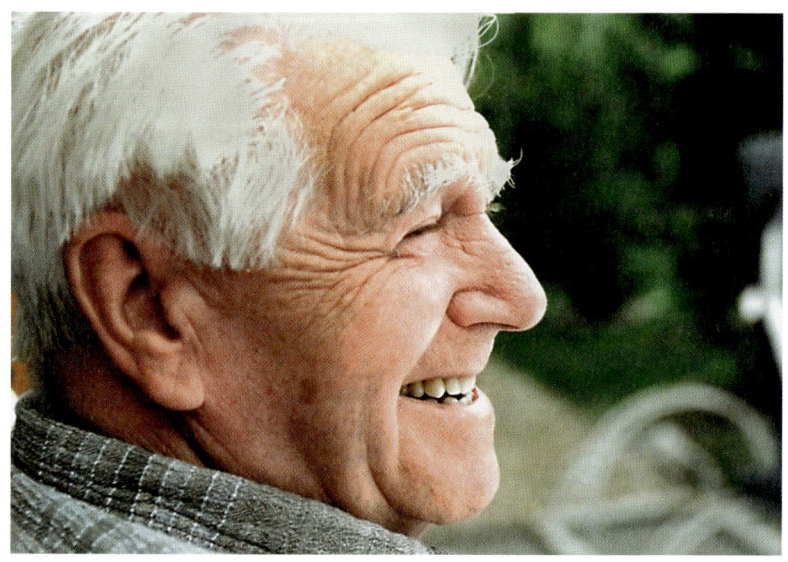

Herzinfarkt

Ein Herzinfarkt (Myokardinfarkt) tritt auf, wenn einzelne Abschnitte der Herzkranzgefäße (Koronarterien) vollständig verschlossen sind und dadurch die Sauerstoffzufuhr abgeschnitten ist. Derjenige Teil des Herzmuskelgewebes, der durch dieses Gefäß mit Blut versorgt wurde, stirbt ab und vernarbt. Ist mehr als die Hälfte des Gewebes davon betroffen, kann das Herz nicht mehr arbeiten. Der plötzliche Herztod, der durch Stehenbleiben dieses Organs verursacht wird, ist die Folge.

Die häufigste Ursache für einen Herzinfarkt ist eine Gefäßverkalkung (Arteriosklerose) der Herzkranzgefäße (koronare Herzkrankheit).

Symptome

Typische Anzeichen sind starke Schmerzen in der Brust, die in den linken Arm sowie in den Hals ausstrahlen und länger als fünf Minuten anhalten. Schmerzen können jedoch auch in an-

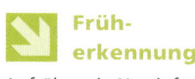

Früh-erkennung

Je früher ein Herzinfarkt behandelt wird, desto größer sind die Überlebenschancen und desto geringer sind die Folgen. Rasche ärztliche Behandlung ist daher unbedingt notwendig.

deren Teilen des Brustkorbs, im Oberbauch oder Rücken auftreten. Hinzu kommen eventuell Atemnot, Übelkeit, starke Angstgefühle, Schweißausbrüche, allgemeines Schwächegefühl, Blässe und Herzstolpern. Ein Infarkt kann aber auch völlig unbemerkt verlaufen. Man spricht dann von einem „stummen" Herzinfarkt.

Homöopathische Mittel

Arnica montana D6 (bei Schmerzen im linken Arm nach körperlicher Anstrengung), Myrtillocactus geometrizans D2 (bei Herzschmerzen, Engegefühl in der Brust), Naja naja D12 (bei Herzklopfen, stechenden Herzschmerzen und Beklemmungsgefühl in der Brust).

> ### Risikofaktoren
> - Bluthochdruck
> - Diabetes
> - erhöhte Blutfettwerte
> - erbliche Veranlagung
> - höheres Alter
> - Übergewicht
> - Bewegungsmangel
> - Stress

Angina pectoris

Angina pectoris (Brustenge, Stenokardie) zählt zu den koronaren Herzerkrankungen (KHK). Hinter diesem Begriff verbergen sich Krankheitsbilder, denen überwiegend eine Verkalkung (Arteriosklerose) der Herzkranzgefäße zugrunde liegt. Dabei kommt es infolge einer damit einhergehenden Verengung der zum Herzen führenden Herzkranzgefäße (Koronararterien) zu einer Minderdurchblutung des Herzmuskels. Die Folge ist, dass der Herzmuskel nicht mehr ausreichend mit sauerstoffreichem Blut versorgt wird (Ischämie) und das von der Mangeldurchblutung betroffene Gewebe abstirbt. Dieses ist nicht mehr in der Lage, seine Funktion zu erfüllen. Die Pumpleistung des Herzens lässt nach, es kommt zur allgemeinen Herzmuskelschwäche. Bereits kleinste körperliche Belastungen führen zu Atemnot, Blaufärbung der Lippen und einem zunehmenden Nachlassen der körperlichen Leistungsfähigkeit. Auch Herz-

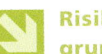

Risikogruppe

Männer sind etwa dreimal so häufig von Angina pectoris betroffen wie Frauen. Weitere Risikofaktoren sind u. a. Bluthochdruck, Diabetes, Übergewicht, Rauchen, die Einnahme der Antibabypille, Stress und Bewegungsmangel.

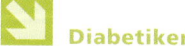 **Diabetiker**

Bei Diabetikern kann
Angina pectoris „stumm",
also ohne Schmerzen
verlaufen.

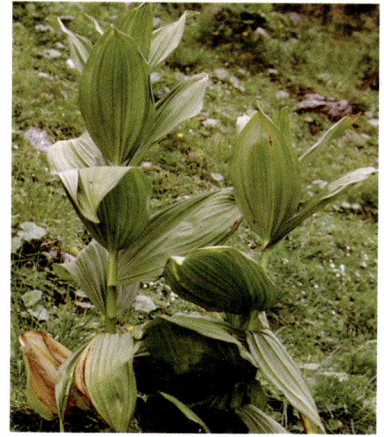

rhythmusstörungen sind häufige Folgen einer Angina pectoris.

Symptome

Anzeichen für eine Angina pectoris ist z. B. ein dumpfes, beklemmendes Engegefühl in der Brust. Manchmal treten auch Schmerzen auf, die in Arme, Schulterblätter, Hals und Kiefer ausstrahlen. Betroffene haben außerdem Todes- bzw. Erstickungsängste und spüren ein Schweregefühl oder Sensibilitätsstörungen in Armen und Händen; in den meisten Fällen sind diese Symptome in der linken Körperhälfte lokalisiert. Im Unterschied zum Herzinfarkt treten die Beschwerden einer Angina pectoris lediglich bei körperlicher oder psychischer Belastung auf und verschwinden in der Ruhephase wieder. Oftmals haben sie anfallsartigen Charakter.

In manchen Fällen verläuft die Angina pectoris auch ohne oder mit nur geringfügigen Symptomen, die von den Betroffenen kaum wahrgenommen werden. In diesem Fall spricht man von einem „stummen" Verlauf. Dann kann es ohne jegliche Vorzeichen zu einem Herzinfarkt kommen.

Homöopathische Mittel

Aconitum napellus D12 (bei Schmerzen, nach Aufregung, großer Unruhe, Todesangst), Arnica montana D6, Arsenicum album D12, Cactus D6, Crataegus D12 (bei schwacher Herztätigkeit), Latrodectus mactans D12, Tabacum D6-D12 (bei Herzstichen, Schwindel, Angst), Veratrum album D6 (bei kaltem Stirnschweiß, drohendem Kollaps), Naja D8-D12 (bei Neigung zu Herzschwäche).

Immunsystem und Stoffwechsel

Borreliose

Borreliose ist die häufigste durch Zecken übertragene Infektionskrankheit in Europa. Schätzungen zufolge erkranken in Deutschland jährlich bis zu 100.000 Menschen neu daran. Gegen Borreliose gibt es keine Impfung. Erreger sind verschiedene Bakterien aus der Borrelien-Gruppe. Übertragen werden sie von Zecken sowie dem Holzbock (Ixodes ricinus), der fast überall in Europa vorkommt. Durchschnittlich ist etwa jede fünfte Zecke in Deutschland mit Borrelien infiziert; allerdings führt nicht jeder Stich einer infizierten Zecke zur Erkrankung.

Symptome

Die Diagnose der Borreliose ist sehr schwierig, weshalb viele Infektionen jahrelang unerkannt verschleppt werden. Was wie eine harmlose Sommergrippe mit Fieber, Kopfschmerzen und Abgeschlagenheit anfängt, kann dann als chronische Arthritis enden. Typisches Zeichen ist eine handtellergroße Rötung um die Einstichstelle, die einige Tage nach dem Stich auftritt (Wanderröte, Erythema migrans). Später können starke Schmerzen mit Herzproblemen und Gesichtslähmung hinzukommen.

Zecken

Zecken sind ab etwa sieben Grad aktiv. Je nach Witterung muss man also von Anfang März bis Ende Oktober mit ihnen rechnen.

Was tun bei Zeckenbissen?

Eine festgebissene Zecke sollte so schnell wie möglich entfernt werden, denn je länger sie verbleibt, desto höher steigt das Risiko einer Infektion. Verwenden Sie dazu am besten eine Pinzette oder eine Zeckenzange und ziehen Sie die Zecke möglichst hautnah über der Einstichstelle langsam nach hinten heraus.
Beträufeln Sie sie aber nicht mit Öl und zerquetschen Sie sie nicht beim Entfernen!

Das Ereignis Zeckenstich sollte jeder Betroffene im Hinterkopf behalten und die Einstichstelle in den folgenden vier bis fünf Wochen immer wieder kontrollieren.

Homöopathische Mittel
Borreliose-Nosode D30.

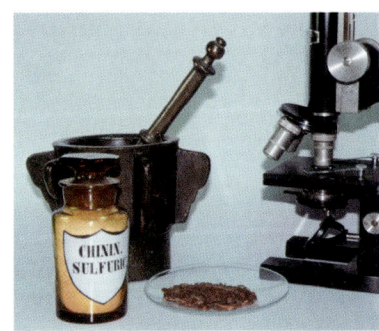

Pfeiffersches Drüsenfieber

Beim Pfeifferschen Drüsenfieber handelt es sich um eine gutartige Infektionskrankheit, die vorwiegend das Lymphsystem betrifft. Auslöser sind Eppstein-Barr-Viren, die in den Rachen eindringen. Sie werden mit dem Speichel übertragen, weshalb die Erkrankung auch „Kissing Disease" („Kusskrankheit") genannt wird. Nach einer Ansteckungszeit von einer bis sieben Wochen vermehren sich die Bakterien in den Mandeln; über die Blutbahn gelangt das Virus in die Lymphknoten, die Leber und die Milz.

Symptome

Beschwerden und Verlauf des Pfeifferschen Drüsenfiebers sind stark altersabhängig und zeigen eine große Variation. Im Säuglings- und Kindesalter verläuft die Erkrankung meistens völlig unbemerkt (wie eine leichte Erkältung). Bei jungen Erwachse-

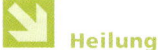
Heilung
Bei der richtigen Behandlung heilt das Pfeiffersche Drüsenfieber in der Regel nach zwei bis drei Wochen vollständig aus.

Kontakt zu Betroffenen

Eine gezielte Vorbeugung gegen das Pfeiffersche Drüsenfieber ist nicht möglich. Vermeiden Sie allerdings den Kontakt zu erkrankten Personen.
Oft ist dies leider schwierig, da die Krankheit im frühen Verlauf kaum von einer normalen Erkältung zu unterscheiden ist.

nen hingegen tritt sie sehr häufig auf. Die Erkrankten klagen zu Beginn oft über Hals- und Kopfschmerzen, Schüttelfrost, Fieber und Schluckbeschwerden sowie Abgeschlagenheit.

Im Verlauf der zwei- bis dreiwöchigen Erkrankung kommt es zu Lymphknotenschwellungen, vor allem im Hals- und Nackenbereich, zu länger anhaltendem Fieber und eventuell zu einem Hautausschlag. Da diese Symptome auch bei zahlreichen anderen Erkrankungen auftreten, ist eine Abgrenzung nicht immer leicht. So zeigen sich bei bakteriellen Halsentzündungen wie Angina tonsillaris oder Diphterie, aber auch bei Kinderkrankheiten wie Röteln und Mumps ähnliche Beschwerden. Selten kommt es zu Komplikationen. Die Krankheit hinterlässt eine lebenslange Immunität.

Homöopathische Mittel

Apis mellifica D6 (bei geschwollenen Mandeln, vergrößerten Lymphknoten), Chininum arsenicosum D6 (bei Milzvergrößerung), Lachesis D12

(bei geschwollenen Mandeln, Schluckbeschwerden), Mercurius solubilis D12 (bei eitrigen Mandeln, Fieber, Schüttelfrost), Phytolacca americana D6 (bei brennenden Halsschmerzen).

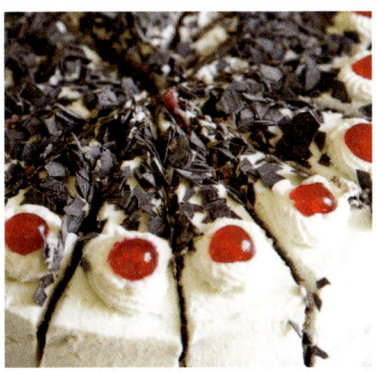

Diabetes

Diabetes, umgangssprachlich auch „Zuckerkrankheit" genannt, stellt eine große medizinische Herausforderung unserer Zeit dar. Angesichts der weltweit rasanten Zunahme der Diabeteserkrankungen kommt insbesondere der Prophylaxe und gezielten Früherkennung eine wichtige Rolle zu. Aktuelle Studien beweisen: Die Diabetesvorbeugung wird in Zukunft in er-

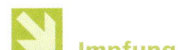

Impfung

Einen Impfstoff gegen die Erkrankung gibt es bislang nicht.

219

Ess-Spritz-Abstand

Diabetiker sollten vor jeder Mahlzeit ihren Blutzucker messen! Ist der Wert hoch, sollten Sie den Abstand zwischen Essen und Spritzen verlängern, ist er eher niedrig, kann er verkürzt werden.

ster Linie auf einer Änderung des Lebensstils beruhen.

Die Bezeichnung Diabetes mellitus („honigsüßes Hindurchfließen") bezieht sich auf den mit der Nahrung aufgenommenen Zucker, der vom Körper nicht ausreichend verarbeitet werden kann, sich im Blut sammelt (das Blut wird „süß") und im fortge-

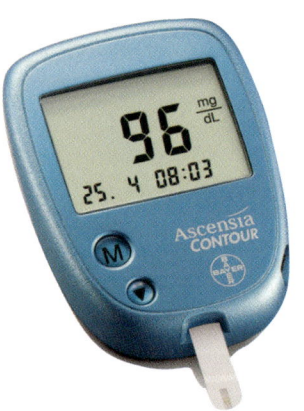

schrittenen Stadium der Erkrankung im Harn ausgeschieden wird.

Diabetes ist eine Stoffwechselstörung, genauer eine Störung des Kohlenhydrat- oder auch Zuckerstoffwechsels. Hauptmerkmal ist die Erhöhung des Blutzuckerspiegels mit Überschreiten der Normalwerte, die beim gesunden Menschen im nüchternen Zustand unter 100 bis 120 mg/dl (Milligramm pro Deziliter) und nach dem Essen bei unter 140 mg/dl liegen.

Verantwortlich für einen normalen Blutzuckerspiegel ist Insulin (siehe Infokasten).

Es gibt verschiedene Formen des Diabetes, Typ-1- und Typ-2-Diabetes.

- **Typ-1-Diabetes (juvenile Diabetes):** Aufgrund von Autoimmunprozessen mit unbekannten Ursachen können infolge eines chronischen Entzündungsprozesses die Inselzellen zerstört werden, wodurch die Insulinproduktion zum Erliegen kommt. Diese Form des Diabetes tritt meist im Kindes- und Jugendalter auf und ist häufig erblich bedingt.

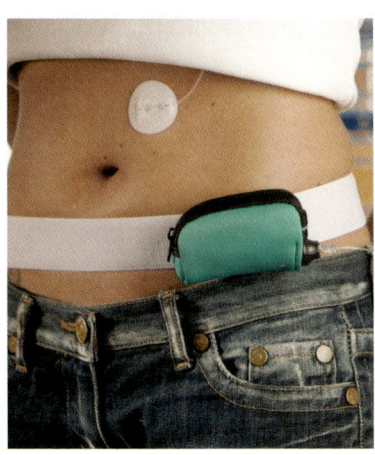

- **Typ-2-Diabetes:** Diese Form des Diabetes umfasst mit 80 bis 90 Prozent den weitaus größten Anteil der Diabetiker. Hier besteht zunächst eine Insulinresistenz. Das bedeutet, dass die Zellen in Muskeln und Leber weniger mit Zuckeraufnahme auf die Insulinausschüttung reagieren als beim gesunden Organismus. Zudem stellt sich die Insulinproduktion verzögert ein. Diese Form kommt familiär gehäuft vor.

Symptome

Welche Anzeichen bei Diabetes mellitus auftreten, hängt vom Grad des Insulinmangels und von den damit verbundenen Stoffwechselstörungen ab. Die wichtigsten sind starker Durst (auch nachts), vermehrtes Wasserlassen, Müdigkeit und Leistungsabfall, Kopfschmerzen, unerklärbare Gewichtsabnahme (innerhalb weniger Wochen), Heißhunger, aber auch Appetitlosigkeit, Neigung zu Infektionen, schlecht heilende Wunden, Wadenkrämpfe, Sehstörungen, Juckreiz, Potenzstörungen und Azetongeruch der Atemluft (riecht wie Nagellackentferner). Bei Typ-2-Diabetes, der sich eher schleichend entwickelt,

Komplikationen

Ein erhöhter Blutzuckerspiegel ist mit einem Risiko für Begleit- und Folgeerkrankungen verbunden. Dazu zählen u. a. Schlaganfälle, Herzinfarkte und Nierenfunktionseinschränkungen. Im Extremfall kann es sogar zu akut lebensbedrohlichen Krankheitsbildern, etwa dem Diabetischen Koma, kommen.

Diät

Jeder Diabetes mellitus bedarf zuerst einer sorgfältigen diätetischen Einstellung. Homöopathie kann die konventionellen Therapieverfahren unterstützen.

können die Beschwerden völlig fehlen; die Diagnose erfolgt häufig zufällig. Bei Typ-1-Diabetes hingegen treten die Symptome meist plötzlich und heftig auf, vor allem starker Gewichtsverlust, häufiges Wasserlassen und starker Durst.

Homöopathische Mittel

Datisca cannabina D2-D3 (zur Senkung des erhöhten Blutzuckerspiegels), Okoubaka D3, Propolis D12 (zur Anregung der Bauchspeicheldrüse), Syzygium jambolanum D2 (beeinflusst den Blutzuckerspiegel günstig).

Neurologische Erkrankungen

Multiple Sklerose

Multiple Sklerose (MS, Encephalitis disseminata) ist eine entzündliche Erkrankung des Nervensystems mit ganz unterschiedlichem Verlauf. Meist beginnt die Erkrankung im frühen Erwachsenenalter (zwischen dem 20. und 30. Lebensjahr).
Im Gehirn, einer Art Schaltzentrale, werden Signale über das Rückenmark zum Körper gesendet oder von dort empfangen; diese werden von verschiedenen Nervenfasern geleitet, die von einer Schutz- bzw. Isolier-

schicht umgeben sind, dem Myelin. Entsteht ein Entzündungsherd im Bereich dieser Schutzschicht, können die Botschaften nicht mehr wirkungsvoll übertragen werden: Der MS-Erkrankte kann dann z. B. Kribbelmissempfindungen spüren, vermehrt stolpern oder Schwierigkeiten beim Sehen bekommen.

Symptome

Der Krankheitsverlauf kann von Patient zu Patient sehr unterschiedlich sein. Erste Anzeichen der Erkrankung sind häufig Seh-

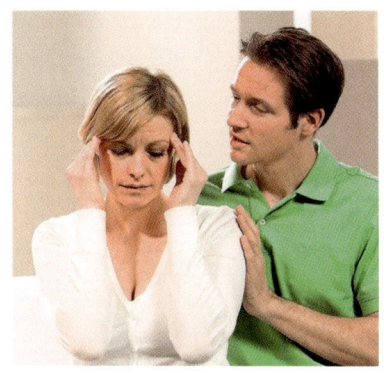

störungen (Doppelbilder, Augenzittern, verkleinertes Sehfeld) oder Gefühlsstörungen (Kribbeln, Brennen), Taubheitsgefühle, Schwäche- und Schweregefühl in Armen oder Beinen bis hin zu spastischen (krampfartigen) Lähmungen sowie Gleichgewichts- und Koordinationsstörungen mit Schwindel. Mitunter ist der Rumpf gelähmt, wodurch der Betroffene Schwierigkeiten beim Aufrechtsitzen hat. Außerdem kann es zu einem Nachlassen der Kraft in den Beinen kommen. Der Betroffene stolpert häufig; der Gang ist unsicher, breitbeinig, gleichzeitig steif und zittrig.

Kurz vor dem Zugreifen beginnt die Hand zu zittern. Viele Be-

troffene leiden zusätzlich unter Sprechstörungen. Die Sprache ist undeutlich und ungleichmäßig in der Lautstärke, die Sätze klingen abgehackt und holprig. Auch Blasenstörungen (Inkontinenz) und eine gestörte Sexualfunktion können auftreten. Kreislaufstörungen sind ebenfalls häufig, besonders niedriger Blutdruck. Charakteristisch für die Erkrankung ist, dass sich die Beschwerden bei Wärme verschlimmern.

Alle genannten Ausfallerscheinungen können relativ plötzlich innerhalb weniger Stunden oder Tage auftreten oder sich schleichend über mehrere Monate hinweg entwickeln.

Homöopathische Mittel

Causticum D12 (bei Taubheitsgefühl, Blasenstörung, Lähmungserscheinungen), Gelsemium sempervirens D12 (bei Schwindel, Doppelbildern), Phosphorus D12 (bei Sehschwäche, Lähmungserscheinungen an den Gliedern), Plumbum metallicum D12 (bei Muskelkrämpfen, -zittern), Zincum

Schub

Treten ein oder mehrere Entzündungsherde mit entsprechenden körperlichen Störungen und Ausfällen auf, spricht man von einem Schub. Dieser entwickelt sich meist innerhalb von Stunden oder Tagen und klingt nach einiger Zeit wieder ab. Nach einem Schub kann eine Rückkehr zur normalen Funktion eintreten, oder das entzündete Nervengewebe vernarbt (sklerosiert).

metallicum D12 (bei Schwäche-gefühl in den Gliedern).

Restless-Legs-Syndrom

Das „Restless-Legs-Syndrom" (RLS) ist eine Erkrankung des Nervensystems. Der englische Begriff kann mit „Syndrom der unruhigen Beine" übersetzt werden. Von einem „Syndrom" spricht man, wenn verschiedene Krankheitszeichen gleichzeitig vorliegen, die eine – bekannte oder vermutete – gemeinsame Ursache haben. Das Restless-Legs-Syndrom kann in zwei Formen auftreten:

- **idiopathisches Restless-Legs-Syndrom:** eigenständige Erkrankung, ohne erkennbare Ursache, erbliche Form, tritt bereits in jüngeren Jahren auf (bis zum 30. Lebensjahr)
- **symptomatisches Restless-Legs-Syndrom:** als Folge einer anderen Erkrankung, die Ursache ist klar zu erkennen, tritt besonders häufig bei Frauen in der Schwanger-

schaft auf, aber auch bei von Eisenmangel oder Nierenversagen Betroffenen

Symptome

Die Erkrankung ist gekennzeichnet durch attackenförmig auftretende schmerzhafte Empfindungen in den Beinen (selten auch in den Armen) verbunden mit Bewegungsunruhe, vor allem nachts bzw. im Liegen (Nachtwandern). Ebenfalls typisch sind Gefühlsstörungen. Häufig ist die Außenseite der Unterschenkel betroffen.

Wenn die Erkrankten dann aufstehen und umhergehen, lassen die Beschwerden meist nach. Durch den teilweise erheblich gestörten Nachtschlaf sind die Patienten dann am nächsten Tag entsprechend müde.

Homöopathische Mittel

Cuprum metallicum D6 (bei schmerzhaften Muskelkrämpfen), Hypericum perforatum D6 (bei Nervenverletzung mit stechenden Schmerzen), Sulfur D12 (bei brennenden Schmerzen in den Füßen).

Schwangerschaft

Treten die Beschwerden während der Schwangerschaft auf, bilden sie sich anschließend von selbst wieder zurück.

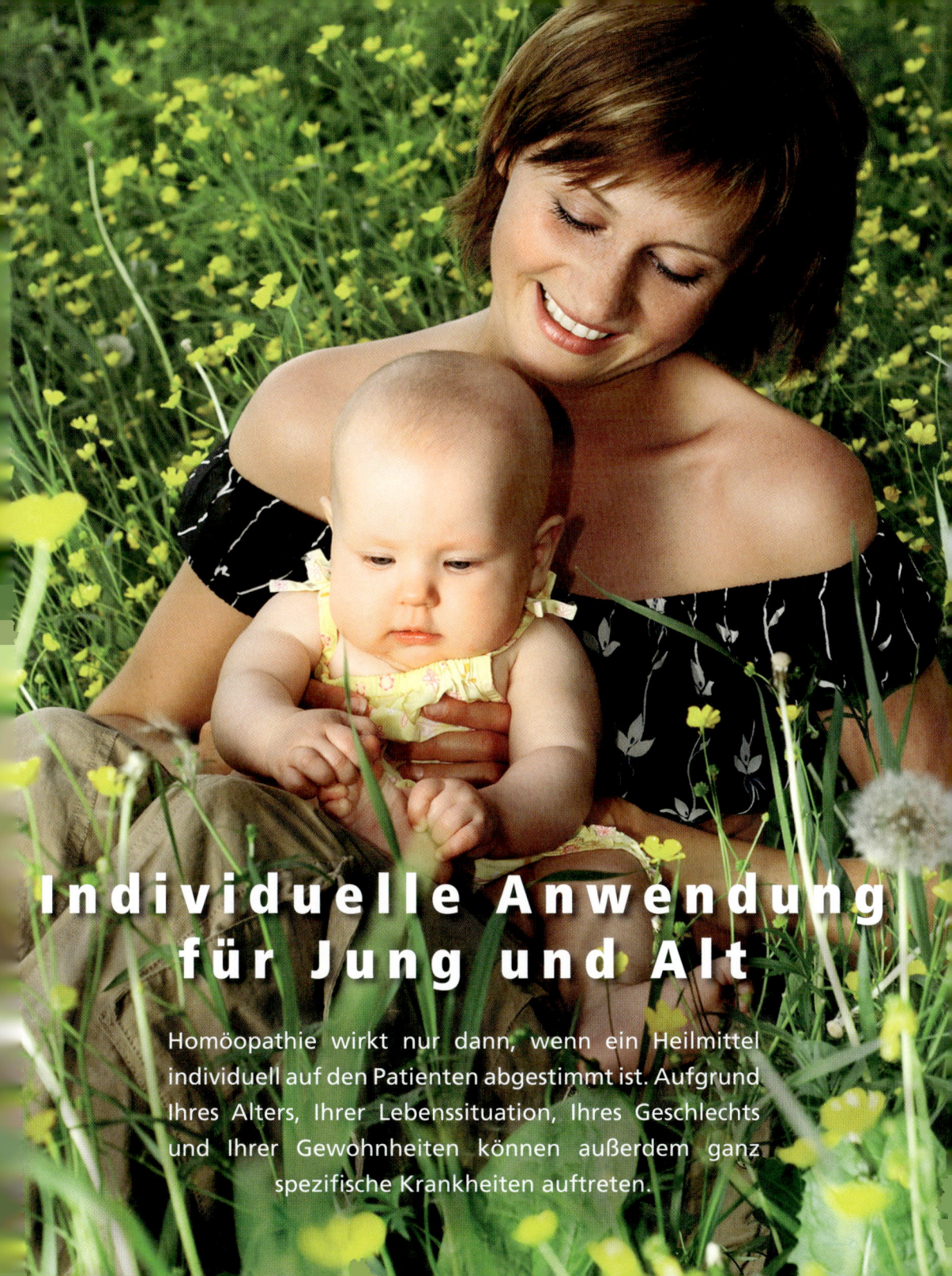

Individuelle Anwendung für Jung und Alt

Homöopathie wirkt nur dann, wenn ein Heilmittel individuell auf den Patienten abgestimmt ist. Aufgrund Ihres Alters, Ihrer Lebenssituation, Ihres Geschlechts und Ihrer Gewohnheiten können außerdem ganz spezifische Krankheiten auftreten.

Homöopathie für Babys

↘ **Ursache**

Bisher handelt es sich nur um Vermutungen, was die regelmäßigen Schreiattacken auslöst. Häufig spielen Kombinationen unterschiedlicher Ursachen eine Rolle wie Stress, Hunger, Müdigkeit, Überreizung, Schmerzen, Krankheit, Verdauungsstörungen und nasse Windeln. Außerdem ausschlaggebend können das Temperament des Kindes, ein noch nicht eingespielter Schlaf-wach-Rhythmus sowie die Reaktion der Eltern auf die Schreiattacken sein.

Dreimonatskoliken

Babys leiden in den ersten drei bis vier Monaten häufig unter Blähungen, die zusammen mit kolikartigen Bauchschmerzen auftreten. Betroffene Säuglinge beginnen meist zur selben Zeit anhaltend zu schreien und lassen sich weder durch Hochnehmen, Wiegen, Füttern oder Nähe beruhigen. Oft geht das Gebrüll schon während des Trinkens oder kurz danach los. Für alle Beteiligten ist diese Zeit eine nervliche Zerreißprobe.

Symptome

Die stundenlangen Schreiattacken beginnen meist am frühen Abend, etwa zwischen fünf und acht Uhr, und hören dann plötzlich auf. Das Schreien ist schrill und durchdringend. Es ist unmöglich, das Baby zu trösten. Es zieht die Beinchen abwechselnd an und stößt sie wieder ab und ballt die Händchen zu Fäusten. Das Gesicht ist schmerzverzerrt und rot. Der Bauch ist angespannt oder aufgetrieben; die Blähungen sind hörbar (es gurgelt).

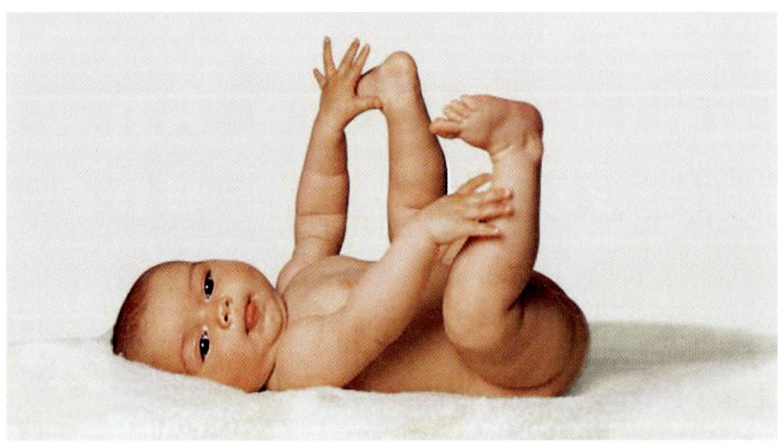

Homöopathische Mittel

Belladonna D12 (bei krampfartigen Bauchschmerzen), Chamomilla D12 (zur Beruhigung), Carbo vegetabilis D6 (bei Unruhe), Lycopodium D12 (bei stark aufgetriebenem Bauch).

Milchschorf

Milchschorf ist eine Erscheinungsform der Neurodermitis beim Säugling ab dem dritten Lebensmonat. Der Name kommt von der Ähnlichkeit des Ausschlags mit übergekochter Milch auf der Herdplatte.

Symptome

Typisch für Milchschorf ist schuppiger, gelber, fett glänzender Hautausschlag an Kopf, Hals, Ellenbeugen, Kniekehlen und Wangen. Es bestehen ein Juckreiz und nässende Stellen.

Homöopathische Mittel

Arnica D6 (Anwendung auf der Haut, wirkt entzündungshemmend), Bryonia D6, Borax D6 (bei stark schuppiger Haut), Cal-

cium carbonicum D12, Graphites D12 (bei nässenden Hautstellen), Viola tricolor D6 (bei starkem Juckreiz).

Windeldermatitis

Windeldermatitis ist besser unter den Begriffen „wunder Po" oder „Wundsein" bekannt. Sie ist bei Babys relativ häufig und entsteht, wenn die nasse Windel zu lange auf der empfindlichen Haut bleibt. In dem dicht abschließenden Windelpaket entsteht ein feuchtwarmer Raum, der die Haut aufweicht und die

Frischluft

Lassen Sie Ihr Baby mindestens einmal am Tag nackt strampeln. Das beugt Windeldermatitis vor!

Ursachen
- seltener Windelwechsel
- feuchtwarmes Klima im Windelbereich
- Reibung durch Plastikteile der Windel
- Nahrungsumstellung
- Durchfallerkrankungen
- schlecht verdaute Säfte
- Weichspüler, Waschmittelrückstände
- allergische Reaktionen auf Nahrungsmittel oder Medikamente

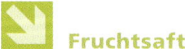
Fruchtsaft

Stillende Mütter sollten auf den Genuss von Orangensaft verzichten – dieser kann den wunden Po auslösen.

Schutzfunktion schwächt. Bakterien und Pilze finden ein günstiges Klima, in dem sie sich vermehren können. Der scharfe Urin und Stuhl tun ein Übriges, um die Haut zu entzünden.

Symptome

Im Windelbereich ist die Haut gerötet; bei zusätzlicher Pilzinfektion entstehen Pustel, Pickel und manchmal auch offene Hautstellen. Die Haut schuppt sich.

Homöopathische Mittel

Chamomilla recutita D12 (bei Windeldermatitis während des Zahnens), Clematis recta D6 (bei Krustenbildung an Bläschen), Graphites D6 (bei nässender Haut).

Zahnungs- beschwerden

Etwa zwischen dem vierten und siebten Monat zeigen sich die ersten Zähne. In der Regel macht das Zahnen keine größeren Probleme. Geben Sie Ihrem Kind am besten etwas Hartes

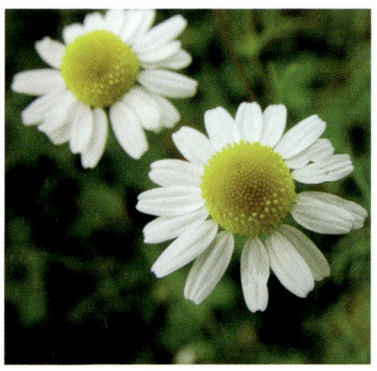

– einen Beißring, ein Stück hartes Brot, Apfel, Sellerie oder Karotten –, auf dem es kauen kann.

Symptome

Die Durchbruchstellen sind geschwollen, empfindlich und manchmal entzündet. Der Speichelfluss ist stärker als normal. Die Babys sind weinerlicher, sie stecken gerne den Finger in den Mund und kauen darauf herum. Der Po kann wund sein. Häufig sind die Backen gerötet, und die Säuglinge trinken und/oder essen schlecht.

Homöopathische Mittel

Chamomilla D30 Globuli (stündlich werden zwei in die Wangentasche des Babys gelegt).

Homöopathie für Kinder und Jugendliche

Masern

Die Masern (Morbilli) sind eine verbreitete, hoch ansteckende Erkrankung, die von einem Virus hervorgerufen wird. Fast jedes ungeimpfte Kind erkrankt an Masern, der Rest im Erwachsenenalter. Die Krankheit wird durch Tröpfcheninfektion übertragen, die Inkubationszeit liegt zwischen acht und zwölf Tagen. Während der gesamten Zeit der Erkrankung, von den ersten Anzeichen bis zum Verschwinden des Ausschlags besteht Ansteckungsgefahr. Masern hinterlassen einen lebenslangen Schutz vor Wiedererkrankung.

Symptome

In den ersten zwei bis drei Tagen sind die Krankheitszeichen ähnlich wie bei einer Erkältung: hohes Fieber, Schnupfen, Husten. Das Gesicht ist leicht aufgedunsen, die Augen tränen und sind stark gerötet (Bindehautentzündung). Das Kind ist lichtscheu. Das Fieber sinkt leicht, und auf den Wangenschleimhäuten im Mund treten kleine weißliche Flecken auf.

Am dritten bis vierten Tag nach Beginn der Erkrankung steigt das Fieber wieder sehr hoch an (über 39 Grad), und der typische Ausschlag erscheint hinter den Ohren, im Gesicht und verbrei-

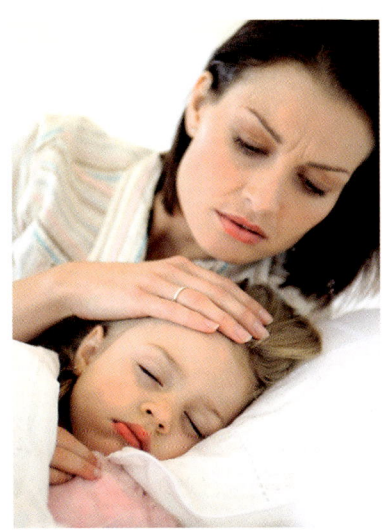

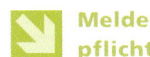 **Meldepflicht**

Wegen möglicher Komplikationen und der Meldepflicht sollte immer ein Arzt bei dem Verdacht auf Masern hinzugezogen werden.

Kompli-kationen

Masern verlaufen meistens ohne Probleme. Es können aber auch Komplikationen auftreten wie Lungen-, Mittelohr- oder Gehirnhautentzündung. Konsultieren Sie in jedem Fall einen Arzt.

tet sich schließlich über den ganzen Körper. Zuerst sind kleinere, zentimetergroße, hellrote Flecken (ähnlich dem Dreitagefieber) sichtbar, die sich rasch vermehren und zu größeren rötlich lila Flächen von oben nach unten zusammenfließen. Nach drei bis vier Tagen verschwinden Fieber und Ausschlag sowie Husten und Schnupfen.

Homöopathische Mittel

Belladonna D6 und Ferrum phosphoricum (bei Fieber), Pulsatilla D6 und Euphrasia D4 (bei Bindehautentzündung, trockenem Husten, Schnupfen), Spongia D3 (bei Husten), Sticta pulmonaria D3, Ammonium carbonicum D6, Bryonia D4, Drosera D6, Hepar sulfuris D6, Rumex crispus D6.

Mumps

Mumps (Parotitis epidemica), im Volksmund auch „Ziegenpeter" genannt, ist eine hoch ansteckende Viruserkrankung, die durch Tröpfcheninfektion von Mensch zu Mensch übertragen wird, seltener durch gesunde Zwischenträger oder infizierte

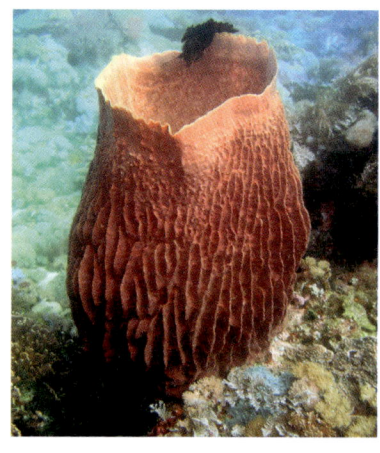

Gegenstände. Die Inkubationszeit beträgt meist zwischen 17 und 28 Tagen. Ansteckungsgefahr besteht allerdings schon eine Woche vor Ausbruch der Krankheit und 14 Tage nach Beginn. Am häufigsten erkranken Kinder im zweiten Lebensjahr. Nach der Erkrankung ist man lebenslang immun.

Symptome

Mumps beginnt mit einer einseitigen, sehr schmerzhaften Schwellung der Speicheldrüsen vor und hinter den Ohren sowie am Kinn. Das Aussehen verändert sich, das Kind bekommt eine „dicke Backe", was wohl zu dem eigenartigen Namen „Ziegenpeter" geführt hat. Die Drüse ist auf Druck schmerzhaft. Hinzu kommen leichtes bis hohes Fieber, Appetitlosigkeit, Müdigkeit und leichte Kopfschmerzen. Der Hals ist trocken, da die Speicheldrüsen keinen Speichel mehr produzieren. Kauen, Schlucken, das Öffnen des Munds und Bewegen des Kopfs tun weh. Nach ein paar Tagen schwillt auch die Spei-

cheldrüse auf der anderen Seite an. Die Symptome klingen nach etwa zehn Tagen ab.

In seltenen Fällen können auch andere Drüsen befallen sein, vor allem die Bauchspeicheldrüse, was mit heftigen Bauchschmerzen verbunden ist.

Als Komplikation können ab der Pubertät bei Jungen eine Hodenentzündung, die im schlimmsten Fall zur Unfruchtbarkeit führen kann, und bei Mädchen eine Eierstockentzündung auftreten. Beschwerden wie Kopfschmerzen, Nackensteifigkeit und Benommenheit können auf eine Gehirnhautentzündung hinweisen.

Homöopathische Mittel

Jaborandi D6 (bei Schwitzen und Speichelfluss), Belladonna D6 und Lycopodium D12 (bei Schmerzen der Ohrspeicheldrüse rechts), Rhus toxicodendron D12 und Lachesis D12 (bei Schmerzen der Ohrspeicheldrüse links), Phytolacca D6 (bei Schmerzen auf beiden Seiten), Pulsatilla D6 (wenn Kinder nicht trinken wollen).

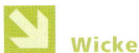

Wickel

Legen Sie auf die typischen „Hamsterbacken" einen warmen Wickel mit Calendulasalbe. Dadurch lindern Sie die Schmerzen.

Röteln

Röteln (Rubeola) sind eine für Kinder harmlose Infektionskrankheit, die durch das Rötelvirus hervorgerufen und durch Tröpfcheninfektion übertragen wird. Die Inkubationszeit beträgt zwischen zwei und drei Wochen. Ansteckungsgefahr besteht etwa fünf Tage vor Beginn des Ausschlags bis sieben Tage nach dem Abklingen. Die Erkrankung führt zu einer lebenslangen Immunität.

Symptome

Gelegentlich kommt es vor Ausbruch der Krankheit zu einem

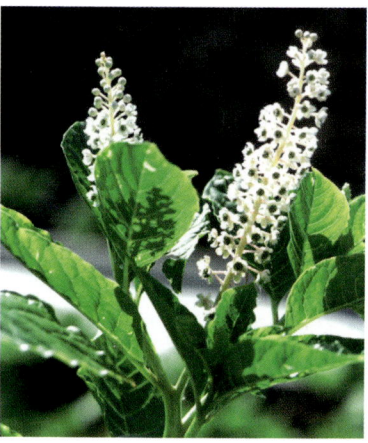

grippeähnlichen Vorstadium mit Schnupfen, Husten und Kopfschmerzen. Der Ausschlag beginnt meistens hinter den Ohren und breitet sich dann auf Gesicht, Hals, Rumpf, Arme und Beine aus. Er besteht aus zahlreichen hellroten, punktförmigen Flecken, die nicht ineinander übergehen. Gewöhnlich verschwindet er in der gleichen Reihenfolge nach zehn Tagen. Erst jetzt sind Röteln nicht mehr ansteckend. Da der Ausschlag manchmal leichten Masern oder Scharlach ähnlich sieht, ist es ratsam, die Diagnose von einem Arzt bestätigen zu lassen. Typisch für Röteln sind neben dem Ausschlag geschwollene, schmerzhafte Lymphknoten auf beiden Seiten im Nacken.

Manche Kinder haben leichtes Fieber und Gelenkschmerzen. Gelegentlich kommt es zu Hals-Rachen-Beschwerden. In ihrem Allgemeinbefinden fühlen sich die kleinen Patienten hingegen in der Regel nicht besonders beeinträchtigt.

Sollte sich das betroffene Kind trotzdem unwohl fühlen, ist

↘ Impfung

Eine Impfung ist der sicherste Schutz vor Röteln. Sie erfolgt ab dem Alter von 15 Monaten und wird später aufgefrischt.

Röteln in der Schwangerschaft

Sehr gefährlich sind Röteln für schwangere Frauen, wobei die Gefahr in den ersten drei Monaten am größten ist. Das Virus kann zu schweren Schädigungen des Ungeborenen führen. Blindheit, Taubheit, Herzfehler oder geistige Behinderung können die Folge sein. Die Schwangerschaft kann aber auch mit einer Fehl- oder Totgeburt enden.

Bettruhe angesagt. Eine strenge Isolierung ist nicht nötig. Der Kontakt mit schwangeren Frauen sollte jedoch vermieden werden (siehe Infokasten). Auch von Kindergarten und Schule sollte der Patient eine Woche bis zehn Tage fernbleiben.

Wie bei allen infektiösen Kinderkrankheiten kann es in seltenen Fällen zu einer Gehirnhautentzündung kommen.

Homöopathische Mittel

Belladonna D6 und Ferrum phosphoricum D6 (bei Fieber), Pulsatilla D6, Apis D6 (bei Hals-Rachen-Beschwerden), Lachesis D12, Phytolacca D6, Baryum carbonicum D6, Mercurius solubilis D12.

Scharlach

Scharlach (Scarlatina) ist eine meldepflichtige, akute Infektionskrankheit, die besonders im Kindesalter auftritt und gegen die es keine Schutzimpfung gibt. Jedes Kind kann mehrere Male an Scharlach erkranken, da man keine Immunität dagegen entwickelt – vor allem dann, wenn mit Antibiotika (Penicillin) behandelt wird.

Symptome

Die Inkubationszeit – die Zeit zwischen Ansteckung und Ausbruch der Krankheit – beträgt zwei bis sieben Tage. Danach bekommt das Kind meist sehr plötzlich mäßig bis hohes Fieber und starke Halsschmerzen, einhergehend mit ausgeprägtem Krankheitsgefühl. Der Rachen und das Gaumenzäpfchen sind stark gerötet, die Mandeln sind

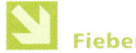

Fieber

Gegen das hohe Fieber helfen homöopathische Mittel wie Aconitum und zusätzliche Wadenwickel.

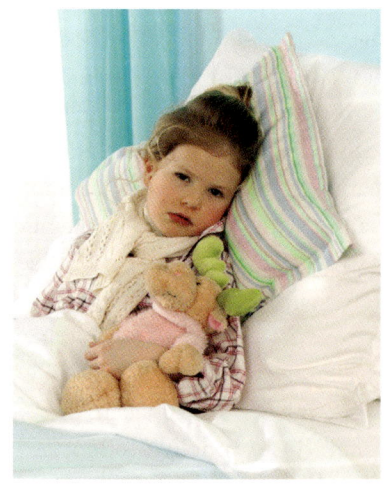

geschwollen, ebenfalls gerötet und manchmal mit Eiter belegt. Auf der Zunge ist ein dicker, weißlicher Belag. Die Lymphknoten am Hals können geschwollen sein.

Am ersten Tag kommt es häufig zu Erbrechen, und die Kinder klagen über Kopfschmerzen. Nach zwei bis drei Tagen verfärbt sich die Zunge zur sogenannten „Himbeer-" oder auch „Erdbeerzunge", die mit kleinen Punkten belegt ist.

Am zweiten oder dritten Tag nach Fieberbeginn entwickelt sich der typische Scharlachausschlag, der an Samt erinnert. Die flächige Rötung tritt in den Achseln oder der Leistengegend und auf der Brust auf. Er kann sich innerhalb eines Tages über den ganzen Körper ausbreiten. Von der Nähe betrachtet, sieht man die feinen, einzelnen roten Flecken, die sich wie Gänsehaut anfühlen. Das Gesicht ist ebenfalls gerötet, nur der Bereich um den Mund herum bleibt blass („Milchbart"). Der Ausschlag kann manchmal jucken oder aber auch ganz fehlen.

Etwa ein bis drei Wochen nach Krankheitsbeginn schält sich die Haut am ganzen Körper (Hautschuppung).

Homöopathische Mittel

Aconitum D30 (bei akutem Fieber, Schüttelfrost), Apis D12 (bei geschwollenen Mandeln), Belladonna D6-D12 (zur Verbesserung des Allgemeinbefindens), Hepar sulfuris D12 (bei starken Halsschmerzen), Lachesis D12 (bei bakteriellem Befall), Mercurius solubilis D12 (bei eitrigen Belägen der Mandeln), Rhus toxicodendron und Sulfur D6 (bei Hautjucken).

Kinderkrankheit

Obwohl es sich um eine typische Kinderkrankheit handelt, können Erwachsene ebenfalls an Scharlach erkranken.

Windpocken

Wie der Name schon andeutet, wird das Virus nicht nur durch Tröpfcheninfektion übertragen, sondern auch durch die Luft („mit dem Wind"). Diese äußerst hoch ansteckende Viruserkrankung (Varicellen) befällt Kinder und Erwachsene. Die Inkubationszeit beträgt zwischen zwölf und 21 Tagen. Ansteckungsgefahr besteht bereits ein bis zwei Tage vor Ausbruch des Ausschlags bis sieben Tage nach Krankheitsbeginn, wenn die Krusten abgefallen sind. Die Erkrankung hinterlässt eine jahrelange Immunität.

Der Erreger der Windpocken gehört zu den Herpesviren. Hat man die Krankheit durchgemacht, bleiben einige Viren inaktiv im Körper. Lässt der Immunschutz nach, kann es zu einer Zweitinfektion kommen. Diese äußert sich bei Erwachsenen in Form der Gürtelrose (Herpes zoster), die denselben Ausschlag aufweist wie Windpocken.

Gefährlich werden Windpocken für schwangere Frauen, wenn sie kurz vor der Entbindung angesteckt werden. Das Kind kann schlimmstenfalls mit Windpocken zur Welt kommen.

Symptome

Die Krankheit beginnt im Vorstadium mit den Zeichen einer leichten Erkältung, und zwar mit leichtem Fieber und Kopfschmerzen. Ein bis zwei Tage später beginnt der typische Windpockenausschlag. Vereinzelt treten stecknadelkopf- bis linsengroße, rötliche Flecken auf, die sich in wenigen Stunden in wasserhaltige Bläschen umbilden. Der Ausschlag juckt stark. Er verbreitet sich sehr schnell auf dem ganzen Körper über Gliedmaßen und Gesicht. Die Bläschen befallen auch die behaarte Kopfhaut, Schleimhäute von Mund, Augen und Ohren sowie Geschlechtsorgane.

Windpocken verlaufen in Schüben: Die nässenden Bläschen platzen und verkrusten. Zu den alten kommen ein bis zwei Wochen lang neue Windpocken hinzu. An der Stelle, wo die Kruste war, ist eine Zeit lang ein

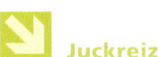

Juckreiz

Gegen den Juckreiz helfen homöopathische Mittel wie Apis, aber auch Arnikapuder aus der Apotheke.

heller Fleck sichtbar, der schließlich auch verschwindet. Typisch für Windpocken ist das Nebeneinander aller drei Stadien – Flecken, Bläschen, Krusten. Manche Kinder haben sehr hohes Fieber (bis 40 Grad).

Werden die Windpocken aufgekratzt, kann eine bakterielle Schmierinfektion entstehen, die eventuell zu einer Hauteiterung führt und hässliche Narben hinterlässt. In sehr seltenen Fällen kann es zu einer Gehirnhautentzündung kommen. Erste Anzeichen sind hohes Fieber, starke Kopfscherzen, steifer Nacken und Erbrechen.

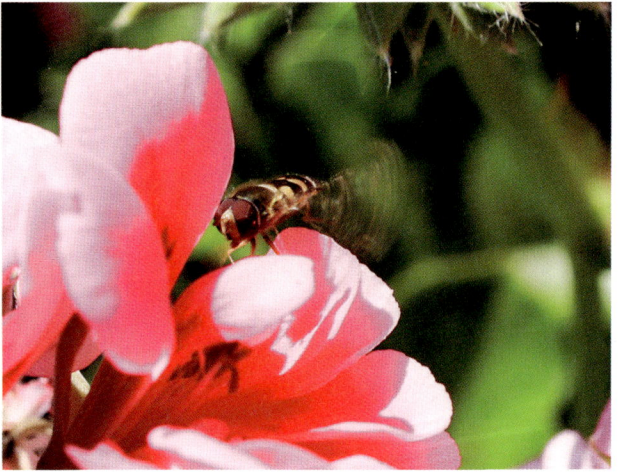

Dreitagefieber

Das sogenannte Dreitagefieber (Exanthema subitum) ist eine relativ häufige, ansteckende, aber harmlose Virusinfektion, die ohne Komplikationen verläuft.

Die Erkrankung betrifft meistens Kinder im Alter von sechs Monaten bis zu zwei Jahren. Die Inkubationszeit beträgt etwa ein bis zwei Wochen. Die Ansteckungsgefahr besteht bereits drei Tage vor Fieberbeginn und bis zum Ausbruch des Ausschlags. Die Krankheit hinterlässt eine lebenslange Immunität.

Symptome

Das Dreitagefieber beginnt mit plötzlich einsetzendem hohen Fieber (40 bis 41 Grad), das drei

Homöopathische Mittel

Aconitum napellus D6 (bei hohem Fieber), Belladonna D6 (als Fiebermittel, bei rotem Gesicht), Chamomilla D6 (wenn eine Wange blass und die andere gerötet ist).

Krupphusten

oder vier Tage lang anhält. Es sinkt ebenso schnell, wie es angestiegen ist, und verschwindet innerhalb weniger Stunden. Gleichzeitig erscheint ein feinfleckiger, roter Hautausschlag, der an Masern oder Röteln erinnert. Er überzieht hauptsächlich den ganzen Körper, weniger die Arme und Beine. Nach etwa zwei bis drei Tagen vergeht er wieder, und die Krankheit ist überwunden. Mit Auftreten des Ausschlags ist die Gefahr der Ansteckung vorüber.

Das Kind ist trotz des hohen Fiebers in seinem Allgemeinbefinden nur wenig beeinträchtigt. In seltenen Fällen kann es zu Fieberkrämpfen kommen.

Beim Krupphusten (Pseudokrupp) handelt es sich um eine akute Schwellung der Schleimhäute im Kehlkopf und in der Luftröhre. Besonders betroffen davon sind Kinder im Alter zwischen sechs Monaten und vier Jahren, selten ältere Kinder. Die Erkrankung heißt deshalb Pseudokrupp, um sie vom „echten" Krupp, nämlich der Diphterie, die heute kaum noch vorkommt, zu unterscheiden.

Symptome

Die Symptome beginnen meist in der Nacht und ganz plötzlich, während am Tag nur wenige Beschwerden erkennbar sind. Bei einem leichten Anfall treten bellender, trockener Husten und

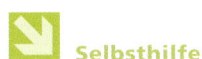
Selbsthilfe

Lassen Sie das Kind bei einem Anfall aufrecht sitzen – es kann so leichter atmen. Oft ist es zusätzlich hilfreich, den kleinen Patienten durch Herumtragen abzulenken.

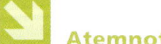

Atemnot

Holen Sie bei anhaltender Atemnot unbedingt einen Arzt, denn Komplikationen sind nie auszuschließen.

Heiserkeit auf. Sind die Atemwege stärker eingeengt, kommt es zu einem pfeifenden, rasselnden Geräusch beim Einatmen, das sich bei Aufregung deutlich verstärkt.

Sind die Schleimhäute noch stärker zugeschwollen, kann sich Atemnot entwickeln, die sich beim Hinlegen verschlimmert; das Kind wird unruhig und bekommt Angst. Die Temperatur kann nicht oder mäßig erhöht (bis 38,5 Grad) sein. In seltenen Fällen nimmt die Schleimhautschwellung bedrohliche Formen an, und es besteht Erstickungsgefahr. Infolge des Sauerstoffmangels kommt es zu der typischen bläulichen Verfärbung um die Lippen. Die Haut ist blassgrau.

Homöopathische Mittel

Spongia D12, Rumex D6 und Sambucus D6 gleichzeitig, Spongia D3 oder Hepar sulfuris D4 (bei bellendem Husten, Heiserkeit, Schleimrasseln), Aconitum D30 oder D6 (im ersten Stadium, bei Unruhe, nächtlichem Beginn), Belladonna D12 (bei nächtlichem Beginn der Beschwerden, hochrotem Gesicht), Apis D6 oder Sambucus D6, Jodum D4 (im weiteren Stadium).

Akne, Mitesser

Akne bezeichnet die krankhafte Veränderung der Haut, die mit der Bildung entzündlicher Pusteln einhergeht. Betroffen sind in erster Linie die Talgdrüsen, in denen sich der Talg (Sekret) staut und entzündet. Akne ist nicht gefährlich, kann aber die Gemütslage der Betroffenen

Ruhe bewahren

Die wichtigste Maßnahme bei Krupphusten: Ruhe, Ruhe und nochmals Ruhe! Auch dann, wenn Ihr Kind noch so sehr hustet und Schwierigkeiten hat, zu atmen. Nehmen Sie den kleinen Patienten in den Arm, beruhigen und streicheln Sie ihn, klopfen Sie aber nicht auf den Rücken. Vermeiden Sie jede Aufregung, da sich die Atemnot sonst verstärkt.

ziemlich belasten, da sie an gut sichtbaren Körperstellen erscheint. Betroffen sind in erster Linie das Gesicht (Stirn-, Wangen- und Mundpartie), die Brust und der Rücken. Für die Ausprägung sind mehrere Faktoren verantwortlich, die sich gegenseitig verstärken: Dazu zählen Hormonumstellungen, Stress, Hauttyp und -pflege.

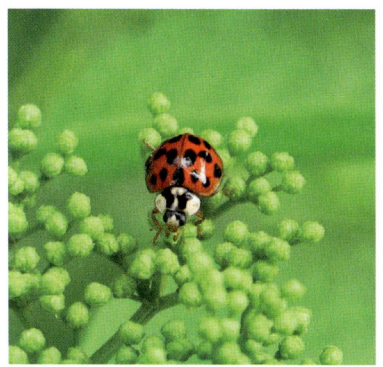

Symptome

Die Vorgänge auf und in der Haut, die zu den typischen Erscheinungsbildern „Mitesser" und „Pickel" führen, laufen in drei Schritten ab. Zu Beginn entstehen Mitesser, die sich als kleine halbkugelige Erhöhung auf der Haut zeigen. Im zweiten Schritt kommt es durch die Bakterien zur Entzündung. Dann entstehen „Pickel", eitergefüllte Bläschen oder Pusteln. Je nach Verlaufsform und individueller Konstitution bilden sich sogar zusammenfließende Abszesse oder Karbunkel (siehe Seite 114 ff.). Insbesondere diese Ausprägung führt im dritten Schritt nach dem Abheilen der Ent-

zündung zu den gefürchteten Aknenarben. Die drei Stadien sind bei jedem Betroffenen an den verschiedenen Hautregionen mehr oder weniger gleichzeitig anzutreffen.

Homöopathische Mittel

Lycopodium D6 (bei furunkelartigen Pusteln), Natrium chloratum D6 (bei Akne, Furunkeln), Pulsatilla D4 (bei Papeln und Pusteln im Gesicht), Sepia D4 (bei großen eitrigen Pusteln), Sulfur D6 (bei Neigung zu Hautbeschwerden), Hepar sulfuris D6 (bei Neigung zu Hauteiterungen), Mercurius solubilis D6 (bei verschiedenen Hauterkrankungen, Abszessen, eitrigen Furunkeln).

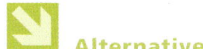

Alternative

Bei Akne ist die Homöopathie eine sinnvolle Alternative zur Schulmedizin – und das ganz ohne Nebenwirkungen.

Homöopathie für Männer

Wasserbruch

Als Wasserbruch (Hydrozele) bezeichnet man eine klare, durchsichtige Flüssigkeitsansammlung im Hodensack. Sie kommt besonders nach einer Entzündung oder Verletzung der Hoden oder Nebenhoden vor und kann äußerlich mit einem Leistenbruch verwechselt werden.

Symptome

Beim Wasserbruch verdickt sich der Hodensack und erscheint prall (Geschwulst); er bleibt auch beim Pressen und Husten unver-

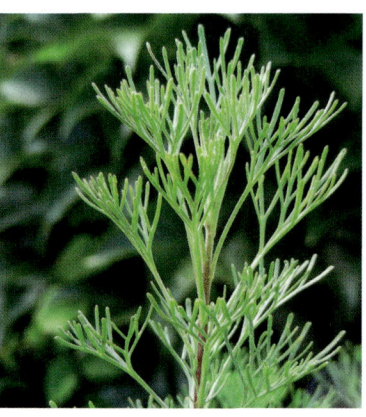

ändert (im Gegensatz zum Leistenbruch). Meistens bestehen keine Schmerzen. Würde die Flüssigkeitsansammlung punktiert, wäre sie klar oder – nach Verletzungen – auch blutig.

Homöopathische Mittel

Abrotanum D3, Apis mellifica D6 (bei stechenden Schmerzen im Hoden).

Gutartige Prostatavergrößerung

Die Prostata, unmittelbar unter der Harnblase gelegen, umschließt die Harnröhre wie einen Ring. Durch eine gutartige Prostatavergrößerung (benigne Prostatahyperplasie; BPH) wird letztere daher allmählich zusammengedrückt, und es kommt zu Störungen des Harnflusses.

Symptome

Die BPH entwickelt sich ohne Schmerzen. Erste Anzeichen

◥ Druckgefühl

Normalerweise ist ein Wasserbruch nicht schmerzhaft. Im fortgeschrittenen Stadium kann es allerdings zu einem Druckgefühl im Hoden kommen.

sind ein abgeschwächter oder unterbrochener Harnstrahl sowie eine verzögerte Entleerung der Harnblase. Weitere Beschwerden sind Nachträufeln des Urins, Restharngefühl und häufiges Wasserlassen, vor allem nachts.

Im fortgeschrittenen Stadium ist es nicht mehr möglich, den gesamten Urin auszuscheiden. Dann bleiben Reste in der Harnblase (Restharn) zurück, eine ideale Brutstätte für Keime. Letztere können durch die Harnleiter bis in die Nieren aufsteigen und dort gefährliche Entzündungen verursachen. Im schlimmsten Fall kommt es zum Nierenversagen. So kann die eigentlich harmlose Prostatavergrößerung lebensbedrohliche Folgen haben.

Homöopathische Mittel

Aurum metallicum D12 (bei ständigem Harndrang und Schmerzen), Baryum carbonicum D12 (bei Erektionsproblemen und nachlassender Libido), Conium maculatum D6 (bei häufigem Harndrang, dadurch

bedingten Schlafstörungen und Schmerzen beim Wasserlassen).

Prostata-entzündung

Eine Entzündung der Prostata (Prostatitis) kann akut auftreten oder chronisch sein. Sie muss unbedingt behandelt werden, denn ein Entzündungsherd kann andere Organe infizieren, am häufigsten die Blase, aber auch die Niere.

Symptome

Eine akut auftretende Entzündung der Prostata geht meist mit Fieber, Schüttelfrost, Harndrang, Schmerzen beim Wasserlassen und Störungen bei der Blasenentleerung einher. Weitere Symptome können ein allgemeines Krankheitsgefühl, Müdigkeit und Muskelschmerzen sein. Die Prostata ist geschwollen und sehr schmerzempfindlich.

Eine chronische Prostataentzündung hingegen bereitet meist nur geringe oder rasch abklingende

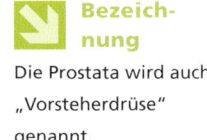

Bezeichnung

Die Prostata wird auch „Vorsteherdrüse" genannt.

241

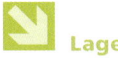
Beschwerden. Deshalb bleibt sie häufig über einen längeren Zeitraum hinweg unerkannt.

Homöopathische Mittel

Chimaphila umbellata D3 (bei zusätzlicher Harnwegsentzündung, ständigem Harndrang und Schmerzen), Graphites D6, Bryonia D6 (im späteren Stadium), Sulfur D6 und Clematis D3 (bei chronischer Form), Pulsatilla D6 (bei akuter Entzündung), Pareira brava D6 (bei erschwertem Wasserlassen), Populus tremuloides D12 (bei Harnverhalten, brennenden Schmerzen beim Wasserlassen), Sabal D3 (bei stechenden Schmerzen, ständigem Harndrang).

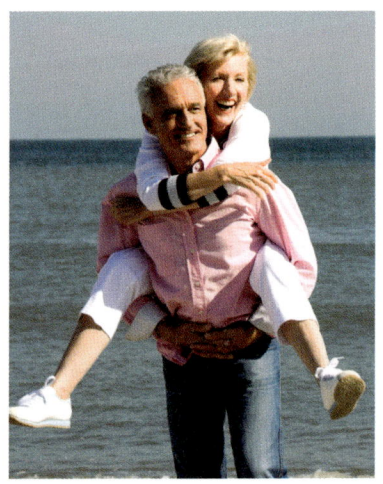

Homöopathie für Frauen

Brustschmerzen

Zyklusabhängige Brustschmerzen (Mastodynie) werden durch die Hormonschwankungen während des weiblichen Zyklus ausgelöst. Häufig kommt es dabei zu einer gutartigen Veränderung der Brustdrüsen (Mastopathie).

Zyklusunabhängige Brustschmerzen (Mastalgie) hingegen können viele verschiedene Ursachen haben, die außerhalb der Brustdrüse liegen. Dazu zählen u. a. Entzündungen der Brustwand, Veränderungen der Wirbelsäule oder der Rippen sowie Schmerzen durch Herzbeschwerden.

Symptome

Zyklusabhängige Brustschmerzen treten in der Zeit vor der Periode auf. Es kommt zu einem Spannungsgefühl, und die Brüste schwellen an. Liegt eine Mastopathie vor, kann es insbesondere im oberen äußeren Viertel der Brust zu einer Knotenbildung kommen. Der zyklusabhängige Brustschmerz gilt dennoch weder als Krankheit im engeren Sinn noch als Risikofaktor für Brustkrebs. Zyklusunabhängige Brustschmerzen äußern sich als brennende oder ziehende Schmerzen, meist im unteren Quadranten oder Inneren der Brust. Eine Knotenbildung kommt hier nicht vor.

Homöopathische Mittel

Calcium fluoratum D12 (bei Drüsenschwellung), Conium maculatum D6 (bei Drüsenschwellung, harten Knoten in der Brust), Lac caninum D6 (bei Brustschmerzen während der Periode), Phytolacca D6 (bei Brustknoten, „Brust schwer wie Blei"), Silicea D6 (bei Bindegewebsschwäche).

Eierstock-entzündung

Die Eierstockentzündung (Adnexitis) gehört zu den häufigsten gynäkologischen Erkrankungen und betrifft fast ausschließlich Frauen im gebärfähigen Alter, am häufigsten zwischen dem 16. und 35. Lebensjahr.

Symptome

Bei einem akuten Stadium kommt es zu plötzlich auftretenden starken Unterbauchschmerzen. Der Leib ist stark aufgetrieben und die Bauchdecke gespannt. Fieber, Brechreiz und Übelkeit sind weitere Anzeichen der Erkrankung. In vielen Fällen haben die Betroffenen einen eitrigen Ausfluss aus der Scheide, die Gebärmutter ist vergrößert und schmerzt bei Druck.
Je länger die Infektion dauert, desto mehr Symptome gesellen sich hinzu: Eierstöcke und Eileiter schwellen an, und es entsteht Druckschmerz. Bewegungen am Gebärmutterhals tun den betroffenen Frauen ebenfalls weh. Hohes Fieber kann die Entzündung

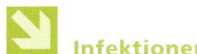

Infektionen

Bei aufsteigenden Infektionen gelangen die Erreger über die Scheide in den Körper und müssen dabei den inneren und äußeren Muttermund überwinden. „Günstige Verhältnisse", die ihnen den Zugang erleichtern, sind z. B. die Regelblutung, Geburten und das Einlegen der Spirale. Bei einer absteigenden Infektion bewegen sich die Erreger von entzündeten Nachbarorganen in Richtung Eierstöcke.

**Infektions-
gefahr**

Faktoren, die das Risiko
einer Infektion beein-
flussen, sind das Sexual-
verhalten und die
persönliche Hygiene.
Wer z. B. Kondome
benutzt, kann dieser
Erkrankung bis zu
einem gewissen Grad
vorbeugen.

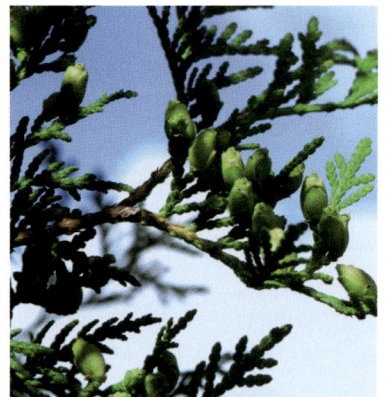

begleiten, kontinuierlich oder in
Schüben verlaufen, aber auch
vollständig fehlen. Zudem kann
es zu Harnverhalt, vermehrten
und unregelmäßigen Blutungen
sowie Allgemeinsymptomen wie
Übelkeit, Erbrechen und Durchfällen kommen.

Manchmal geht diese akute Entzündung in ein chronisches Stadium über. Nach dem Abklingen
der akuten Phase bleiben die
Beschwerden weiterhin bestehen
oder sie treten nach kürzester
Zeit erneut auf. Dass eine Eierstockentzündung chronisch wird,
beruht zum einen auf einer nicht
erfolgreichen Therapie, zum anderen auf narbigen Veränderungen nach einer abgeheilten Ent-

zündung. Diese Vernarbungen
bereiten Schmerzen im Rücken,
welche die betroffenen Frauen
besonders nach dem Geschlechtsverkehr plagen. Verstopfung,
Blähungen, ein unregelmäßiger
Zyklus und Schmerzen bei der
Regelblutung können die Folgen
sein. In diesem Stadium besteht
auch die Gefahr von bleibender
Unfruchtbarkeit.

Die chronische Eierstockentzündung kann über Monate, manchmal sogar Jahre fortbestehen.

Homöopathische Mittel

Mercurius bijodatus D12 (bei
ziehenden Schmerzen im Unterleib), Sepia D12 (bei ziehenden Schmerzen im Unterleib
vor der Periode), Thuja occiden-
talis D12 (bei Schmerzen an den
Eierstöcken).

Menstruations-
beschwerden

Bei vielen Frauen kann es vor
und während der Menstruation
zu unterschiedlichen Beschwerden kommen. Diese umfassen

drei wesentliche Krankheitsbilder: das prämenstruelle Syndrom (PMS; siehe Infokasten), die Dysmenorrhö (schmerzhafte Regelblutung) und Blutungsunregelmäßigkeiten.

Symptome

Zu den Beschwerden beim PMS zählen Stimmungsschwankungen, schmerzhafte Schwellungen und Spannungen in der Brust, empfindliche Brustwarzen, Beschwerden im Unterleib wie Völlegefühl, Hitzewallungen, Herz-Kreislauf-Beschwerden, Schwellungen der Hände, der Füße und des Gesichts, Kopfschmerzen, Migräne, depressive Verstimmung, Nervosität, vermehrtes Durst- und Hungergefühl, Verdauungsbeschwerden sowie Gewichtsschwankungen durch Flüssigkeitseinlagerung.

Zudem können seelische Beschwerden (Angstzustände, psychische Labilität mit aggressiver oder depressiver Neigung bis hin zu Lethargie), Erschöpfungszustände und auch Schlaflosigkeit auftreten.

Bei Dysmenorrhö besteht ein allgemeines Krankheitsgefühl mit Beschwerden wie Müdigkeit, verminderter Leistungsfähigkeit, Rückenschmerzen, Übelkeit, Erbrechen, Brechreiz, Kopfschmerzen, Migräne, Appetitlosigkeit, Durchfall, Stuhlverstopfung und Herzklopfen. Zudem kommt es zu krampfartigen Unterbauchschmerzen, verbunden mit Druckgefühl im Unterleib, die sich bis zu heftigen, kolikartigen Schmerzen steigern und eventuell zu Kreuzschmerzen führen. Neben körperlichen Beschwerden können

Dysmenorrhö

Die Beschwerden bei Dysmenorrhö beginnen meist einige Tage vor der Periode und sind in der Regel am ersten und zweiten Blutungstag am stärksten.

Prämenstruelles Syndrom

Die Tage vor den eigentlichen „Tagen" sind für einige Frauen besonders schwer zu bewältigen. Betroffene leiden in dieser Zeit unter körperlichen und psychischen Beschwerden verschiedenster Art und Ausprägung. Das prämenstruelle Syndrom wird oft durch eine grundsätzlich negative Erwartungshaltung gegenüber der Monatsblutung verstärkt.

auch psychische Veränderungen, wie ein beeinträchtigtes Selbstwertgefühl, Verstimmungen, nervöse Reizzustände und Depressionen auftreten. Das Körpergewicht steigt durch Wassereinlagerungen leicht an. Die Beschwerden bei Blutungsunregelmäßigkeiten reichen von zu häufigen oder zu seltenen Blutungen über zu schwache oder zu starke Blutungen bis hin zu sehr kurzen oder sehr langen Blutungen.

Homöopathische Mittel

Agnus castus D6 (bei Brustspannungen, ausbleibender Blutung), Belladonna D6 (bei starker, verfrühter Periode), Bovista D6 (bei Zwischenblutungen), Calcium carbonicum D12 (bei starker Blutung), Caulophyllum thalictroides D6 (bei schmerzhafter, verspäteter Blutung), Chamomilla recutita D12 (bei Gereiztheit, Nervosität vor der Periode), China D6 (bei länger anhaltender und schmerzhafter Blutung), Cimicifuga racemosa D6 (bei Stimmungsschwankungen, krampfartigen Schmerzen vor der Periode), Cyclamen europaeum D6 (bei Niedergeschlagenheit, Migräne), Graphites D12 (bei verspäteter Blutung), Hamamelis virginiana D6 (bei dumpfen Schmerzen im Unterleib), Kalium carbonicum D12 (bei allgemeiner Schwäche, Rückenschmerzen), Magnesium carbonicum D12 (bei Gereiztheit, Erschöpfung), Natrium chloratum D12 (bei verspäteter, schwacher Blutung), Ustilago maydis D6 (bei hormonellen Störungen).

Wechseljahresbeschwerden

Als Wechseljahre (Klimakterium) bezeichnet man die Lebensphase der Frau, die vom Ende der Geschlechtsreife in den nächsten Lebensabschnitt überleitet. In dieser Zeit finden verschiedene biologische Alterungsprozesse statt. Die Funktion der Eierstöcke geht zurück, bis sie ganz eingestellt wird. Außerdem findet die letzte Regelblutung statt, die Meno-

Frauenarzt

Gehen Sie unbedingt zum Frauenarzt, wenn Sie Zyklusstörungen bei sich beobachten. Nur dieser kann ausschließen, dass es sich dabei nicht um eine ernsthafte Erkrankung handelt.

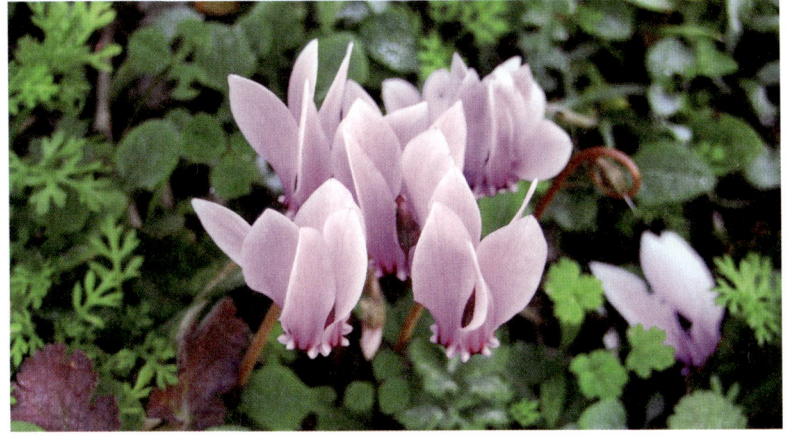

Umstellung des Körpers

Bei den Wechseljahren handelt es sich um einen natürlichen Umstellungsprozess des Körpers und nicht um eine Krankheit.

pause. Die Hormonbildung reduziert sich. Viele sogenannte Wechseljahresbeschwerden sind Folge dieser gravierenden hormonellen Umstellung.

Symptome

Die Beschwerden der Wechseljahre sind sehr unterschiedlich in ihrer Stärke und Häufigkeit. Charakteristische Anzeichen sind Veränderungen im Zyklus. Die Blutungen treten nicht mehr regelmäßig auf und sind eventuell schwach. Auch Schmierblutungen können vor und nach der eigentlichen Monatsregel vorkommen. Verkürzte oder verlängerte Zyklen sowie ein Ausblei-

ben der Periode sind möglich. Typisch sind zudem Hitzewallungen, die einige Minuten andauern und häufig mit Herzklopfen verbunden sind. Anschließend kommt es zum Schweißausbruch, und die Beschwerden werden wieder leichter. Solche Hitzewallungen können bis zu 20-mal am Tag vorkommen. Ursache ist eine gestörte Wärmeregulation.
Weitere Symptome sind Schwindel, Kopfschmerzen (häufig migräneartig) und Herzrasen. Zu den seelischen Beschwerden zählen die depressive Verstimmung, Reizbarkeit, Aggressionen, Schlafstörungen, Stimmungs-

schwankungen sowie nervöse Erschöpfungszustände.

Homöopathische Mittel

Cimicifuga racemosa D6 (bei Niedergeschlagenheit), Lachesis D12 (bei starken Hitzewallungen), Natrium chloratum D12 (bei trockener Scheide), Pulsatilla pratensis D12 (bei Stimmungsschwankungen), Sanguinaria canadensis D12 (bei Hitzewallungen, Kopfschmerzen), Sepia D12 (bei Gebärmuttersenkung, Migräne, Hitzewallungen, Kälteempfinden).

Homöopathie für Schwangere, bei der Geburt und für junge Mütter

Eisenmangel

Es ist sehr wichtig, darauf zu achten, dass es in der Schwangerschaft nicht zu einem Eisenmangel kommt. Eisen wird für den roten Blutfarbstoff der roten Blutkörperchen benötigt; sie sind es, die den Sauerstoff transportieren. Ein Mangel an Hämoglobin wird als Blutarmut oder Anämie bezeichnet.

Symptome

Eine Anämie äußert sich durch Blässe, Müdigkeit, mangelnde Leistungsfähigkeit und Infektanfälligkeit.

Homöopathische Mittel

Ferrum metallicum D6 (bei Schlappheit, verminderter Leistungsfähigkeit).

Wehenschmerzen

Jede Frau erlebt die Wehenschmerzen unterschiedlich stark. Neben zahlreichen Möglichkeiten mit moderner Schmerzbehandlung werden auch Ent-

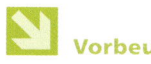

Vorbeugen

Eisen findet sich in rotem Muskelfleisch und Eigelb. Aber auch Vegetarierinnen können ihre Eisenversorgung sichern. Viel davon enthalten ist in Getreide, vor allem in Hirse, oder in Gemüse, etwa in Roter Bete.

spannungs- und Massagetechniken, Akupunktur oder Homöopathie eingesetzt, um den Frauen den Wehenschmerz zu erleichtern.

Symptome

Man unterscheidet zwischen verschiedenen Wehenformen, die zu verschiedenen Zeitpunkten auftreten und eine unterschiedliche Schmerzintensität aufweisen.

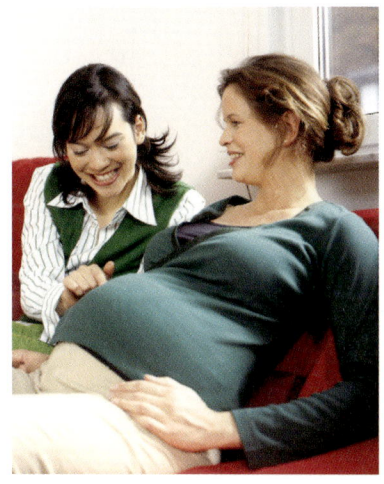

- **Vorwehen/Senkwehen:** unregelmäßige, noch nicht so starke Kontraktionen der Gebärmutter.
- **Eröffnungswehen:** stärker werdende, regelmäßiger kommende und immer länger andauernde Kontraktionen.
- **Presswehen:** starke Wehen, die das Baby durch die Scheide schieben.
- **Nachgeburtswehen:** rhythmische Kontraktionen nach der Geburt.

Homöopathische Mittel

Aconitum D6 (bei qualvollen Wehen, Angst um das Kind), Belladonna D6 (bei sehr heftigen Wehen, hochrotem Kopf, Schwitzen), Caulophyllum D6 (bei Blasensprung, kurzen und schnellen Wehen), Chamomilla D6 (bei unerträglichen Wehen, Reizbarkeit, Aggressivität, Hysterie), Coffea D6 (bei unerträglichen Schmerzen, Ohnmacht in der Wehenpause), Kalium carbonicum D6 (bei kräftigen Wehen, Rückenschmerzen), Nux vomica D6 (bei enormem Brechreiz, Reizbarkeit, Gestresstheit), Pulsatilla D6 (bei Weinerlichkeit, mangelnder Wehentätigkeit, Drang zum Spazierengehen, wechselhafter Stimmung und Körperhaltung).

Intensität

Jede Gebärende empfindet Wehenschmerzen unterschiedlich stark. Das hängt ganz vom persönlichen Schmerzempfinden ab.

Typische Schwangerschaftsbeschwerden

Rücksprache

Nehmen Sie während der Schwangerschaft keine Arzneimittel ein, ohne zuvor mit Ihrem Homöopathen oder Arzt zu sprechen.

Bei den typischen Schwangerschaftsbeschwerden handelt es sich nicht um ernsthafte Erkrankungen, sondern um mehr oder weniger unangenehme Begleiterscheinungen der Schwangerschaft. Dazu zählen

- Brustschmerzen (siehe Seite 242 f.),
- Übelkeit und Erbrechen (siehe Seite 82 f.),
- Krampfadern,
- Sodbrennen,
- Verstopfung und Durchfall (siehe Seite 96 ff.),
- Hämorriden (siehe Seite 100 ff.),
- Rückenschmerzen (siehe Seite 127 ff.),
- Wadenkrämpfe und
- Schlafstörungen (siehe Seite 139/142 f.).

Auch Schwangerschaftsstreifen können auftreten. Leider kann man diese kaum mit homöopathischer Hilfe lindern.

Krampfadern

Zu den häufigsten Schwangerschaftsbeschwerden gehören sicherlich die Krampfadern (Varizen). Diese treten schon sehr früh in der Schwangerschaft auf. Betroffen können nicht nur die Beine sein, sondern auch der After oder die Scheide.

Die Beschwerden können entweder erstmalig während der Schwangerschaft vorkommen, oder aber bereits vorhandene Krampfadern verschlimmern sich in diesem Zeitraum. Langes Stehen und mangelnde Bewegung fördern die Entstehung zusätzlich.

Erste Beschwerden sind „müde", schwere Beine, Schwellungen, ein Spannungsgefühl sowie stechende Schmerzen.

Als homöopathische Mittel eignen sich Aesculus hippocastanum D6 (bei müden Beinen), Calcium fluoratum D6 (bei

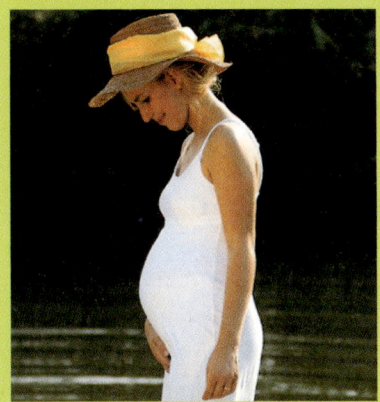

Schweregefühl in den Gliedern), Sabdariffa D6 (bei Venenstau) sowie Silicea D12 (bei Bindegewebsschwäche).

Sodbrennen

Sodbrennen tritt in der Schwangerschaft gehäuft auf. Denn bereits in der Frühschwangerschaft erschlafft aufgrund des Hormoneinflusses der Schließmuskel am Mageneingang, wodurch der saure Magensaft zurück in die Speiseröhre fließt. In der zweiten Hälfte der Schwangerschaft drückt dann die wachsende Gebärmutter den Magen nach oben, sodass ein Rückfluss von Ma-

geninhalt in die Speiseröhre erfolgt. Charakteristische Anzeichen sind ein Druckgefühl bis hin zu Schmerzen im Magen, Appetitlosigkeit und Übelkeit. Geeignete homöopathische Mittel sind Acidum nitricum D6 (bei Magenkrämpfen und Schmerzen), Arsenicum album D6 (bei brennenden Magenschmerzen, Übelkeit, Erbrechen) und Nux vomica D6 (bei Magenschmerzen infolge von Stress).

Wadenkrämpfe

Vor allem in der zweiten Schwangerschaftshälfte kann es zu Wadenkrämpfen kommen. Meist passiert dies nachts beim Ausstrecken der Beine. Manchmal sind die Beschwerden so stark, dass die schwangeren Frauen aufstehen und umhergehen müssen. Die Ursachen sind Durchblutungsstörungen oder ein Mangel an Magnesium, Calcium und Vitamin B. Bei heftigen Schmerzen kann Cuprum aceticum D6 eingenommen werden.

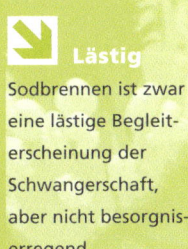

Lästig
Sodbrennen ist zwar eine lästige Begleiterscheinung der Schwangerschaft, aber nicht besorgniserregend.

Brustentzündung

Eine infektiöse Brustentzündung (Mastitis) wird durch eindringende Keime verursacht, die vom Mund, Rachen oder von der Nase des Babys bei wunden Brustwarzen in den Milchkanal wandern.

Eine nicht infektiöse Brustentzündung kann durch ein Problem beim Stillen entstehen, wenn z. B. ein Milchkanal blockiert ist oder das Baby falsch angelegt wird. Außerdem kann es zur Erkrankung kommen, wenn die Brust nicht ganz entleert wird.

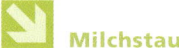

Milchstau

Wenn Sie einen Milchstau feststellen, sollten Sie Fieber messen. Liegt erhöhte Temperatur vor, handelt es sich um eine Brustentzündung.

Symptome

Die betroffene Brust ist stark gerötet, heiß und entzündet. Einige Stellen sind hart. Es besteht ein Grippegefühl mit Frösteln, Erschöpfung und erhöhter Temperatur. In den meisten Fällen ist nur eine Brust von der Entzündung betroffen.

Homöopathische Mittel

Belladonna D6 (bei starken Schmerzen in der Brust), Bryonia cretica D6 (bei Infektion, verhärteten Stellen in der Brust, Schwellung, stechenden Schmerzen), Croton D4-D6 (bei Verhärtungen, Schmerzen, die bis in den Rücken ausstrahlen), Hepar sulfuris D6 (bei harten Knoten in der Brust, starken Schmerzen, blutiger Absonderung aus der Brust), Phytolacca D12 (bei Fieber, Schmerzen, Schwellung), Phellandrium aquaticum D3 (bei Fieber, schmerzhaften Knoten, Schmerzen beim Anlegen des Kindes).

Homöopathie für die Generation 50 plus

Osteoporose

Bereits bei den meisten 35-Jährigen verlieren die Knochen an Substanz. Beim gesunden Menschen jedoch halten sich die Abbaurate und Knochenneubildung die Waage. Bei von Osteoporose Betroffenen hingegen ist dieses Gleichgewicht gestört. Entweder wird zu wenig Knochensubstanz neu gebildet, oder die Abnahme der Knochenmasse ist zu stark. Dies führt dazu, dass die Knochen brüchig werden und an Stabilität verlieren. Oft sind Frakturen die Folge, hauptsächlich an Wirbelsäule, Oberschenkelhalsknochen und Handgelenken.

Im fortgeschrittenen Stadium sind die Knochen so porös und schwach, dass selbst kleinere Stürze oder tägliche Handgriffe im Alltag zu Knochenbrüchen führen können. Ein Großteil der Brüche ist „stumm", d. h., sie werden von den Betroffenen erst gar nicht bemerkt. Erst längerfristig stellen sich die Spätfolgen ein: ständige Schmerzen, eingeschränkte Beweglichkeit, erzwungene Bewegungsarmut sowie weitere Herabsetzung der mechanischen Belastbarkeit. All dies hat fatale Konsequenzen für Kreislauf und Atmungsfunktion. Die Betroffenen riskieren, frühzeitig invalide zu werden. Hinzu kommt noch eine beständige Angst vor weiteren Brüchen.

Symptome

Erste Symptome sind akute Knochenschmerzen. Als äußere Zeichen treten Verformungen und Brüche auf. Betroffen sind vor allem die Wirbelkörper, der Unterarm und der Oberschenkelhals. Da die Muskulatur die fehlende Stützfunktion der Wirbelsäule wettzumachen versucht, kann es außerdem zu Haltungsschäden, Verspannungen und

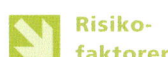
Risikofaktoren

Risikofaktoren für Osteoporose sind falsche Ernährung, Bewegungsmangel, Nikotin, Alkohol, Vitamin-D- sowie Kalziummangel.

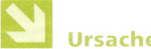
Schmerzen im Brust- und Lendenwirbelbereich kommen. Außerdem tritt häufig das „Tannenbaumphänomen" auf, d. h., es bilden sich charakteristische Falten am Rücken in Form der herabhängenden Äste eines Tannenbaums.

Homöopathische Mittel

Calcium fluoratum D12 (bei Rückenschmerzen, Bindegewebsschwäche), Calcium phosphoricum D12 (bei Knochen- und Gelenkschmerzen, Brüchen), Hekla-Lava D6 (bei Schmerzen in der Steißbeinregion), Silicea D12 (bei starken Rückenschmerzen), Strontium carbonicum D12 (bei ziehenden Knochen- und Gelenkschmerzen).

Morbus Alzheimer

Alzheimerdemenz (Morbus Alzheimer) ist die häufigste Form der Demenzerkrankungen (etwa 60 Prozent). Der Oberbegriff „Demenz" bezeichnet Erkrankungsbilder, die mit einem Verlust der geistigen Funktionen wie Denken, Erinnern, Orientieren und Verknüpfen von Denkinhalten einhergehen. Die Folge ist, dass Aktivitäten im Alltag nicht mehr eigenständig durchgeführt werden können.

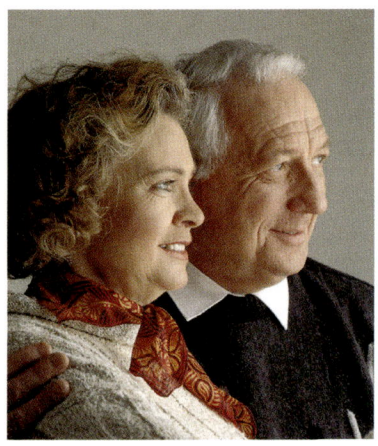

Bei dieser Krankheit gehen in bestimmten Bereichen des Gehirns Nervenzellen zugrunde, da das Gleichgewicht des Botenstoffs Glutamat gestört ist. Dieser Prozess erfolgt schleichend über viele Jahre hinweg.

Symptome

Gedächtnisstörungen können bei der Alzheimerdemenz sehr vielfältig sein. Betroffen sind vor allem die Regionen für Erinnerung, Antrieb und Gefühl. Bemerkbar macht sich die Erkrankung daher zunächst durch Vergesslichkeit, Gedächtnisstörungen sowie leichte Probleme mit der Sprache und bei der räumlichen Orientierung auch in vertrauter Umgebung (kognitive Störungen). Häufig geht dem Betroffenen auch das Zeitgefühl verloren.

Typisch ist das Vergessen erst kürzlich zurückliegender Ereignisse. Im Laufe der Erkrankung wird das Langzeitgedächtnis mehr und mehr in Mitleidenschaft gezogen, und auch alte Erinnerungen gehen verloren. Selbst Angehörige und Freunde werden dann nicht mehr erkannt. Häufig ändert sich zusätzlich das Verhalten: Typisch sind z. B. Gefühlsschwankungen, Unruhe, Misstrauen und Wut.

Homöopathische Mittel

Baryum carbonicum D12 (bei weinerlichen, ängstlichen Menschen, Schwäche der geistigen Tätigkeit), Hyoscyamus niger D12 (bei Erregungszuständen, großer Unruhe, Bewegungsdrang), Plumbum metallicum D12 (bei Ängsten, Verwirrtheit), Stramonium D12 (bei Verwirrtheit, Aggressionen).

Morbus Parkinson

Bei der Parkinsonkrankheit ist die Bewegungskoordination beeinträchtigt.

Der Auslöser für den Untergang der Nervenzellen ist bis heute nicht bekannt. Vererbung, körpereigene Abbauprodukte oder Umweltgifte spielen möglicherweise eine Rolle.

Symptome

Kennzeichnend ist ein Muskelzittern, das oft an einer Hand beginnt. Anfangs tritt diese Beschwerde nur im Ruhezustand auf (Ruhezittern).

Hinzu kommen Muskelsteifheit (meist auf einer Körperseite und in den Gliedern) sowie Bewegungsarmut bzw. -verlangsamung (z. B. beim Gehen und Umdrehen). Gesten und Mimik werden weniger. Das Gesicht

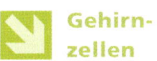

Gehirnzellen

Bei Morbus Parkinson kommt es zu einem fortschreitenden Verlust bestimmter Zellen im Gehirn.

wirkt ausdruckslos wie eine Maske. Die Augenlider schließen sich sehr langsam. Oft treten Sprechstörungen auf. Wörter werden undeutlich gesprochen oder mühsam artikuliert. Die Sprache ist leise, monoton und abgehackt. Die Muskelspannung ist erhöht, es bestehen Gleichgewichtsstörungen.

Neben diesen Bewegungsstörungen leiden viele Patienten zudem unter weiteren Beeinträchtigungen. Hier sind vor allem depressive Verstimmungen, ein Nachlassen intellektueller Leistungen sowie in späteren Stadien Verwirrtheit zu nennen.

Außerdem können sogenannte vegetative Symptome auftreten, z. B. Störungen der Blutdruckregulation sowie Beeinträchtigungen der Sexualfunktion und der Blasenentleerung.

Homöopathische Mittel

Agaricus D12 (bei Koordinationsstörungen, Kribbelgefühl in den Gliedern), Alumina D12 (bei Krämpfen und Schwäche), Conium maculatum D12 (bei Zittern in den Gliedern, Lähmungserscheinungen), Tarantula hispanica D12 (bei angespannter Muskulatur, Kribbelgefühl auf der Haut).

Homöopathie für Sportler

Zerrung oder Riss?

Meist besteht ein fließender Übergang von der Zerrung zum Muskelfaserriss.

Muskelzerrung, Muskelfaserriss

Eine Muskelzerrung liegt dann vor, wenn der Muskel über sein normales physiologisches Maß hinaus einer plötzlichen, abrupten Dehnung unterliegt. Die ersten Muskelfasern beginnen zu reißen. Vor allem die Muskeln der Oberschenkelrückseite sowie der Beininnenseite sind betroffen, da sie hohen Belastungen (z. B. beim Sprint) ausgesetzt sind.

Typische Verletzungssituationen sind plötzliches Anhalten/Abbremsen oder rasche Beschleuni-

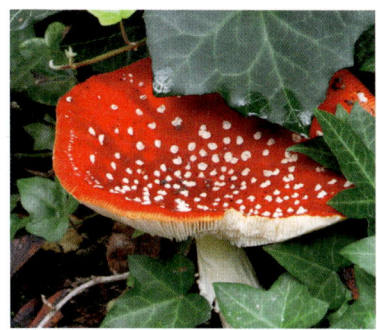

gung (Fußball, Sprint) sowie Kombinationen aus Bremsen und Beschleunigen. Aber auch Dreh- und Schlagbewegungen (Baseball) sind nicht ungefährlich.

Symptome

Bei der Muskelzerrung treten ziehende und krampfhafte Schmerzen auf, die stärker werden und auf Druck sowie Dehnung schmerzhaft reagieren. Die Muskelkraft ist herabgesetzt.
Beim Muskelfaserriss setzen plötzlich heftige Schmerzen ein. Die Funktion des Muskels ist eingeschränkt.

Homöopathische Mittel

Arnica D12 (bei Muskelschmerz, Schwellung), Calendula D12 (zur Unterstützung der Hei-

lung), Rhus toxicodendron D12 (bei Muskelsteifheit), Cuprum metallicum D6 (bei Wadenkrämpfen), Magnesium phosphoricum D6 (bei anfallartigen Wadenkrämpfen).

Verstauchungen, Verrenkungen, Bänderriss

Verstauchungen, Zerrungen und Verrenkungen entstehen, wenn der natürliche Bewegungsradius eines Gelenks überschritten, sprich: gewaltsam überdehnt wird. Meistens handelt es sich dabei um Sportverletzungen.
Verstauchungen sind geschlossene, durch Drehung bedingte Gelenkverletzungen. Durch Gewalteinwirkung werden die Gelenkteile (Gelenkpfanne und Gelenkkopf) kurzzeitig gegeneinander verschoben, weil der Kapsel-Band-Apparat überdehnt ist.
Nach einem solchen Vorfall wird aufgrund der Elastizität der einzelnen Teile die normale Stellung wiederhergestellt.

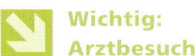

Wichtig: Arztbesuch

Bei Verdacht auf Muskelzerrung oder Muskelfaserriss sollten Sie einen Arzt aufsuchen.

Funktion

Die Bänder sind für die Funktion eines Gelenks sehr wichtig. Sie sorgen für Stabilität und sind für die Bewegungsführung zuständig.

Bei schweren Verstauchungen oder Zerrungen (Distorsion) kann es zu einer Lockerung der Gelenkbänder oder zu Einrissen kommen. Dadurch können Blutungen im Gelenk entstehen, die eine Schwellung zur Folge haben. Hinzu kommen Schmerzen und Bewegungsbeeinträchtigungen. Wenn die Bänder der Gelenkkapsel bei der Überdehnung zerreißen (Bänderriss) oder die Gelenkknorpel aus ihrer natürlichen Lage herausspringen, spricht man von Verrenkung (Luxation). Hierbei verlieren die Gelenkteile den Kontakt zueinander vollständig. Der Kapsel-Band-Apparat wird durch Gewalteinwirkung gerissen oder überdehnt, sodass die Gelenkteile nicht wieder in die normale Ausgangsposition zurückgehen. Im Vergleich zur Verstauchung ist bei der Verrenkung eine Bewegung im geschädigten Gelenk kaum mehr möglich. Der Verletzte nimmt eine Schonhaltung ein, deren geringste Änderung starke Schmerzen verursacht.

Symptome

Symptome von Verstauchungen und Zerrungen sind Schmerzen, eine unförmige Schwellung, Bewegungseinschränkungen und eventuell ein Bluterguss. Kennzeichnend für eine Verrenkung sind Schmerzen, eine Schwellung im Bereich des betroffenen Gelenks, eine Fehlstellung, die eine Bewegung kaum mehr möglich macht, sowie eine Zwangshaltung des verletzten Körperteils. Bei einem Bänderriss setzen die Schmerzen oft unmittelbar ein und sind stark. Eine deutliche Schwellung ist erkennbar. Die betroffenen Muskeln sind kraftlos. Es besteht eine Bewegungseinschränkung bis hin zur Bewegungsunfähigkeit. Die betroffene Stelle ist druckempfindlich. Ein Bluterguss ist möglich.

Homöopathische Mittel

Arnica D12 (bei Schwellung, Schmerz, Verletzungsschock), Rhus toxicodendron D12 (bei Verrenkung), Ledum D12.

Sehnenriss und -zerrung

Sehnenrisse gehören zu den häufigsten Sehnenverletzungen im Sport. Besonders betroffen sind die Achillessehne und die Kniegelenke. Ein erhöhtes Risiko besteht vor allem bei Ball-

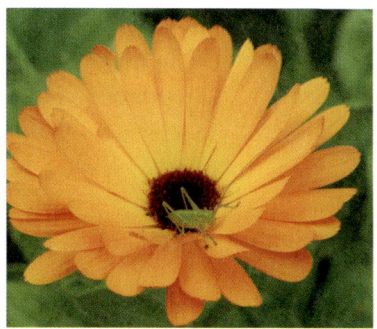

und Rückschlagsportarten wie Tennis, Squash, Badminton, Fuß- und Handball.

Normalerweise sind Sehnen auf Zug sehr belastbar, sie können aber bei Überbeanspruchung ein- oder abreißen. Der Riss kann vollständig oder teilweise sein; in der Regel entsteht er infolge einer Abnutzung, nicht selten schon vor dem 30. Lebensjahr.

Symptome

Typisch für einen Sehnenriss sind ein „Knall" und plötzlich auftretende Schmerzen in der Fersengegend. Diese klingen jedoch recht schnell ab und melden sich erst bei oder nach erneuter Belastung wieder, dann aber manchmal sogar noch stärker.

Das Gehen schmerzt, Unterschenkel und Fuß schwellen an. Häufig kommt es zu „Anlaufschmerzen", die sich nach dem Aufwärmen bessern, allerdings nach einer Belastung wieder heftiger werden.

Manchmal kann eine lokale Schwellung an der Sehne ertastet werden. Die Kraft des Wadenmuskels ist vermindert.

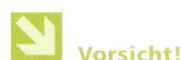

Vorsicht!

Versuchen Sie keinesfalls selbst, das Gelenk wieder einzurenken.

Das hilft vorbeugend

- regelmäßiges Training
- ausreichendes Aufwärmtraining mit Dehnübungen vor der Belastung
- „sanfter" sportlicher Wiedereinstieg nach längerer Pause
- elastische Verbände oder Bandagen an Sehnen besonders gefährdeter Körperstellen (Fuß, Knie, Oberarm, Hände, Finger)

Homöopathische Mittel

Arnica D12 (bei Schmerzen, zur Förderung des Heilungsprozesses), Rhus toxicodendron D12 (bei Schmerzen), Ruta D12 (bei anhaltenden Schmerzen), Calendula D12 (zur Förderung des Heilungsprozesses), Anacardium D12 (bei anhaltenden Beschwerden).

Homöopathie für Reisende

Selbsthilfe

Betroffene Personen sollten bei einer Urlaubsreise unbedingt in Fahrtrichtung geradeaus sehen.

Reisekrankheit

Zahlreiche Menschen haben Probleme auf Reisen. Die einen vertragen das Fliegen nicht, die anderen Autofahren und wiederum andere eine Schifffahrt. Sie reagieren auf diese ungewohnten Bewegungsabläufe mit Symptomen, die man unter dem Begriff Seekrankheit (Nausea) zusammenfasst. In den meisten Fällen verschwinden die Symptome nach zwei bis drei Tagen wieder.

Symptome

Typische Kennzeichen sind Müdigkeit, Kopfschmerzen, Appetitlosigkeit, Antriebsmangel, Übelkeit und Erbrechen.

In besonders schweren Fällen können Koordinationsstörungen, ein subjektiv schweres Krankheitsgefühl, ein Ekelgefühl vor Nahrung sowie die Angst, zu sterben, auftreten.

Die Reisekrankheit kann länger als zwei Tage andauern. Bei gefährdeten Menschen, etwa Herzkranken, kann diese Erkrankung sogar lebensgefährlich sein.

Homöopathisches Mittel

Cocculus D12 (bei Übelkeit, Brechreiz, Schwindel), Tabacum D6 (bei Blässe, kaltem Schweiß, Zittern), Petroleum D6 (bei Schwindel, Übelkeit), Hyoscyamus D6 (bei Aufregung, ängstlicher Unruhe).

Sonnenbrand

Sonnenbrand ist eine entzündliche Reaktion der Haut, die durch zu lange und intensive UV-Strahlung des Sonnenlichts verursacht wird. Es handelt sich dabei um Verbrennungen ersten bis zweiten Grades (siehe Seite 303 f.). Jeder Sonnenbrand erhöht das Risiko, an Hautkrebs zu erkranken!

Symptome

Sonnenbrand macht sich durch Rötungen der betroffenen Hautstellen und lokale Schmerzen bemerkbar. Wenn Blasen und offene rote Wundflächen hinzu-

kommen, handelt es sich um Verbrennung zweiten Grades.

Homöopathisches Mittel

Cantharis D12 (bei brennenden, stechenden Schmerzen, Bläschenbildung auf der Haut), Belladonna D12 (bei gerötetem Kopf, roter, brennender, berührungsempfindlicher Haut).

Fieber, Fieberkrämpfe

Fieber ist immer ein Zeichen dafür, dass sich der Organismus mit einer Erkrankung auseinandersetzt. Durch die erhöhte Temperatur werden die Stoffwechselvorgänge beschleunigt und die Krankheitserreger an ihrer Vermehrung gehindert. Also nicht sofort zum Zäpfchen greifen!

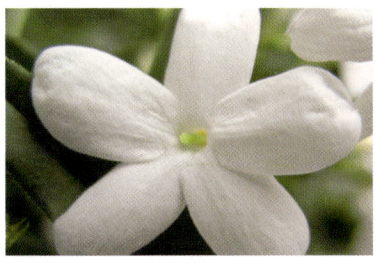

Richtig schützen

Gehen Sie nicht ohne Hut oder T-Shirt in die Sonne und beginnen Sie Sonnenbäder langsam! Vorbeugend helfen Sonnencremes mit hohem Lichtschutzfaktor.

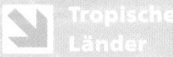
Besprechen Sie bei
Reisen in tropische
Länder die Ausstattung
Ihrer Reiseapotheke am
besten mit Ihrem
Homöopathen.

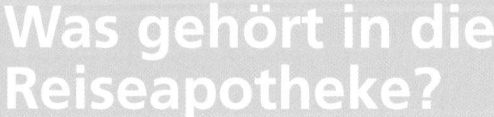

Was gehört in die Reiseapotheke?

Inhalt

- Aconitum
- Apis
- Arnica
- Arsenicum album
- Belladonna
- Cina
- Ledum
- Nux vomica
- Phosphorus
- Pulsatilla
- Staphisagria
- zusätzlich: Calendula-Urtinktur (äußerlich)

Anwendung

Aconitum

- alle akuten Entzündungen mit Hitze, Röte, Schwellung
- Fieber ohne Schweiß mit großer Angst und Unruhe
- pulsierende Kopfschmerzen
- rotes Gesicht beim Liegen, blasses Gesicht beim Aufrichten
- Beschwerden durch Angst, Schreck, Schock (z. B. Miterleben eines Unfalls)

Apis

- Bienen- und Wespenstiche
- akute Schwellungen (auch im Gesicht)
- stechende Schmerzen
- Schwellung des Rachens mit Atembehinderung (z. B. nach Insektenstichen in der Mundhöhle oder bei allergischem Schock)

Arnica

- stumpfe Verletzungen wie Verrenkungen, Verstauchungen, Prellungen, Zerrungen, Überdehnungen
- Blutergüsse nach stumpfen Verletzungen
- Beschwerden nach Schlag, Stoß, Sturz, auch am Kopf (Gehirnerschütterung)
- Beschwerden nach körperlicher Überanstrengung

Arsenicum album

- Magen- und Darmstörungen nach dem Verzehr von verdorbenem Essen, vor allem von Fleisch, Wurstwaren, Fisch (Lebensmittelvergiftung)
- Brechdurchfall mit Fieber
- übel riechende, auch wässrige Durchfälle
- sehr große Schwäche, meist Fröstelgefühl und Verlangen nach Wärme
- wenig Durst
- lebensbedrohliche Zustände nach Vergiftungen aller Art

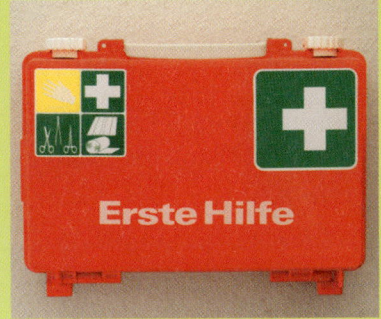

Belladonna

plötzlich auftretende Beschwerden, meist einhergehend mit hohem Fieber, Schwitzen, erweiterten Pupillen, rotem oder blassem Gesicht und heißem Kopf bei kalten Gliedmaßen

Cina

- Beschwerden aufgrund von Würmern
- typischer Schmerz in der Nabelgegend mit Verschlimmerung beim Berühren und bei Druck

- Heißhunger mit Abmagerung oder Appetitverlust
- schlechte Laune
- im Extremfall blasses Gesicht, dunkle Augenringe, bläuliche Blässe um Nase und Mund
- eine rote und eine blasse Wange

Ledum

- Insektenstiche, vor allem Mückenstiche, auch infizierte Stiche
- Zeckenstiche
- Tierbisse
- Stichverletzungen aller Art, u. a. durch Hineintreten in spitze Gegenstände
- entzündete Wunden
- Tetanusprophylaxe (auch Arnica)

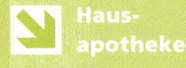 **Hausapotheke**

Belladonna und Aconitum sollten auch in der Hausapotheke nicht fehlen.

Nux vomica

- allgemeine Verdauungs-
  störungen mit Verstopfung
- Beschwerden nach Überessen
  einhergehend mit Reizbarkeit
  und Ungeduld
- allgemeine Entgiftung des
  Körpers
- beginnende Erkältung,
  Grippe, Influenza mit
  allgemeinen Symptomen
- heftiges Erbrechen nach
  Magen-Darm-Verstim-
  mungen

Phosphorus

innere und äußere Blutungen
(vor allem starke Blutungen aus
kleinen Wunden, etwa starkes,
unstillbares Nasenbluten)

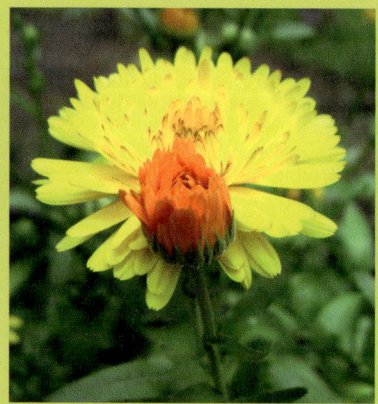

Pulsatilla

- gelbliche, grünliche, grün-
  gelbe, dicke Nasensekrete
  bei Erkältungen oder auch
  Bronchitis
- Stockschnupfen
- Nasennebenhöhlen-
  entzündungen
- eitrige Bindehautentzündung
  mit brennenden Augen, meist
  nach Erkältung
- Blutungen aus der Blase bei
  Entzündungen und Infek-
  tionen
- Eigenschaften des Patienten:
  sanft, mild, weinerlich

Staphisagria

- Gewebszerreißungen,
  Schnittwunden (z. B. durch
  Muscheln)
- Schmerzen nach solchen
  Verletzungen
- Beschwerden nach Verdruss,
  Kummer, Entrüstung, Streit
- extreme Empfindlichkeit
  gegen Berührung

Calendula-Urtinktur

- Schürf-, Kratz-, Schnitt-,
  eiternde oder nicht blutende
  Wunden

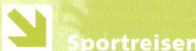

Sportreisen

Wenn Sie im Urlaub viel
Sport treiben, können
Sie sich ab Seite 256 ff.
über homöopathische
Mittel informieren, die
Sie noch zusätzlich in
die Reiseapotheke
aufnehmen sollten.

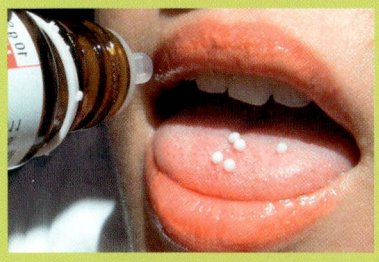

- Wirkung: Reinigung der Wunde, Schmerzlinderung, Verhinderung bzw. Heilung von Infektionen der Wunde, Beschleunigung der narbenfreien Heilung

Dosierung

Fiebermittel Aconitum und Belladonna

- 2 Globuli auf 100 ml Wasser (½ Becher)
- alle 15 bis 30 Minuten 1 Schluck bzw. Löffelchen voll einnehmen
- bei sehr hohem Fieber zusätzlich Wadenwickel

Sonstige Mittel

- 2 Globuli in 1 Schluck Wasser (notfalls auf die Zunge!)

- Wiederholung nur bei Stagnation der Symptome oder bei Rückkehr nach anfänglicher Besserung
- bei prompter Besserung oder Erstverschlimmerung keine weitere Einnahme
- bei akuten bzw. starken Symptomen häufiger wiederholen
- bei leichten oder lange bestehenden Symptomen seltener wiederholen
- Gabenabstand möglichst von Mal zu Mal vergrößern

Calendula-Urtinktur

- 10 bis 20 Tropfen Urtinktur auf eine Tasse/kleine Schüssel reines Wasser
- ein Stück Verbandmull mit der Lösung tränken, leicht auswringen, bis er nicht mehr tropft und als Umschlag auf die Wunde legen (bei Bedarf mehrfach)
- Fläschchen vorher immer ein wenig schütteln
- bei größeren Wunden zusätzlich 3 Tropfen Calendula auf 1 Schluck Wasser innerlich einnehmen

Individualtherapie

Besprechen Sie die genaue Dosierung und Anwendung vor der Abreise mit Ihrem Apotheker oder Homöopathen. Die Behandlung sollte immer individuell auf den Patienten abgestimmt sein.

Wie hoch die Temperatur sein darf, kann man nicht allgemeingültig festlegen (Ausnahme sind Säuglinge). Temperaturen bis 37,5 Grad gelten als normal, bis 37,9 Grad als erhöht und erst ab 38 Grad als Fieber. Fieber, das über 40,5 Grad ansteigt, bedarf einer ärztlichen Beurteilung.

Symptome

Kennzeichnend sind Schüttelfrost, blasse und kühle, in einem späteren Stadium heiße Haut, glasige Augen, eventuell Fieberkrämpfe, ein beschleunigter Puls, Übelkeit und Erbrechen sowie Kopf- und Bauchschmerzen.

Homöopathisches Mittel

Aconitum D6 (bei Erkältungsfieber, Mattigkeit, Fieber mit Magen-Darm-Beschwerden), Belladonna D6 (bei heißem, rotem Kopf, Schwitzen), Nux vomica (bei Erkältungsfieber, Magensymptomen), Chamomilla D2-D4 (bei Kindern, gerötetem Gesicht, Unruhe), Ferrum phosphoricum D6 (bei Grippe, akuten Infekten, nicht sehr hohem, aber anhaltendem Fieber), Gelsemium D6 (bei verschlepptem Fieber, Frösteln, Schläfrigkeit, Gliederschmerzen), Mercurius D6, Rhus toxicodendron D6, Chininum sulfuricum D6, Jodum D6 (bei Entzündungsfieber mit Gliederschmerzen, Frösteln, Schwitzen, Müdigkeit), Bryonia D6 (bei rheumatischem Fieber, Reizbarkeit, Schmerzen), Chamomilla D6 (bei Unruhe, Frösteln), Nux vomica D6 (bei Fieber mit Magen-Darm-Erkrankungen, Mattigkeit, Kopfschmerzen, Schlaflosigkeit, Frösteln, Schwitzen).

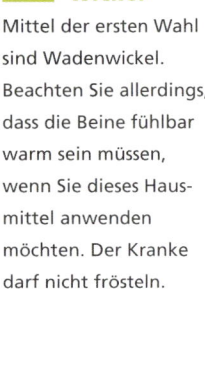

Wickel

Mittel der ersten Wahl sind Wadenwickel. Beachten Sie allerdings, dass die Beine fühlbar warm sein müssen, wenn Sie dieses Hausmittel anwenden möchten. Der Kranke darf nicht frösteln.

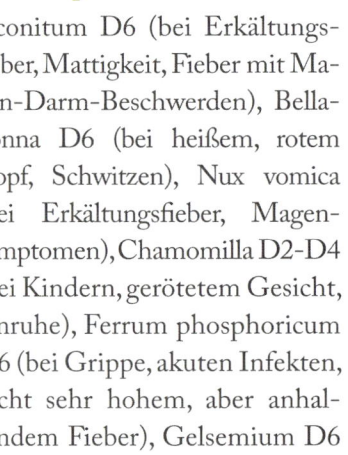

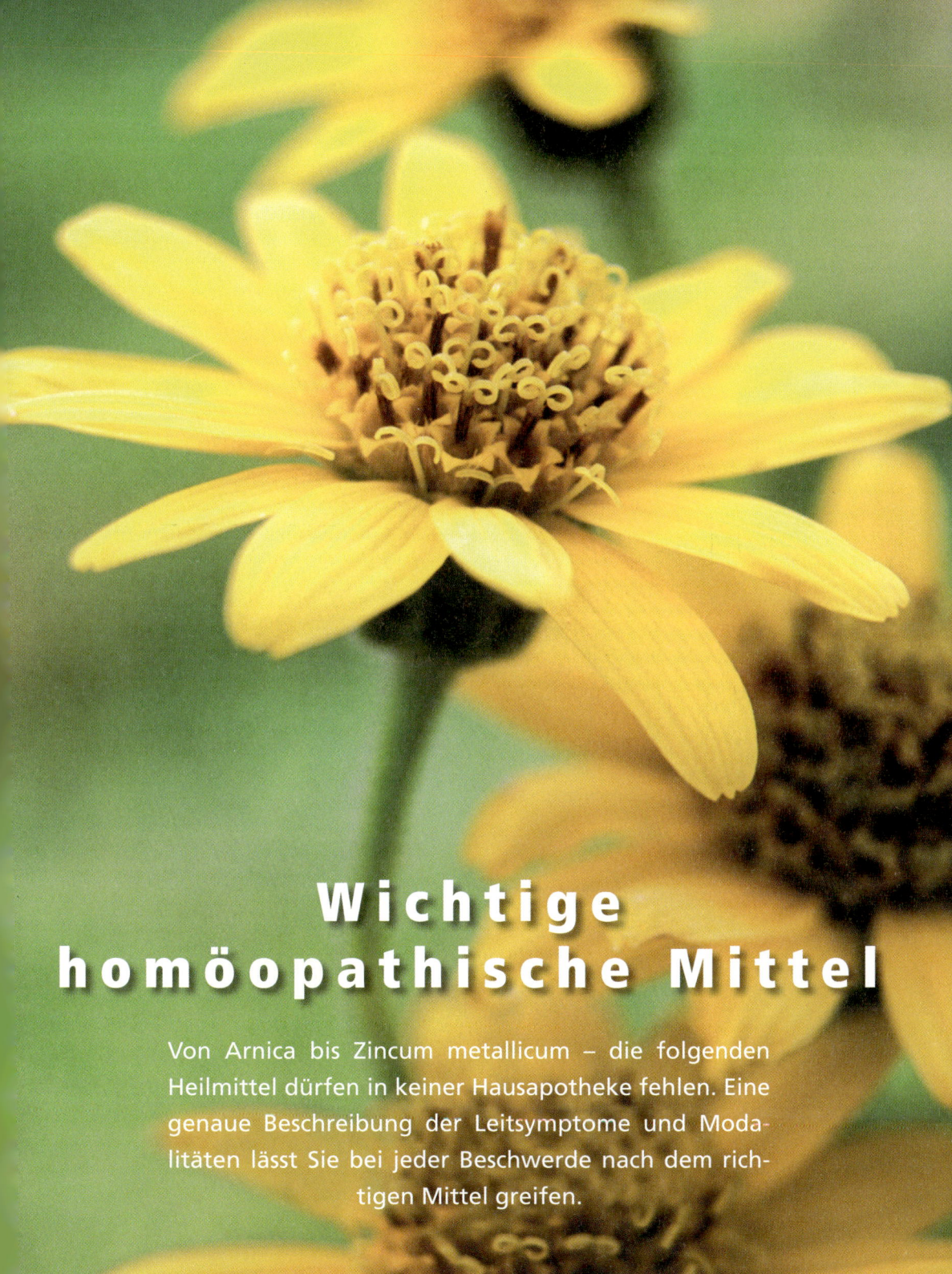

Wichtige
homöopathische Mittel

Von Arnica bis Zincum metallicum – die folgenden
Heilmittel dürfen in keiner Hausapotheke fehlen. Eine
genaue Beschreibung der Leitsymptome und Modalitäten lässt Sie bei jeder Beschwerde nach dem richtigen Mittel greifen.

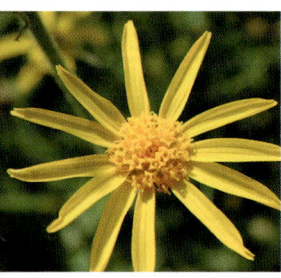

Arnica montana

Bergwohlverleih, Kraftrose

Herkunft und Wirkung: Zur Herstellung der Urtinktur wird die Wurzel verwendet. Die Arznei wirkt entzündungshemmend, schmerzstillend und fördert die Wundheilung. Daher gilt sie als Hauptmittel bei Muskel- und stumpfen Verletzungen. Der Arnica-Typ ist charakterisiert durch einen muskulösen, kraftvollen Körperbau und roten, heißen Kopf. Entgegen seiner Robustheit reagiert er auffallend empfindlich gegenüber Schmerzen.

Leitsymptome: Mattigkeit ♦ Zerschlagenheitsgefühl ♦ Blutungsneigung (z. B. Nasenbluten, Blutungen bei Husten, geplatzte Äderchen in den Augen) ♦ rheumatische Schmerzen ♦ Muskelkater ♦ übel riechende Körperabsonderungen ♦ Ohrensausen ♦ Schwerhörigkeit ♦ Kopfschmerzen ♦ Migräne ♦ Gehirnerschütterung ♦ Schwindel nach Kopfverletzung ♦ stumpfe Augenverletzung ♦ Heiserkeit ♦ trockener, schmerzhafter Stick- und Krampfhusten ♦ Keuchhusten ♦ Stiche in der Brust ♦ plötzliche Herzschmerzen ♦ Rückenkrämpfe ♦ symmetrische Hautausschläge ♦ Blaurotverfärbung der Haut ♦ Appetitlosigkeit ♦ Aufstoßen ♦ Durchfall ♦ Blähungen ♦ unwillkürlicher Stuhlabgang im Schlaf ♦ Harnverhalt nach körperlicher Anstrengung oder Unfall ♦ ständiges Harntröpfeln nach der Entbindung ♦ große Empfindlichkeit der Genitalien ♦ Gebärmutterblutung nach Intimverkehr ♦ drohende Fehlgeburt nach Schock ♦ zu frühe oder zu starke Regelblutung.

Anwendung: Akne ♦ Angina pectoris ♦ Arthritis ♦ Bewusstlosigkeit ♦ Furunkel ♦ Muskelschmerzen ♦ Quetschungen ♦ Schlaganfall ♦ Verrenkungen ♦ Verstauchungen.

Modalitäten: Verbesserung bei Liegen mit Kopftieflage auf weichen Unterlagen, durch kalte Wickel, kalte Bäder, Trinken von kaltem Wasser ♦ Verschlimmerung durch den geringsten Druck, bei Bewegung, Überanstrengung, Erschütterung, Hitze, Feuchtigkeit, abends, nachts.

Belladonna

Tollkirsche

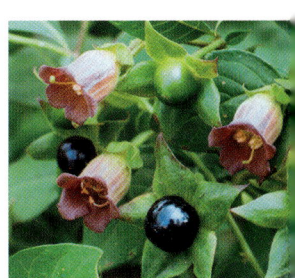

Herkunft und Wirkung: Das homöopathische Mittel wird aus der ganzen Pflanze samt Wurzel hergestellt. Es ist rasch wirksam und hilft besonders bei akuten Erkrankungen mit plötzlichem Beginn, wird teilweise aber auch bei chronischen Beschwerden eingesetzt. Belladonna-Menschen haben eine lebhafte Fantasie, geraten jedoch bei der geringsten Kleinigkeit in rasende Wut.

Leitsymptome: Ungeduld ♦ Selbstaggression ♦ Ängste ♦ Wahnvorstellungen ♦ roter Kopf ♦ Blutandrang im Kopf ♦ Schwindel ♦ akute Kopfschmerzen ♦ extremes Klopfen im Kopf ♦ brennende, schmerzende Augen ♦ große, glänzende Pupillen ♦ brennender, heißer, dunkelrot glänzender Hals ♦ Schluckbeschwerden ♦ Erdbeerzunge ♦ sichtbar klopfende Halsschlagader ♦ Schmerzen beim Sprechen ♦ trockener, bellender, krampfartiger Husten ♦ warme, feuchte, gerötete Haut ♦ Furunkel im Frühling ♦ trockene Schleimhäute ♦ starker Durst oder Durstlosigkeit ♦ Verlangen nach kaltem Wasser ♦ empfindlicher Bauch ♦ Schlafstörungen ♦ Zähneknirschen ♦ nächtliche Zuckungen und Krämpfe.

Anwendung: Bluthochdruck ♦ Fieberkrampf ♦ Gallensteinkolik ♦ Keuchhusten ♦ Kopfschmerzen ♦ Lungenentzündung ♦ Mandelentzündung ♦ Menstruationsbeschwerden ♦ Migräne ♦ Nasennebenhöhlenentzündung ♦ Netzhautentzündung (akut) ♦ Nierenkolik ♦ Ohrenentzündung ♦ Pseudokrupp ♦ Rachenentzündung ♦ Scharlach ♦ Schlaganfall ♦ Sonnenbrand ♦ Sonnenstich.

Modalitäten: Verbesserung bei Wärme, Ruhe, Druck, im warmen Zimmer, in der Bauchlage ♦ Verschlimmerung bei Hitze, Zugluft, kaltem Wind, nasser Kälte, Erschütterung, Bewegung, Geräuschen, Lärm, Licht, Gerüchen, Berührung, nachmittags gegen 15 Uhr und nachts, beim Bücken, Hinlegen, Kaltwerden des Kopfs, Haareschneiden, in der Sonne.

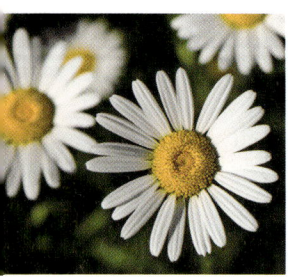

Chamomilla

Echte Kamille

Herkunft und Wirkung: Das homöopathische Mittel wird aus der frischen, zur Blütezeit gesammelten Pflanze hergestellt. Es ist ein erstklassiges Schmerz- und Entzündungsmittel, das vorwiegend in der Kinderheilkunde, bei schmerzhaften Beschwerden in der Schwangerschaft sowie während der Entbindung und Regelblutung zum Einsatz kommt. Der Chamomilla-Typ ist sehr verletzlich, nachtragend, leicht beleidigt und kann nicht verzeihen. Er will niemanden um sich haben. Es ist unmöglich, diesem Patienten etwas recht zu machen. Er ist mürrisch, abweisend, antwortet nicht und reagiert cholerisch mit rotem Kopf.

Leitsymptome: Reizbarkeit ♦ Nervosität mit Unruhe ♦ Misslaunigkeit ♦ heftige Wutanfälle ♦ Ungeduld durch Schmerzen ♦ Launenhaftigkeit ♦ Verzweiflung wegen der Schmerzen ♦ krampfartige Beschwerden ♦ Ängste ♦ warmer, klebriger Schweiß an Stirn und Kopfhaut ♦ rotes, brennend heißes Gesicht ♦ Asthma ♦ trockener, heftiger Husten ♦ Schnupfen bei zahnenden Kindern ♦ Masern ♦ Magenbeschwerden ♦ großes Durstgefühl ♦ Durchfall ♦ Schmerzen der Gebärmutter ♦ spastische Wehenschmerzen.

Anwendung: Bauchkrämpfe ♦ Entbindung ♦ Kopfschmerzen ♦ Krämpfe ♦ Mittelohrentzündung ♦ Rheuma ♦ schmerzhafte Regelbeschwerden ♦ Zahnungsbeschwerden.

Modalitäten: Verbesserung durch kalte Anwendungen, kalte Getränke und Speisen, Getragenwerden, Zusammenkrümmen bei Bauchschmerzen, Herumgehen, Fasten, mildes Wetter ♦ Verschlimmerung durch Wärme, überheiztes Zimmer, Bettwärme, warme Getränke und Speisen, warme Anwendungen, Hitze, kalten Wind, Wut, Ärger, geistige Anstrengung, Berührung, Monatsregel, Kaffee, während der Zahnung, abends, nachts (21 bis 22 Uhr) oder morgens (neun Uhr), im überheizten Zimmer.

Dulcamara
Bittersüßer Nachtschatten

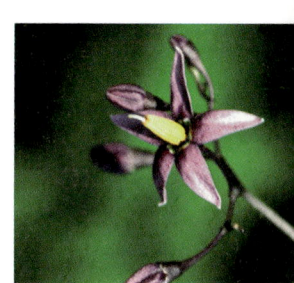

Herkunft und Wirkung: Die Urtinktur wird aus den jungen Schösslingen mit Blättern und Blüten hergestellt. Von alters her wird Dulcamara bei Rheuma und diversen Beschwerden der Haut, Bronchien, des Darms und der Blase verwendet. Die Dulcamara-Persönlichkeit ist extrem ungeduldig, streit- und herrschsüchtig, dominant, willensstark, eigensinnig und äußerst egozentrisch. Sie weiß nicht, was sie möchte und hat Angst vor der Zukunft und um das Wohl der Angehörigen.

Leitsymptome: Ängste ◆ Kopfschmerzen in der Stirn bei nasskaltem Wetter ◆ Bindehautentzündung mit gelblicher Absonderung ◆ Nasenbluten ◆ Hautausschläge im Gesicht ◆ schlechtes Sprechen ◆ Zunge wie gelähmt ◆ Schnupfen ◆ verstopfte Nase bei Regenwetter ◆ Asthma mit lockerem Husten und Raschelgeräuschen ◆ trockener, heiserer, krampfartiger Husten mit Schmerzen ◆ Halsschmerzen ◆ Heiserkeit ◆ Atemnot ◆ Durchfall mit grünlichen, schleimigen, manchmal blutigen Stühlen, vorher Schmerzen um den Bauchnabel ◆ Bauchschmerzen bei nassem Wetter ◆ Blasenentzündung durch Erkältung oder beim Wechsel von warm nach kalt ◆ Harndrang bei Kälteeinfluss ◆ Hautausschläge ◆ flache Warzen ◆ Gelenk- und Rückenschmerzen ◆ Zerschlagenheitsgefühl ◆ Stechen am Körper ◆ eiskalte Hände und Füße.

Anwendung: Asthma ◆ Blasenentzündung ◆ Bronchitis ◆ Erkältung ◆ Grippe ◆ Heuschnupfen ◆ Kopfschmerzen ◆ Nasennebenhöhlenentzündung ◆ Nervenschmerzen (Neuralgien) ◆ Rheuma ◆ Rückenschmerzen ◆ Warzen.

Modalitäten: Verbesserung bei äußerlicher Wärme, trockenem Wetter, Bewegung ◆ Verschlimmerung bei Feuchtigkeit, Kälte, Zugluft, Unterkühlung (auch nach Schwitzen), Sitzen auf kalten Steinen, Baden oder Stehen in kaltem Wasser, nachts.

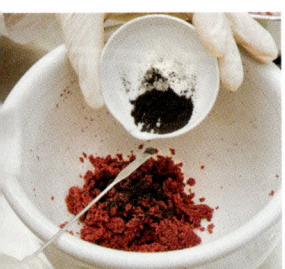

Ferrum metallicum
Eisen

Herkunft und Wirkung: Eisen ist ein Symbol für Stärke, Starre und Kraft; um es zu verformen, muss es erhitzt werden, also einer stärkeren Kraft ausgesetzt werden. Diese Eigenschaften finden sich auch bei Ferrum-Persönlichkeiten wieder, die diese Arznei im Fall von Beschwerden benötigen.

Leitsymptome: Stimmungsschwankungen ♦ leichte Erregbarkeit ♦ Eigensinnigkeit ♦ Verlangen nach Einsamkeit ♦ Gewissenskonflikte ♦ Ängste, z. B. vor Menschenmengen, einem Unglück und Kritik ♦ Schreckhaftigkeit ♦ Überempfindlichkeit ♦ bleiches, aufgedunsenes Gesicht ♦ plötzliches Erröten des Gesichts beim geringsten Schmerz, bei emotionaler Erregung oder Anstrengung ♦ kalter Kopf abwechselnd mit plötzlichem Blutandrang ♦ klopfende, hämmernde Kopfschmerzen ♦ Schwindel mit taumelndem Gefühl beim Überqueren einer Brücke, bei einer schnellen Bewegung oder beim Abwärtssehen ♦ Nasenbluten ♦ Herzklopfen mit beschleunigtem Puls ♦ Heiserkeit ♦ trockener Husten ♦ blutiger Auswurf ♦ Magenschwäche ♦ Sodbrennen ♦ Magenkrämpfe ♦ Erbrechen unmittelbar nach dem Essen ohne Übelkeit ♦ Abneigung gegen Fleisch ♦ Unverträglichkeit von Eiern ♦ nächtliches Aufstoßen ♦ Blähungen ♦ schmerzlose Durchfälle, besonders nachts ♦ Reizblase ♦ zu frühe, zu reichliche und zu lange Regelblutung ♦ geschwollene und steife Gelenke ♦ Ruhelosigkeit ♦ Träume von Krieg, Kämpfen.

Anwendung: Blutarmut ♦ Blutungen ♦ Erschöpfungszustände ♦ Kopfschmerzen ♦ Magenbeschwerden ♦ Muskelbeschwerden ♦ nervöses Herzklopfen ♦ Rheumatismus ♦ Schnupfen.

Modalitäten: Verbesserung beim langsamen Gehen, im Sommer, durch Beschäftigung ♦ Verschlimmerung nach Mitternacht, bei Anstrengung, Essen, Schweißausbrüchen, im Winter, bei Kälte, Emotionen (Zorn).

Graphites
Reißblei

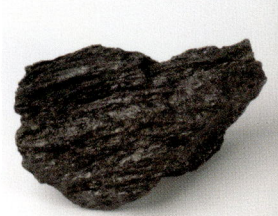

Herkunft und Wirkung: Entgegen der Bezeichnung enthält Graphites kein Blei, sondern besteht aus kristallinem Kohlenstoff mit Spuren von Eisen, Kalk, Kieselsäure und Mangan. Natürliche Vorkommen finden sich in magmatischem Gestein in den USA, Kanada, Mexiko und Sri Lanka. Der Graphites-Typ ist in seiner Erscheinung bescheiden und nüchtern, aber freundlich und hilfsbereit. Er gibt sich still, introvertiert und schüchtern.

Leitsymptome: Niedergeschlagenheit ♦ Verschlossenheit ♦ Abneigung gegen Arbeit ♦ Zerstreutheit ♦ Vergesslichkeit ♦ Stimmungsschwankungen ♦ Reizbarkeit ♦ Ängste ♦ Brennen auf dem Scheitel ♦ Kopfschmerzen begleitet von Taubheits- und Leeregefühl ♦ Milchschorf ♦ geschwollenes Augenlid ♦ Augenschmerzen bei Sonnenlicht ♦ verklebte Augen am Morgen ♦ Ohrensausen ♦ Schwerhörigkeit ♦ trockene Entzündungen des äußeren Gehörgangs ♦ Verstopfung ♦ Blähungen ♦ Brennen und Krampf im Magen ♦ Übelkeit am Morgen während der Periode ♦ verzögerte, spärliche und kurze Regelblutung ♦ sexuelles Verlangen oder Abneigung gegen Sexualität ♦ Taubheit der Arme, Hände, Füße oder Zehen verbunden mit Krämpfen ♦ heiße Hände bei Erregung ♦ teils eiskalte, teils brennend heiße Füße ♦ häufiges Einschlafen der Hände ♦ zähes, honigartiges Sekret hinter den Ohren und an den Lidern ♦ Herpes ♦ Risse an den Geschlechtsorganen ♦ Risse im Mundwinkel, an den Brustwarzen, Fingern, Zehen und im After ♦ trockene Ausschläge ♦ Schwielen an Handflächen und Fußsohlen ♦ Schlafstörungen.

Anwendung: Abszess ♦ Bindehautentzündung ♦ Einrisse der Augenlider ♦ eitrige Wunden ♦ Ekzem ♦ Fissuren ♦ Gehörverlust ♦ Hämorriden ♦ Kopfschmerzen ♦ Lichtscheu ♦ Mittelohrentzündung ♦ Nagelleiden ♦ Rötung der Augen ♦ Schrunden ♦ Schuppenflechte ♦ sexuelle Störungen.

Modalitäten: Verbesserung bei Bewegung an der frischen Luft, durch Weinen, Essen ♦ Verschlimmerung während und nach der Periode, bei Kälte, Luftzug, Abkühlung, Waschen, Baden, Bettwärme, im Winter.

Hepar sulfuris
Kalkschwefelleber

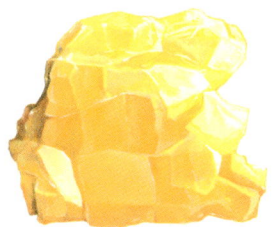

Herkunft und Wirkung: Das Mittel wird durch Erhitzen gemahlenen Perlmutts von Austernschalen und Schwefelblumen hergestellt. Die Substanz, die eine keimtötende Wirkung besitzt, wurde früher für Umschläge zur Behandlung von Furunkel, Akne, Juckreiz und Rheuma verwendet. Beim Hepar-sulfuris-Typ handelt es sich um träge Menschen. Sie sind ernst veranlagt, schimpfen aus geringstem Anlass und lachen selten.

Leitsymptome: extreme Reizbarkeit ♦ ständige Nörgeleien über Leistungsdruck ♦ Unausgeglichenheit ♦ Unzufriedenheit ♦ Selbstmordgedanken ♦ Ängste, z. B. vor Bienen, dem Zahnarzt und Unfällen ♦ Wahnideen ♦ halbseitiger Kopfschmerz ♦ Schwindel ♦ Nasennebenhöhlenentzündung ♦ stechende Schmerzen im Hals, die bis in die Ohren ausstrahlen ♦ wiederkehrende eitrige Mandelentzündungen ♦ Zahnschmerzen durch kalte Speisen ♦ schlechter Mundgeruch ♦ trockener, bellender Husten ♦ Heiserkeit ♦ Rückfälle bei Erkältung ♦ rasselnde Lunge mit lockerem, reichlichem Auswurf ♦ Sodbrennen ♦ saure Durchfälle ♦ schlecht heilende Wunden ♦ Akne ♦ Ausschläge ♦ Flechten ♦ Geschwüre ♦ Nagelbettentzündungen ♦ Empfindlichkeit gegen Kälte und Berührung ♦ rissige Haut.

Anwendung: Abszess ♦ Asthma ♦ Bindehautentzündung ♦ Bronchitis ♦ Eiterungen ♦ eitrige Mandeln ♦ Ekzem ♦ Furunkel ♦ Kopfschmerzen ♦ Mittelohrentzündung ♦ Nasennebenhöhlenentzündung ♦ Nesselsucht ♦ Pseudokrupp ♦ Rachenentzündung.

Modalitäten: Verbesserung bei Wärme, feuchtnassem Wetter ◆ Verschlechterung bei Berührung, Druck, Kälte, Zugluft, trockenem Wetter, Entblößen eines Körperteils, nachts und morgens.

Ignatia
Ignatiusbohne

Herkunft und Wirkung: Die homöopathische Urtinktur wird aus den getrockneten, zerstoßenen Samen hergestellt. Das Mittel wird häufiger bei Frauen und Kindern eingesetzt als bei Männern. Der Ignatia-Typ ist romantisch veranlagt und baut gern Luftschlösser. Er ist zart besaitet, übersensibel, wechselhaft und besitzt eine künstlerische Veranlagung.

Leitsymptome: Depressionen ◆ Abneigung gegen Trost ◆ Neigung zu Hysterie ◆ Ängste ◆ halbseitige periodische Kopfschmerzen mit Zickzacklinien vor den Augen ◆ Schwitzen nur im Gesicht ◆ Ohrensausen ◆ Zähneknirschen ◆ Halsschmerzen ◆ Kloßgefühl im Hals ◆ nervöser Kitzelhusten ◆ bitterer oder saurer Geschmack im Mund ◆ ständiges Gähnen ◆ Schwäche ◆ Leeregefühl in der Magengrube, das sich durch Essen nicht bessert ◆ Magenkrämpfe ◆ Verdauungsstörungen ◆ Blähungen ◆ Verstopfung ◆ Durchfälle nach Kummer oder Schreck ◆ übermäßige Körperbehaarung bei Frauen ◆ Schlafstörungen ◆ Träume davon, ertränkt zu werden und von Wasser im Allgemeinen.

Anwendung: Folgen von Kummer, Sorgen, unglücklicher Liebe, Eifersucht o. Ä. ◆ Husten ◆ Kopfschmerzen.

Modalitäten: Verbesserung durch Wärme, Druck, Veränderung der Haltung, Wasserlassen, Schlucken ◆ Verschlimmerung durch Kummer, Enttäuschung, Schreck/Schock, Aufregung, Nikotin, Alkohol, Süßigkeiten, Kälte, Zugluft, Berührung, Trost, Denken an die Beschwerden, Bewegung, Geräusche, morgens.

Kletterstrauch

Dieser strychninhaltiger Kletterstrauch stammt von den Philippinen. Er wurde nach dem Gründer des Jesuitenordens, Ignatius von Loyola, benannt.

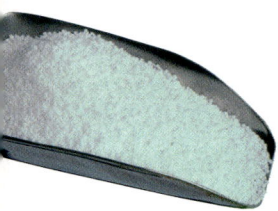

Kalium carbonicum
Pottasche

Herkunft und Wirkung: Das weiße körnige Pulver kommt in der Natur nicht in Reinform vor, sondern findet sich im mineralsalzhaltigen Bestandteil der Pflanzenwelt. Die Substanz wurde aus der Asche gewonnen, die durch Verbrennen von Holz und Pflanzen entstand und in Töpfe (Potte) abgefüllt, ausgelaugt und eingedampft wurde. Die Kalium-carbonicum-Persönlichkeit ist sehr geradlinig, überkorrekt und diszipliniert. Häufig wählt sie den Beruf des Beamten, Buchhalters etc. Sie denkt in festen Strukturen mit starren Prinzipien, kennt nur schwarz oder weiß, ja oder nein, richtig oder falsch, gut oder böse. Sie ist kleinlich, unflexibel, dogmatisch und konservativ.

Leitsymptome: Reizbarkeit ♦ Unzufriedenheit ♦ Streitsucht ♦ Ungeduld ♦ Ängste ♦ aufgedunsene Schwellungen zwischen den Augenbrauen und Oberlidern ♦ entzündete, morgens verklebte Lider ♦ reißende und stechende Kopfschmerzen ♦ Stiche in den Ohren ♦ Schwitzen auf der Oberlippe ♦ trockene, heftige Hustenanfälle mit stechenden Schmerzen in der Brust und im Rücken ♦ Würgen und Erbrechen ♦ Blähungsneigung ♦ Magenbrennen und -krämpfe ♦ Sodbrennen ♦ Oberbauchkoliken, die bis in den Rücken ausstrahlen ♦ abwechselnd Durchfall und Verstopfung ♦ heftige Kreuzschmerzen während der Regel ♦ verspätete oder ausbleibende Periode ♦ Gliederschmerzen beim Liegen ♦ Schlafstörungen.

Anwendung: Arthritis ♦ Blutarmut ♦ Gelbsucht ♦ Halsschmerzen ♦ Hämorrhoiden ♦ Keuchhusten ♦ Lebererkrankung ♦ Nasennebenhöhlenentzündung ♦ Rückenschmerzen ♦ Schlaflosigkeit.

Modalitäten: Verbesserung durch Wärme, Herumgehen, Aufsetzen, warme/heiße Speisen, tagsüber ♦ Verschlimmerung beim Flachliegen, Liegen auf der schmerzhaften Seite, bei Wetterwechsel, Kälte, Zugluft, durch kalte Getränke, Berührung, nach Geschlechtsverkehr, Flüssigkeitsverlust (Schweiß, Erbrechen), zwischen zwei und vier Uhr nachts.

Lachesis
Buschmeisterschlange

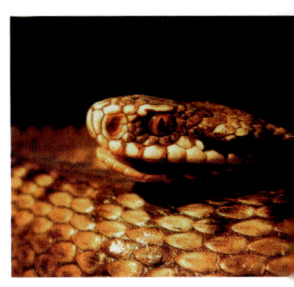

Herkunft und Wirkung: Bei Lachesis handelt es sich um das in der Homöopathie am meisten geschätzte Schlangengift einer südamerikanischen Art. Verwendet wird das frische Gift, das bei einem Biss freigesetzt wird. Lachesis-Menschen sind leidenschaftlich und lieben das Leben, suchen Vergnügungen, brauchen Aufregung und viel Sex. Sie besitzen eine ungeheuer attraktive Ausstrahlung, stehen gerne im Mittelpunkt und wollen Bewunderung und Ansehen. Sie reden gerne und viel. Geschickt wissen sie, Menschen zu manipulieren und in ihren Bann zu ziehen. Ihrem Partner gegenüber sind sie besitzergreifend. Sie sind rastlos, immer in Eile und hektisch angespannt. Wenn sie zornig werden, können sie außergewöhnlich wütend, streitsüchtig, taktlos und sarkastisch verletzend sein. Sie haben ein schnelles Auffassungsvermögen, Denken und Handeln.

Leitsymptome: Ängste ◆ Wahnideen ◆ Kopfschmerzen ◆ Schwindel mit Übelkeit ◆ Mandeleiterung (links) ◆ Halsschmerzen ◆ Schluckbeschwerden ◆ Gefühl eines Kloßes im Hals ◆ Herzbeschwerden ◆ Erstickungsgefühl beim Einschlafen ◆ Beklemmungen in der Brust ◆ Hitzewallungen ◆ Magenkrämpfe ◆ Speiseerbrechen ◆ blutige, schleimige Durchfälle ◆ Darmblutungen ◆ Schlafstörungen.

Anwendung: Alkoholismus ◆ Angina pectoris ◆ Asthma ◆ Blutvergiftung ◆ Hämorriden ◆ Hitzewallungen ◆ klimakterische Beschwerden ◆ Mandelentzündung ◆ manisch-depressive Zustände ◆ Paranoia ◆ Regelbeschwerden ◆ Schlaflosigkeit.

Modalitäten: Verbesserung durch Kälte, frisches Obst, Essen, Absonderungen (Tränen, Schweiß, Schnupfen, Blutung, Stuhl), Bewegung, Schimpfen ◆ Verschlimmerung bei Hitze, Wärme, Ruhe, unterdrückter Sexualität, beim Tragen enger Kleidung, in engen Räumen, nach Schlaf, morgens beim Erwachen, vor Eintritt oder Ausbleiben der Regel, im Klimakterium, durch Wein, Bier, Tabak.

Mercurius solubilis

Quecksilbergemisch

Herkunft und Wirkung: Quecksilber fand bereits im 16. Jahrhundert bei dem Arzt, Alchemisten und Philosophen Paracelsus Anwendung, der ihm den Namen Mercurius in Anlehnung an den römischen Götterboten Mercur gab. Letzterer war so beweglich und flüchtig wie das flüssige Metall. Hahnemann führte das Mittel, das er aus schwarzem Quecksilberoxid herstellte, in die Homöopathie ein. Entsprechend den Eigenschaften des Metalls sind auch Mercurius-Menschen „quecksilbrig" rastlos, dabei ineffektiv und voller stürmischer Gedanken und Gefühle. Nach außen hin erscheinen sie allerdings oft ruhig, scheu und in sich gekehrt. Sie sprechen hastig, machen Fehler und stottern. Geistige Langsamkeit ist ebenso kennzeichnend wie die Unfähigkeit, sich zu konzentrieren. Sie vertragen keinen Widerspruch und können sehr zornig werden.

Leitsymptome: Unzufriedenheit ♦ schlechte Laune ♦ Streitsucht ♦ Stimmungsschwankungen ♦ Ängste ♦ Gedächtnisschwäche ♦ Schwindel nach Kopfschmerzen ♦ stark geschwollene Mandeln ♦ Neigung zu Eiterung ♦ entzündete Augen mit stechenden Schmerzen beim Blick in Feuer ♦ reichlich Tränenfluss ♦ große und schlaffe Zunge mit weißem Belag ♦ übermäßige Speichelbildung ♦ metallischer Geschmack im Mund ♦ schlechter Mundgeruch ♦ geschwollenes, schwammiges Zahnfleisch ♦ Heiserkeit ♦ Stiche beim Husten und tiefen Atmen ♦ trockener, brennender Husten, besonders bei rechter Seitenlage ♦ Drüsenschwellung ♦ Sodbrennen mit viel Durst ♦ grünliche, schleimige, blutige Durchfälle mit Koliken, danach extreme Erschöpfung ♦ Hautjucken in der Bettwärme ♦ feuchter Ausschlag in der Kniekehle ♦ allgemeine Tendenz zum Schwitzen ♦ Zittern ♦ Schwächegefühl ♦ reißende Gelenkschmerzen mit Schwellung und Kältegefühl ♦ zappelige Beine ♦ klebriger Schweiß nachts auf den Oberschenkeln ♦ Schlafstörungen.

Anwendung: Akne ◆ Arthritis ◆ Bindehautentzündung ◆ Blasenentzündung ◆ Drüsenschwellung ◆ Entzündungen des Darms ◆ Erkältungskrankheiten ◆ Heuschnupfen ◆ Krebs ◆ Mandelentzündung ◆ Mittelohrentzündung ◆ Morbus Parkinson ◆ Nasennebenhöhlenentzündung ◆ Parodontitis ◆ Rachenentzündung ◆ Rheumatismus ◆ Schnupfen ◆ Zahnschmerzen.

Modalitäten: Verbesserung durch Ruhe, kalte Getränke, Milch, Saures, mäßige Temperaturen, Liegen auf der linken Seite ◆ Verschlimmerung durch Temperaturextreme, Abkühlung, Bettwärme, warme Räume, Liegen auf der rechten Seite, Anstrengung und Bewegung, kalte Luft, feuchtes und regnerisches Wetter, Wetterwechsel, Schwitzen, Licht, Vollmond, Alleinsein.

Nux vomica
Brechnuss

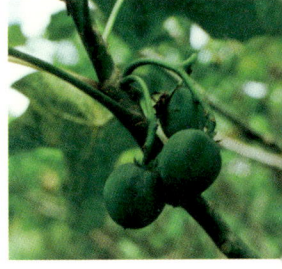

Herkunft und Wirkung: Der mächtige Brechnussbaum liefert eines der bekanntesten homöopathischen Mittel. Die Urtinktur wird aus den getrockneten, pulverisierten Samen hergestellt, die strychninhaltig und somit hochgiftig sind. Die Eigenschaften der Nux-vomica-Menschen zeigen sich in Ehrgeiz und Arbeitswut („Workaholic"). Sie sind sehr zielorientiert und möchten Höchstleistungen vollbringen, sind permanent überbelastet und überarbeiten sich oft. Ihr ganzes Leben dreht sich nur um beruflichen Erfolg und die Vermehrung ihrer materiellen Güter. Sie sind von ihrem Streben und vom Konkurrenzdenken besessen, streitsüchtig, egoistisch und eigen. Geduld ist nicht ihre Stärke.

Leitsymptome: Reizbarkeit ◆ Überempfindlichkeit gegen Licht, Geräusche, Lärm ◆ Eifersucht ◆ Neigung zu Brutalität ◆ Ängste ◆ reißende Kopfschmerzen im Hinterkopf bis in den Nacken, verbunden mit Übelkeit und Erbrechen ◆ verklebte Augenlider am Morgen ◆ krampfartiges

Zucken im Gesicht ♦ Kälteempfindlichkeit der Zähne ♦ trockene Nase ♦ juckender Schnupfen ♦ Verstopfung der Nase in warmen Räumen ♦ Neigung zu Nasenbluten ♦ trockener, rauer Husten ♦ Magendruck ♦ Völlegefühl nach dem Essen ♦ Hunger bei Übelkeit ♦ saures Aufstoßen ♦ Erbrechen von Speisen, Schleim, Galle, Blut ♦ anfallsweise Magenkrämpfe ♦ Magenschleimhautentzündung ♦ Sodbrennen ♦ Koliken ♦ Verstopfung ♦ Durchfall ♦ vergrößerte, empfindliche Leber ♦ Zwölffingerdarmgeschwür ♦ brennende Blasenentzündung mit ständigem Harndrang ♦ lange und verfrühte Regelblutungen ♦ gesteigertes sexuelles Verlangen ♦ Erektionsschwäche ♦ nächtliche Rückenbeschwerden ♦ Steifheit ♦ anfallsweise Muskelkrämpfe ♦ Schlafstörungen.

Anwendung: Asthma ♦ entzündliche Darmerkrankungen ♦ Hämorriden ♦ Impotenz ♦ Koliken ♦ Krampfwehen ♦ Leberbeschwerden ♦ Magengeschwür ♦ Magenverstimmungen ♦ Migräne ♦ Missbrauch von Alkohol, Nikotin, Drogen ♦ Reizblase ♦ Rückenschmerzen ♦ Schlaflosigkeit ♦ Schnupfen ♦ sexuelle Reizbarkeit ♦ Verdauungsprobleme ♦ Verstopfung.

Modalitäten: Verbesserung bei Wärme, durch Schlaf, Ruhe, feuchtes Wetter, Lockerung der Kleider, warme Getränke und Speisen, nach Stuhlgang, Wutausbruch, abends ♦ Verschlimmerung durch eisigen Wind, trockene Kälte, Zugluft, Abkühlung, Wetterwechsel von warm zu trockenkalt, Alkohol, Druck durch enge Kleidung, Stress, geistige Überanstrengung, Bewegung, Berührung, Sinnesreizungen (Licht, Lärm, Gerüche, Musik), kalte Speisen, nach dem Essen.

Pulsatilla
Kuhschelle

Herkunft und Wirkung: Die Bezeichnung „Kuhschelle" für diese liebliche Frühjahrsblume bezieht sich auf die Form der Blüten: Im Wind werden sie wie eine Glocke hin- und hergeschlagen. Die Urtinktur wird

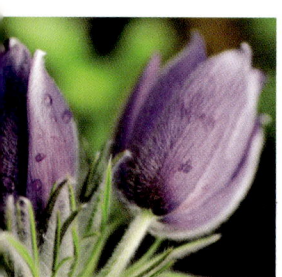

aus der zur Blütezeit gesammelten Pflanze hergestellt. Pulsatilla-Menschen haben einen sanften, scheuen Charakter; ihre Stimmung ist sehr wechselhaft. Sie sind eher nachgiebig, mitunter aber stur.

Leitsymptome: großes Harmoniebedürfnis ◆ Ängste ◆ krankhafte Furcht vor dem anderen Geschlecht ◆ Melancholie ◆ Depression ◆ Unentschlossenheit ◆ Unsicherheit ◆ Schüchternheit ◆ Eifersucht ◆ pulsierende, wandernde Kopfschmerzen ◆ Schwindel mit Sehstörungen ◆ nächtlicher Ohrenschmerz ◆ rote, trockene, brennende Augen ◆ viel Tränenfluss ◆ Schwarzwerden vor den Augen ◆ Trübsichtigkeit ◆ Geschwüre an den Lidern ◆ Geruchsverlust ◆ Schnupfen ◆ Heiserkeit ◆ trockener Stickhusten ◆ dicker, zäher, gelblicher, auch blutiger Auswurf ◆ bitterer und fader Geschmack im Mund ◆ gelb oder weiß belegte Zunge ◆ trockener Mund, aber Durstlosigkeit ◆ Völlegefühl im Magen ◆ Sodbrennen ◆ Brechreiz nach reichen Mahlzeiten ◆ Schleim- und Galleerbrechen ◆ Magenkrämpfe ◆ wässrige, schleimige Durchfälle ◆ Wechsel von Durchfall und Verstopfung ◆ häufiges Aufstoßen ◆ Blähungskoliken ◆ Gallenblasenentzündung ◆ Leberbeschwerden ◆ häufiger Harndrang ◆ unwillkürlicher Harnabgang nachts ◆ starkes sexuelles Verlangen ◆ Eierstockentzündung ◆ verspätete, spärliche, auch ausbleibende oder verfrühte und reichliche Regelblutung ◆ Krämpfe vor und während der Regel mit Kältegefühl und großer Unruhe ◆ geschwollene, überempfindliche Hoden ◆ Spasmen beim Stillen ◆ Gefühl von Trockenheit und Schwellungen in den Gelenken ◆ venöse Stauungen ◆ blaue Venen ◆ Ödeme ◆ schwere Glieder ◆ Schlafstörungen ◆ nächtliches Schwitzen.

Anwendung: Anämie bei Frauen und Kindern ◆ Asthma ◆ Augenbeschwerden ◆ Bettnässen ◆ Bindehautentzündung ◆ Depression ◆ Erkältung ◆ Folgen von Durchnässung (besonders der Füße) ◆ Harnwegsinfekte ◆ Wechseljahresbeschwerden ◆ Mittelohrentzündung ◆ Mumps ◆ Schlaflosigkeit ◆ Schnupfen ◆ Wanderrheumatismus.

Modalitäten: Verbesserung bei frischer Luft, Bewegung im Freien, durch Abkühlung, kalte Anwendungen, Trost und Zuspruch, Liegen

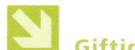

Giftig

Die Pulsatilla ist eine giftige Pflanze aus der Familie der Hahnenfußgewächse. Sie steht unter Naturschutz.

auf der schmerzhaften Seite, häufigen Positionswechsel, Weinen ♦
Verschlimmerung durch Hitze, Wärme, heißes Wetter, starke Sonne,
schwüles Zimmer, Bettwärme, warmes Bad, wollene Kleider, fette
Speisen, Liegen auf der schmerzlosen Seite, langes Stehen, Nass-
werden der Füße, abends und nachts, vor der Periode.

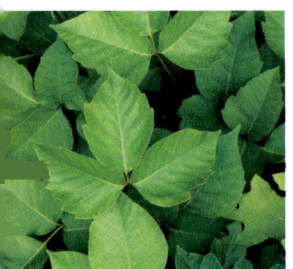

Rhus toxicodendron
Giftsumach

Herkunft und Wirkung: Der Strauch enthält einen giftigen, gelblich weißen Milchsaft, der sich an der Luft schwarz verfärbt. Durch
Kontakt mit diesem Saft kommt es zu starken entzündlichen Hautreaktionen. Die Urtinktur wird aus den frischen Blättern hergestellt.
Der Rhus-toxicodendron-Typ ist extrem ruhelos und verspürt
zwanghaften Bewegungsdrang. Er kann seine Gefühle nicht aus-
drücken und ist seelisch angespannt. Er ist abergläubisch, reizbar bei
Widerspruch, hat fixe Ideen und weint oft ohne Grund.

Leitsymptome: rituelles Verhalten ♦ Reizbarkeit ♦ nervöse Unruhe
♦ zwanghafter Bewegungsdrang ♦ Kopfschmerzen ♦ Stumpfheit,
Leere oder Schwere des Kopfs ♦ Schmerz hinter den Augen, Lichtempfindlichkeit ♦ brennende Tränen ♦ Ängste ♦ geschwollene Lider
und Bindehaut ♦ angeschwollene Lymphknoten ♦ ständiges Gähnen
♦ Knacken des Kiefergelenks beim Gähnen und Kauen ♦ morgendliche Heiserkeit (Besserung durch Reden) ♦ trockener Husten ♦
trockene und dunkel belegte Zunge ♦ Kältegefühl im Magen nach
kalten Getränken ♦ Durchfall ♦ Schmerzen beim Wasserlassen ♦
Blasen auf der Haut ♦ Hautjucken ♦ Eiterungsneigung mit brennenden Schmerzen ♦ Schrundenbildung ♦ nässende Flechten ♦ Spannen, Ziehen, Reißen in allen Gliedern ♦ Steifheit ♦ Schlafstörungen.

Anwendung: Arthritis ♦ Asthma ♦ Augenentzündungen ♦ Blasenentzündung ♦ Ekzem ♦ Entzündung des Kehlkopfs ♦ Grippe ♦ Her-

pes ♦ Ischias ♦ Morbus Parkinson ♦ Nesselsucht ♦ Rheumatismus ♦ Rückenschmerzen ♦ Schleudertrauma ♦ Tennisellenbogen ♦ Verrenkungen ♦ Zerrungen ♦ zwanghaftes Verhalten.

Modalitäten: Verbesserung durch ständige Bewegung, Lageveränderung, Hitze, Wärme, heißes Bad, trockenes warmes Wetter, Einhüllen, Zudecken, Liegen auf etwas Hartem, Strecken der Glieder, Massage ♦ Verschlimmerung durch Kälte, nasskaltes Wetter, Nebel, Herbst, Durchnässung, Regen, Zugluft, Baden in kaltem Wasser, Abdecken, Entkleiden, Gähnen, körperliche Überanstrengung, Überheben, Ruhe vor Gewitter.

Sulfur
Schwefel

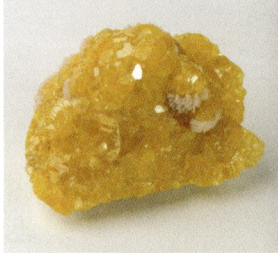

Herkunft und Wirkung: Sulfur ist eines der bekanntesten homöopathischen Arzneimittel. Es ist vulkanischen Ursprungs und wird durch Ausschmelzen von Erzen gewonnen. Im menschlichen Körper ist Schwefel in Haut, Haaren und Nägeln enthalten und beeinflusst somit unser Äußeres. Es wird über die Nahrung aufgenommen, besonders durch Fleisch, Käse, Eier, Hülsenfrüchte, Kohl und Nüsse. Das homöopathische Mittel wird durch Pulverisierung des Schwefels hergestellt; es besitzt die Kraft, alles nach innen verdrängte Krankhafte wieder nach oben auf die Haut zu holen. Sulfur-Menschen machen einen unsauberen und unordentlichen Eindruck. Allerdings sind sie zugleich sehr intelligent, sie grübeln, forschen und theoretisieren gerne. Häufige Berufe sind Wissenschaftler, Erfinder, Denker und Philosophen. Meist leben sie zurückgezogen wie Einsiedler. Sie sind zerstreut, überarbeitet, müde, in Gedanken versunken und überheblich.

Leitsymptome: Egoismus ♦ Hochmut ♦ Selbstüberschätzung ♦ Rechthaberei ♦ Ängste ♦ Wahnideen ♦ ständige Hitze auf dem

Scheitel ♦ brennende Kopfschmerzen auf dem Scheitel ♦ Hitzewallungen im Gesicht ♦ Schweißausbrüche ♦ Brennen und Hitzegefühl in den geröteten Augen ♦ rote Lidränder ♦ chronischer Schnupfen ♦ Husten ♦ Erstickungsgefühl ♦ Beklemmungen in der Brust ♦ starker Mundgeruch ♦ Leeregefühl im Magen am Vormittag ♦ brennendes und saures Aufstoßen ♦ Schweregefühl im Magen ♦ morgendlicher Durchfall ♦ chronische Verstopfung mit Brennen und Jucken im After ♦ nächtlicher Heißhunger ♦ brennend heiße oder eiskalte Fußsohlen ♦ chronischer Rheumatismus ♦ trockene, schuppende Haut ♦ nächtlicher Juckreiz durch Bettwärme ♦ Schlafstörungen.

Anwendung: Allergie ♦ Asthma ♦ Depression ♦ Ekzem ♦ Fissuren ♦ Fisteln im Analbereich ♦ Grippe ♦ Hämorriden ♦ Hautausschläge ♦ Herpes ♦ Migräne ♦ Psoriasis ♦ Wunden.

Modalitäten: Verbesserung durch trockenes, warmes Wetter, frische Luft, Bewegung, Lockerung der Kleider, Entblößen, Liegen auf der rechten Seite, Absonderungen (z. B. nach Schwitzen) ♦ Verschlimmerung durch Hitze, Bettwärme, heißschwüles Wetter, Sonne, Wetterwechsel, warme Kleidung, Waschen, Baden, Duschen, Stehen, Hunger, Liegen auf der linken Seite, Milch, Zucker, im Frühjahr, wenn es wärmer wird, sehr früh am Tag.

Veratrum album
Weiße Nieswurz

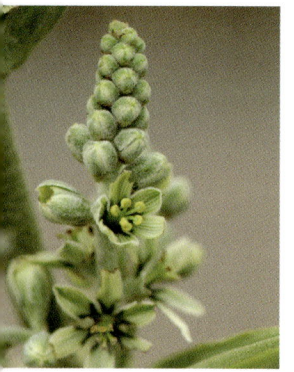

Herkunft und Wirkung: Die homöopathische Arznei wird aus dem frischen Wurzelstock des giftigen Weißen Nieswurzes hergestellt. Veratrum-Menschen sind überaktiv. Sie wiederholen andauernd sinnlose Tätigkeiten, etwa das Zerschneiden von Papier, sind fröhlich und redselig. Sie sind melancholisch und grübeln schweigend, können aber auch in Raserei bis hin zur Tobsucht ausbrechen. Gerne prahlen sie mit ihrem Reichtum, beruflichen Erfolg und der sozialen Stellung, sind aber trotzdem nicht zufrieden und haben das Gefühl, etwas Besseres verdient zu haben. Kinder sind hyperaktiv und ungehorsam.

Leitsymptome: Ängste ♦ Psychosen ♦ kalter Schweiß auf der Stirn ♦ Neigung zu Ohnmacht ♦ Kopfschmerzen ♦ bläuliche Blässe im Gesicht ♦ Krampfhusten ♦ Schleimrasseln ♦ brennende Zunge ♦ Speichelfluss ♦ großer Durst auf kaltes Wasser ♦ heftige Magenkrämpfe ♦ Aufstoßen ♦ Schluckauf ♦ schneidende Koliken ♦ Durchfälle ♦ große Schwäche ♦ Erbrechen mit viel Übelkeit bis hin zur Ohnmacht ♦ Wadenkrämpfe ♦ Gelenkschmerzen.

Anwendung: Asthma ♦ Krämpfe ♦ Kollaps ♦ Magenbeschwerden ♦ Migräne ♦ Psychosen ♦ Regelschmerzen ♦ Rheumatismus ♦ Verhaltensstörungen.

Modalitäten: Verbesserung durch Ruhe, Wärme, Gehen, Essen, Fleisch, Milch, in horizontaler Lage ♦ Verschlimmerung durch geringste Bewegung, Anstrengung, feuchtkalte Witterung, im Frühjahr/Herbst, beim und nach dem Trinken, während der Regel, beim Stuhlgang, nach Schweiß, Schreck.

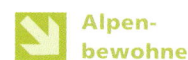

Alpenbewohner

Die Weiße Nieswurz ist in den Alpen und Pyrenäen beheimatet und gehört zu den Liliengewächsen. Sie ist sehr giftig.

Zincum metallicum
Zink

Herkunft und Wirkung: Das Spurenelement Zink spielt eine wichtige Rolle im menschlichen Körper: Es steigert die Abwehrkräfte, wirkt antiallergisch und fördert die Wundheilung. Darüber hinaus festigt es Haare und Nägel. Das Metall wird durch einen Schmelzprozess gewonnen. Die homöopathische Arznei wird durch Verreiben von pulversiertem Zink in Milchzucker hergestellt. Zincummetallicum-Menschen sind häufig nervös und überreizt, stehen unter ständiger Anspannung, sind immer in Eile, zappelig und leiden unter Zuckungen. Sie zittern bei Zorn und regen sich über Kleinigkeiten auf. Zu diesem Typus gehören feurige Idealisten mit großem Ideenreichtum und großer Redseligkeit. Bei Schmerzen allerdings jammern und schreien sie.

Leitsymptome: Schuldgefühle ♦ Verfolgungswahn und Bedürfnis nach Flucht ♦ Ängste vor Krankheiten (Hypochondrie), vor dem Gefängnis (wegen eingebildeter Verbrechen), vor Einbrechern und Dunkelheit ♦ Vergesslichkeit ♦ Verwirrung ♦ geistige Stumpfheit ♦ Depressionen mit Apathie ♦ Ruhebedürfnis ♦ Selbstmordgedanken ♦ Wahnideen ♦ dumpfe, betäubende, hartnäckige Schmerzen im Hinterkopf ♦ großer Druck über der Nasenwurzel ♦ Schwindel ♦ Licht- und Lärmempfindlichkeit ♦ Sehstörungen (vernebelte Sicht, Sehen von Kreisen und Punkten) ♦ Hornhauttrübung ♦ metallischer/süßlicher Geschmack im Mund ♦ spastische Atemnot mit einem Zugeschnürtheitsgefühl in der Brust ♦ Husten nach Süßigkeiten ♦ Niesen ♦ Harnverhalt nach Aufregung und Ärger ♦ Inkontinenz durch Krämpfe, Husten und Niesen ♦ zu starke, klumpige, unregelmäßige Regelblutung mit Krämpfen ♦ Eierstockschmerzen ♦ empfindliche Genitalien ♦ ständiges Unruhegefühl in Beinen und Händen (Betroffene müssen die Gliedmaßen andauernd unwillkürlich bewegen) ♦ Brennen entlang der Wirbelsäule ♦ Muskelzuckungen und -krämpfe ♦ kalte Hände und Füße ♦ Übelkeit ♦ großer Durst ♦ Zittern und Schwäche vor Hunger am Vormittag ♦ Schlafstörungen ♦ Zähneknirschen.

Anwendung: Asthma ♦ Bindehautentzündung ♦ Demenz ♦ Hirnhautreizung und -entzündung ♦ Hysterie ♦ Inkontinenz ♦ Migräne ♦ Morbus Parkinson ♦ Nervenschmerzen ♦ Operationstrauma ♦ Restless-Legs-Syndrom ♦ Rückenschmerzen.

Modalitäten: Verbesserung durch Wärme, Periode, Bewegung, Ausfluss, Schwitzen, Auftreten eines Ausschlags, Ruhe, nach Ausscheidungen ♦ Verschlimmerung durch Wein und andere stimulierende Mittel, Berührung, Geräusche, Kälte, Entblößen, geistige Anstrengung, Alleinsein, Schreck, Sitzen, Unterdrückung von Absonderungen, Hunger, nach dem Essen.

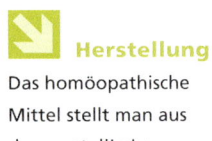

Herstellung

Das homöopathische Mittel stellt man aus dem metallischen Zink her.

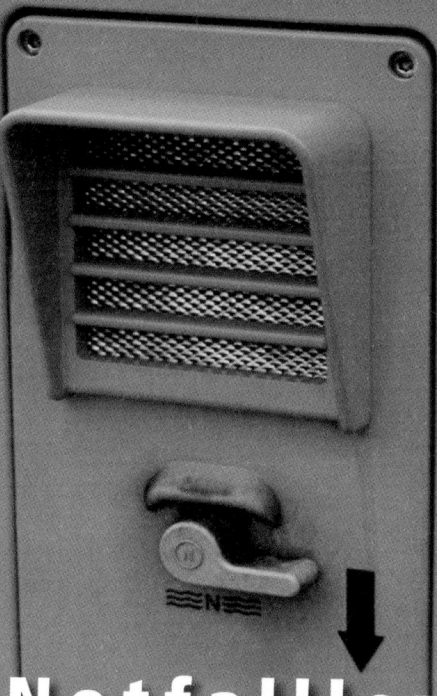

Notfalllexikon

Erste Hilfe ist oft lebenswichtig. Auch homöopathische Mittel können in einer Notfallsituation eine sinnvolle Ergänzung zu konventionellen Maßnahmen sein. Ein Überblick über die Anwendungsmöglichkeiten.

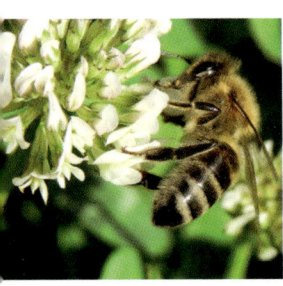

Allergien

Allgemeines: Viele Reiz- und Fremdstoffe bieten Anlass für die Bereitschaft zu Allergien. Ist das körpereigene Abwehrsystem gestört, reagiert der Organismus bei wiederholtem Kontakt mit einem bestimmten Allergen übersteigert mit verschiedenen Krankheitssymptomen.

Die häufigsten allergischen Erkrankungen sind neben der Nahrungs- und Arzneimittelallergie Hauterkrankungen (Neurodermitis, Nesselfieber, Wiesengräserdermatitis), Heuschnupfen und Asthma bronchiale.

Jedes Nahrungsmittel und jedes Medikament können im Prinzip Allergien auslösen, einige stärker als andere. Dazu gehören u. a. Produkte aus Kuhmilch, Nüsse, Fisch, Pilze, Schokolade, bestimmte Obst- und Gemüsesorten (z. B. Erdbeeren) sowie Konservierungs- und Lebensmittelfarbstoffe.

Symptome: Hautrötung, Ausschlag, Schwellungen der Schleimhäute von Augen, Mund und Rachen, allergischer Husten oder Schnupfen, evtl. Bauschmerzen, Blähungen, Erbrechen, Durchfall sowie Koliken, Fieber.

Erste Hilfe: Bei einer Lebensmittelallergie ist es wichtig, den Speiseplan besonders sorgfältig zusammenzustellen. Bei einer Arzneimittelallergie muss das allergieauslösende Medikament sofort abgesetzt werden.

Da sich allergische Reaktionen erst nach Stunden oder Tagen bemerkbar machen können, ist es allerdings unter Umständen schwierig, den Allergieauslöser zu finden.

Homöopathische Mittel: Natrium carbonicum (bei Nahrungsmittelallergie), Dulcamara (bei juckenden Hautausschlägen), Calcium sulfuricum (bei juckenden Hautreaktionen), Apis mellifica (bei allergischer Schwellung), Veratrum album (bei Kreislaufschwäche durch Allergie).

Allergen

Unter einem Allergen versteht man einen Fremdstoff, der Allergien auslöst.

Atemnot

Zu einer Atembehinderung kommt es durch die Verengung der Atemwege und Bronchien infolge einer Schleimhautschwellung, der Bildung von zähem Schleim oder durch Verkrampfung der Bronchialmuskulatur. Dadurch kann die Luft nur erschwert ausgeatmet werden. Ursachen sind meist ein harmloser Infekt der oberen Luftwege, ein Schnupfen oder eine Halsentzündung, die die Atemwege erfassen kann.

Symptome: anfallsweise akute Atemnot, Blaufärbung im Gesicht durch Sauerstoffmangel, Erstickungsgefühl, angestrengte, keuchende Ausatmung.

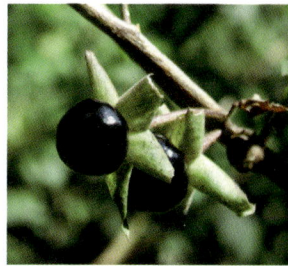

Erste Hilfe: Beruhigen Sie den Betroffenen. Je ängstlicher er wird, desto größer ist die Atemnot. Öffnen Sie die Fenster und lagern Sie ihn halbsitzend. Dabei stützt sich der Patient mit den Armen ab und lehnt sich an eine Wand. Häufig nimmt er diese Haltung auch spontan ein, da sie ihm die Atmung erleichtert. Geben Sie ihm viel zu trinken und suchen Sie einen Arzt auf.

Homöopathische Mittel: Crataegus (bei leichten Beklemmungsgefühlen in der Herzgegend), Iberis amara (bei Atembeklemmung, Kurzatmigkeit), Belladonna (bei drückenden Schmerzen während des Atmens), Apis mellifica (bei Allergie als Auslöser), Aconitum napellus (nach Schock).

Bewusstlosigkeit

Allgemeines: Bei Bewusstlosigkeit handelt es sich immer um eine Notfallsituation – es besteht akute Lebensgefahr, da grundsätzlich mit einer Störung der Atmung gerechnet werden muss! Ein Ohnmachtsanfall ist eine kurz andauernde Bewusstlosigkeit, die durch plötzlichen Sauerstoffmangel im Gehirn bedingt ist (langes Stehen,

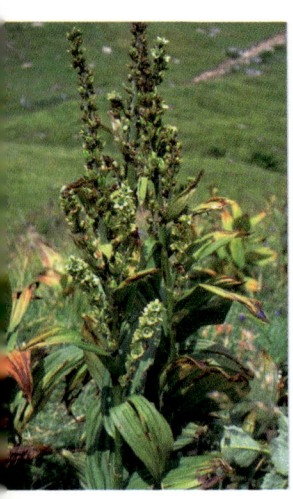

Schwüle etc.), begleitet von Schwindelgefühl, Übelkeit sowie Schwarzwerden vor den Augen.

Ursachen können Gewalteinwirkung auf den Kopf, Sauerstoffmangel im Gehirn (Ohnmachtsanfall), eine Stoffwechselstörung, Vergiftung (Schlaf- und Betäubungsmittel!), Krampfanfälle (Epilepsie, Fieberkrampf), ein Schlaganfall, Stromunfall, Unterkühlung oder Hitzeeinwirkung sein.

Symptome: keine Reaktion auf äußere Reize (optisch, akustisch, Schmerz), schlaffe Muskulatur, blasse Haut, Reflexe wie Husten oder Schlucken fehlen (Erstickungsgefahr!).

Erste Hilfe: Bringen Sie den Betroffenen sofort in die stabile Seitenlage, besonders dann, wenn er erbrochen hat oder aus Mund und Nase blutet. Es besteht die Gefahr der Aspiration (Einatmen) von Blut, Schleim, Erbrochenem, Gebissteilen oder anderen Fremdkörpern. Der Verletzte kann ersticken!

Setzt die Eigenatmung nicht ein, sofort mit der Atemspende beginnen. Rufen Sie den Notarzt.

Stabile Seitenlage – so geht's

Drehen Sie den Betroffenen auf die Seite und den unteren Arm nach hinten, sodass der Unterarm parallel zum Oberkörper liegt. Der obere Arm wird unter den seitlich in Richtung Brustkorb gedrehten Kopf gelegt. Überstrecken Sie den Kopf, legen Sie ihn also so weit wie möglich in Richtung Nacken.

Drehen Sie das Gesicht erdwärts, damit eine Eigenatmung wieder einsetzen kann. Biegen Sie das untere Bein in Hüfte und Knie ab; das obere Bein wird gestreckt auf das untere Bein gelegt.

Ausnahme: Beim geringsten Verdacht auf eine Verletzung der Wirbelsäule sollten Sie den Betroffenen bis zum Eintreffen des Arztes unberührt liegen lassen. Bei einem Ohnmachtsanfall können Sie für die bessere Durchblutung des Gehirns die Beine anheben.

Homöopathische Mittel: Veratrum album (bei kaltem Schweiß im Gesicht, Blässe, Schwächeanfall), Camphora (bei Kältegefühl), Carbo vegetabilis (bei Verlangen nach frischer Luft), Ignatia (bei großer Aufregung).

Bissverletzungen

Allgemeines: Wunden, die durch Bisse verursacht werden, sind besonders infektionsgefährdet, da sich an den Zähnen viele Keime befinden, die tief in die Wunde gelangen können. Die Tollwutinfektion ist hier von besonderer Bedeutung! Die Viren, die sich im Speichel der Tiere befinden, werden hauptsächlich durch Bisse, aber auch durch Lecken oder Kratzen übertragen.

Eine besondere Form der Bisswunden sind Schlangenbisse, wenn sie auch eher selten vorkommen. Die Bisswunde ist in Form von zwei kleinen, nebeneinanderliegenden, stecknadelkopfgroßen Einstichen sichtbar. Meist befindet sich die Wunde am Fuß oder Knöchel. In Deutschland kommen in der freien Natur an Giftschlangen hauptsächlich Kreuzottern sowie einige andere Vipernarten vor. Der Biss einer Kreuzotter ist bei gesunden Erwachsenen nicht tödlich, kann jedoch lebensgefährlich für Kinder, Kreislaufkranke oder geschwächte Personen sein.

Symptome: Anschwellen der Bissstelle, Rötung der angrenzenden Hautpartie, starker, stechender Schmerz; später: Kopfschmerzen, Brechreiz, Übelkeit, Schwindelgefühl, Schweißausbrüche, Atemnot, Herz-Kreislauf-Beschwerden, Schock.

Erste Hilfe: Bei einem Schlangenbiss sollte sich der Betroffene nicht bewegen (Ruhelage). Legen Sie eine Stauung am Oberarm oder Oberschenkel an (Dreiecktuchkrawatte in Form einer Schlinge). Der Puls muss tastbar bleiben! Das Gift kann so nicht an Organe gelangen, an denen die Wirkung lebensbedrohlich sein könnte. Lösen Sie

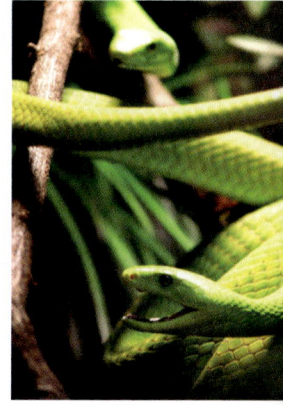

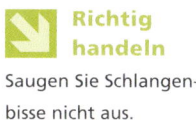

Richtig handeln
Saugen Sie Schlangenbisse nicht aus.

diese Stauung nicht vor Eintreffen des Arztes und kontrollieren Sie Puls und Atem.

Bei Tierbissen mit Tollwutverdacht sollten Sie die Wunde zunächst gründlich mit Seife auswaschen (Tollwuterreger sind seifenempfindlich!). Tragen Sie dabei unbedingt Schutzhandschuhe. Verbinden Sie anschließend die Wunde mit sterilem Verbandmaterial und überprüfen Sie den Tetanus-Impfschutz (Impfausweis!). Gehen Sie in beiden Fällen zum Arzt.

Homöopathische Mittel: Ledum (zur Blutstillung), Apis mellifica (bei Schwellung um die Bisswunde), Cedron und Echinacea (bei Schlangenbiss), Lachesis (bei blauroter Verfärbung der Bissstelle).

Erfrierungen/leichte Unterkühlung

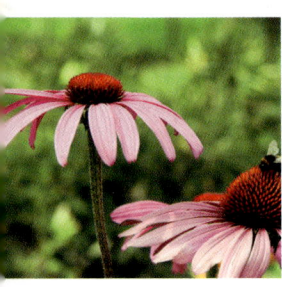

Allgemeines: Unter Erfrierung versteht man örtliche Gewebeschädigungen durch Kälteeinwirkung. Bevorzugt betroffen sind einzelne Körperteile wie Zehen, Finger, Nase, Kinn und Ohren. Als Unterkühlung wird die Abkühlung des gesamten Körpers bezeichnet, wobei die Temperatur unter 35 Grad abgesunken ist. Sie kann tödlich sein, weil die lebenswichtigen Organe langsamer arbeiten und schließlich ganz versagen. Ursachen können unzweckmäßige, zu enge oder durchnässte Kleidungsstücke sein (Feuchtigkeit begünstigt Auskühlung).

Die Unterscheidung zwischen Erfrierung und örtlicher Unterkühlung ist schwierig, da die Übergänge fließend sind. Als grober Anhaltspunkt kann gelten: Leicht erfrorene oder unterkühlte Körperteile schmerzen heftig in warmer Umgebung, schwere Erfrierungen bleiben auch in der Wärme schmerzlos.

Symptome: zunächst gerötete, später blaurote, bläulich marmorierte und schließlich blasse bis weiße Hautstellen, Kältegefühl, Zittern, Prickeln und pelziges Gefühl (im Vorstadium), eingeschränkte

Gebrauchsfähigkeit der Gliedmaßen, Schwellungen, Blasenbildung (nicht öffnen!), starke Schmerzen.

Erste Hilfe: Bringen Sie den Verletzten in einen warmen Raum und wärmen Sie ihn allmählich auf (zu schnelle Überwärmung vermeiden). Entfernen Sie nasse oder eng anliegende Kleidungsstücke bzw. Schuhe. Der Körperkern sollte durch Einhüllen in Decken und Verabreichen heißer, stark gezuckerter Getränke warm gehalten werden. Die betroffenen Körperstellen sollten druckfrei gelagert werden und können, z. B. durch das Baden in körperwarmer Flüssigkeit, aufgewärmt werden. Der Betroffene sollte sich nicht bewegen (Ruhelage) und möglichst auch nicht passiv bewegt werden. Es gilt strengstes Alkohol- und Rauchverbot!

Homöopathische Mittel: Arsenicum album (bei Kälteschauern), Agaricus (bei stechendem Gefühl wie Nadeln auf der Haut, Schmerzen, Juckreiz der betroffenen Hautstellen), Secale (bei Ameisenkribbeln und Taubheitsgefühl), China (zur Regulation der Blutzirkulation).

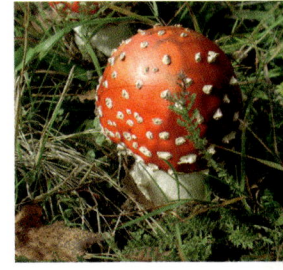

Fremdkörper im Auge

Allgemeines: Meistens handelt es sich um Insekten, Staub, Ruß, Schmutz oder Glas-, Metall-, Kunststoff- und Holzsplitter.

Symptome: Rötung des Auges, Tränenfluss, reflexbedingter Lidschluss, Bindehautentzündung, evtl. Sehstörung, brennende Schmerzen.

Erste Hilfe: Bei einem Fremdkörper unter dem Unterlid hilft es, nach oben zu sehen, das Lid anzuheben und mit der Spitze eines angefeuchteten Taschentuchs sanft den Fremdkörper in Richtung Nase herauszuwischen. Bei einem Fremdkörper unter dem Oberlid sollten Sie mit beiden Augen nach unten blicken, das Oberlid nach vorn und unten über das Unterlid ziehen, anschließend das Oberlid loslassen und das Auge öffnen, sodass der Gegenstand gleichsam von der Wimpernreihe des Unterlids „ausgebürstet" wird.

Homöopathische Mittel: Aconitum, Sulfur (bei Brennen, Jucken), Hypericum (bei anhaltenden Schmerzen), Euphrasia-Augentropfen.

Fremdkörper im Ohr

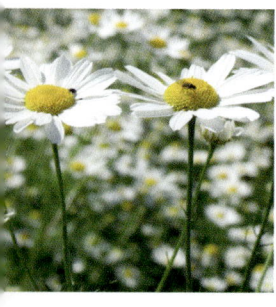

Allgemeines: In diesem Fall sind bevorzugt Kinder betroffen.
Symptome: Hörstörungen.
Erste Hilfe: Heftiges Kopfschütteln entfernt manchmal einen Fremdkörper im äußeren Gehörgang. Festsitzende Gegenstände sollten hingegen nicht selbst entfernt werden. Suchen Sie einen HNO-Arzt auf.
Homöopathische Mittel: Aconitum (gegen Schmerzen und Entzündung), Hypericum (bei anhaltenden Schmerzen), Chamomilla (gegen Schmerzen).

Fremdkörper in der Nase

Allgemeines: Kleine Kinder schieben sich häufig spielerisch Murmeln, Erbsen, Spielzeugteilchen, Perlen, Erdnussstückchen, Münzen oder andere kleine Gegenstände in das Nasenloch.

Symptome: nasale Sprache, ausschließlich Mundatmung, evtl. Schwellung der Nasenschleimhaut, Verletzung der Nasenschleimhaut und Blutung aus der Nase.

Erste Hilfe: Beruhigen Sie Ihr Kind. Bringen Sie es dazu, sich stark zu schnäuzen und gleichzeitig das nicht betroffene Nasenloch zuzuhalten.

Suchen Sie bei Nichterscheinen des Fremdkörpers einen Arzt auf. Entfernen Sie den Fremdkörper allerdings auf keinen Fall selbst mit Instrumenten (z. B. Pinzette) – es besteht eine große zusätzliche Verletzungsgefahr!

Homöopathische Mittel: Arnica (bei Entzündung, Schwellung), Acidum muriaticum (bei Blutung), Chamomilla (bei Schmerzen in der Nase).

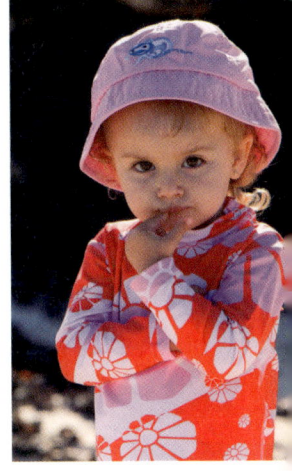

Hitzeerschöpfung

Allgemeines: Sie tritt dann auf, wenn der Körper infolge großer körperlicher Anstrengung bei starker Hitze einen starken Flüssigkeitsverlust erleidet. Kann tödlich verlaufen!

Symptome: gerötete, schweißbedeckte Haut, Schwindel, Augenflimmern, Durst, Übelkeit, Kreislaufstörungen beim Lagewechsel (vor allem beim Aufstehen); im fortgeschrittenen Stadium: blasse, kalte Haut mit Schweiß, Frösteln, schneller, schwacher Puls (Schockzeichen), starkes Schwächegefühl.

Erste Hilfe: Hilfreich sind die Schocklage und der Schutz vor Wärmeverlust.

Homöopathische Mittel: Belladonna, Ferrum metallicum (bei Hitzeunverträglichkeit), Gelsemium (bei extremer Hitzeunverträglichkeit, Lähmungsgefühlen aufgrund von Hitze), Natrium carbonicum (bei Kopfschmerzen wegen der Hitze und körperlicher Schwäche in der Sonne).

Hitzschlag

Allgemeines: Der Hitzschlag ist die Folge einer Wärmestauung im Körper, die entsteht, wenn bei feuchtwarmer oder schwüler Witterung die Wärmeabgabe behindert ist. Denn falls der Körper großer Hitze ausgesetzt ist, schwitzt er. Wird die verloren gegangene Flüssigkeit aber nicht ersetzt, kommt es zu einer Verminderung des Blutvolumens, und die Haut verliert ihre Fähigkeit, zu schwitzen. Als Vorbote kann die Hitzeerschöpfung auftreten. Erst das Aufhören der Schweißproduktion ist der Unterschied zwischen den beiden Krankheitsbildern. Alkoholiker und alte Personen sind besonders gefährdet. Ein Hitzschlag ist immer lebensbedrohlich! In jedem Fall den Arzt rufen!

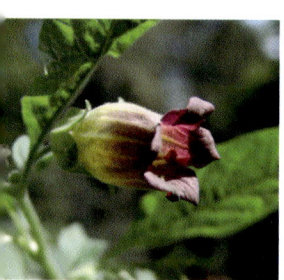

Symptome: hochrotes, aufgedunsenes Gesicht, hohes Fieber, heiße und trockene Haut, Übelkeit und Erbrechen, Torkeln, Benommenheit, Desorientiertheit, Krämpfe, stumpfer Gesichtsausdruck, Sprechstörungen (neben der Wärmestauung entwickelt sich eine Hirnschwellung), evtl. Bewusstlosigkeit, Atemstörungen, Gefahr des Erbrechens und Einatmens der Flüssigkeit.

Erste Hilfe: Bringen Sie den Betroffenen sofort in den Schatten, öffnen Sie die Kleidung und lassen Sie ihn salziges Wasser trinken. Lagern Sie den Kopf erhöht, bei Bewusstlosigkeit hilft die Seitenlage. Überprüfen Sie die Atem-Kreislauf-Funktion. Kühlen Sie Kopf und Brust mit einem feuchten Tuch und fächeln Sie Luft zu. Körperliche Anstrengung sollte unbedingt vermieden werden. Wählen Sie den Notruf!

Homöopathische Mittel: Belladonna.

Insektenstiche

Allgemeines: Normalerweise ist der einzelne Stich einer Biene oder Wespe harmlos. Bei vielen gleichzeitigen Stichen (z. B. Hornissen)

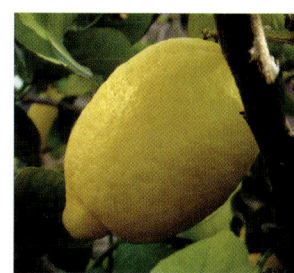

oder wenn eine Überempfindlichkeit (Allergie!) gegen bestimmte Insektengifte besteht, kann es zu ernsten Komplikationen kommen und sich ein tödlicher Vergiftungsschock entwickeln. Bienen stechen übrigens nur einmal, Wespen und Hornissen mehrere Male. Um einen Notfall handelt es sich bei einem Stich in den Mund-Rachen-Raum (siehe unten).

Symptome: Rötung und Schwellung der Haut um die Einstichstelle, Juckreiz, vorübergehende Übelkeit, Erbrechen, Schwindelgefühle, evtl. Ausschlag.

Erste Hilfe: Entfernen Sie den Stachel vorsichtig mit einer Pinzette oder wischen Sie ihn seitlich mit dem Fingernagel weg. Vermeiden Sie ein Brechen des Stachels! Die Schmerzen können durch Kühlung der Einstichstelle mit Eis, kaltem Wasser, Umschlägen, essigsaurer Tonerde, Zitronensaft oder handelsüblichen Insektengels gelindert werden. Oder legen Sie einfach eine aufgeschnittene Zwiebel auf die betroffene Stelle.

Homöopathische Mittel: Apis mellificica (gegen Juckreiz und Schwellung), Ledum (bei geröteter Einstichstelle), Aconitum (bei starker allergischer Reaktion).

Insektenstich im Mund-Rachen-Raum

Allgemeines: Durch Stiche von Bienen oder Wespen im Mundinneren oder im Rachenraum können die Schleimhäute der Atemwege ebenso wie die Zunge stark anschwellen. Es hängt von der Empfindlichkeit der gestochenen Person und von der Art des Insektes ab, wie stark und schnell die Schwellung einsetzt. Besonders Kinder sind im Sommer beim Trinken von süßen Säften oder beim Kuchenessen gefährdet. Geben Sie ihnen daher beim Trinken im Freien immer einen Strohhalm und lassen Sie sie nach Möglichkeit in der Natur keine Süßigkeiten essen!

Symptome: Schwellung der Mundschleimhaut und der Zunge, aufgedunsenes Gesicht, Atemnot, im schlimmsten Fall Atemstillstand, Kreislaufkollaps.

Erste Hilfe: Rufen Sie sofort den Notarzt. Bis zu dessen Eintreffen können Sie die betroffene Stelle durch kalte Halswickel kühlen und sofort ununterbrochen Eiswürfel lutschen lassen.

Bei Atemstillstand ist eine sofortige Erste Hilfe mit Herz-Lungen-Wiederbelebung unumgänglich. Allergiker sollten immer ein Notfallset bei sich tragen.

Homöopathische Mittel: Belladonna, Lachesis.

Kollapszustände

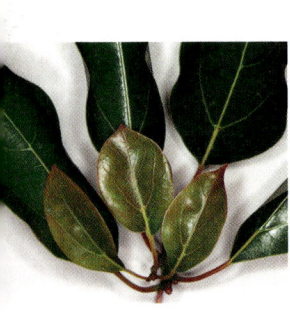

Allgemeines: Kollaps- oder Ohnmachtszustände können je nach Veranlagung bei langem Stehen in stickiger, schwüler Luft, bei Tiefdruck, grippalen Infekten, starken Schmerzen oder beim Anblick von Blut auftreten.

Ohnmachtsanfälle äußern sich in kurzzeitiger Bewusstlosigkeit. Das Blut sackt plötzlich in die Blutgefäße der Beine ab und führt so zu einer verminderten Durchblutung des Gehirns und dadurch zum Kollapszustand.

Symptome: Übelkeit, Schwindelgefühl, Schwarzwerden vor den Augen.

Erste Hilfe: Lassen Sie den Bewusstlosen auf dem Boden liegen und drehen Sie ihn in die Seitenlage. Die Beine sollten hoch gelagert werden. Lockern Sie beengende Kleider und Gürtel und legen Sie ein kühles Tuch auf die Stirn. Bei anhaltender Bewusstlosigkeit unbedingt einen Arzt rufen!

Homöopathische Mittel: Carbo vegetabilis (bei kaltem Schweiß an den Gliedern, Erschöpfungszuständen), Veratrum album (bei Ohnmachtsneigung), Camphora (bei drohendem Kollaps).

Kopfverletzungen

Allgemeines: Ursache für Schädelverletzungen ist meist eine stumpfe oder spitze Gewalteinwirkung. Man unterscheidet zwischen geschlossenen und offenen Schädel-Hirn-Verletzungen.
Bei einer Gehirnerschütterung/Gehirnquetschung war die Gewalteinwirkung derart stark, dass das Gehirn infolgedessen an die Schädelknochen geprellt ist.

Symptome: kurzzeitige Bewusstlosigkeit, Erinnerungslücke, Übelkeit, Erbrechen, Kopfschmerzen, Schwindel, Pulsverlangsamung und unregelmäßige Atmung (Zeichen für einen erhöhten Hirndruck und Blutungen im Gehirn), Atemstörung bei Bewusstlosigkeit (Gehirnerschütterung); längere Bewusstlosigkeit, Atemstörung, Krämpfe, Lähmungen (Gehirnquetschung).

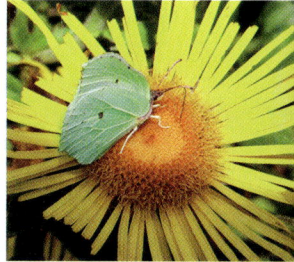

Erste Hilfe: Der Betroffene sollte sich nicht bewegen (Ruhelage). Bei Bewusstlosigkeit oder starker Übelkeit ist die Seitenlage hilfreich. Bei Bewusstseinsklarheit muss der Patient mit erhöhtem Oberkörper gelagert werden. Gehen Sie sofort zum Arzt!

Homöopathische Mittel: Arnica (gegen Schock, Schwellung und Schmerzen), Hypericum perforatum (bei Übelkeit und Schwindel), Chamomilla (zur Beruhigung).

Kreislaufversagen/Schock

Allgemeines: Der Schock ist ein akutes Versagen des Kreislaufs. Zu einer Kreislaufstörung kommt es vor allem bei größeren Blut- und Flüssigkeitsverlusten, etwa bei Verletzungen, Verbrennungen oder starken Durchfällen. Auch eine überstarke allergische Reaktion kann zum Schock führen. Entscheidend dabei ist, dass sich die Blutzufuhr in den einzelnen lebenswichtigen Organen extrem verringert und es zu einer Mangelversorgung mit Sauerstoff kommt. Dies führt zu einer Kreislaufschwäche bis hin zum völligen Versagen des Kreislaufs. Bei Unfällen kann durch starke Schmerzen oder die psychische Stresssituation ein Schockzustand auftreten. Es handelt sich in jedem Fall um einen medizinischen Notfall!

Symptome: schneller, schwacher Puls, flache, schnelle, unregelmäßige Atmung, blasse, fahlgraue Haut, besonders an den Lippen, Ohrläppchen und am Nagelbett, kalte, nasse Haut, Frösteln, schweißnasser Kopf, Verwirrtheit, Unruhe, Bewusstseinstrübung, Ängstlichkeit, Zittern.

Erste Hilfe: Lagern Sie den Oberkörper flach und halten Sie die Beine drei bis vier Minuten lang senkrecht in die Höhe (nicht bei Verletzungen im Beckenbereich, Beinbrüchen, Schädelverletzungen anwenden). Bringen Sie den Patienten in die sogenannte Schocklage: Legen Sie eine zusammengerollte Decke oder ein Kissen unter die Unterschenkel. Der Kopf sollte tiefer als der Körper liegen (Ausnahme bei Atemnot). Kontrollieren Sie Puls und Atem und rufen Sie den Notarzt!

Homöopathische Mittel: Ignatia (nach emotionalem Schock), Veratrum album (bei Schwindel, Blässe, kaltem Stirnschweiß), Carbo vegetabilis, Tabacum (erst schneller Puls, dann langsamer; bei Kältegefühl).

Nahrungsmittelvergiftungen

Allgemeines: Gewisse Speisen wie Fisch, Fleisch, Wurst, Milch, Sahne, Mayonnaise und Kartoffelsalat sind gute Nährböden für Bakterien und andere Mikroorganismen. Diese bilden Gifte, die selbst bei längerem Kochen nicht unbedingt vernichtet werden. Die Symptome treten nach einer Latenzzeit (Zeit zwischen der Nahrungsaufnahme und dem Auftreten der ersten Vergiftungserscheinungen) von ca. drei Stunden auf.

Symptome: massive Durchfälle, Erbrechen; in schweren Fällen: Schock durch Flüssigkeitsverlust; bei der „echten Lebensmittelvergiftung" (Botulismus) nach einer Latenzzeit von etwa einem Tag: Seh-, Schluck-, Atemstörungen (Tod durch Atemlähmung!), Schwindel, Speichelfluss, Mundtrockenheit.
Erste Hilfe: Wählen Sie den Notruf!
Homöopathische Mittel: Arsenicum album (bei Bauchschmerzen, Übelkeit, Erbrechen), Nux vomica (bei Verdauungsstörungen).

Bakterien in Konserven

Die Botulinusbakterien überleben nur unter Abschluss von Sauerstoff (z. B. in Konserven). Vorsicht vor nach außen verformten Konservendosen!

Nasenbluten

Allgemeines: In der Nase befindet sich unmittelbar unter der Schleimhaut ein feines Geflecht aus Äderchen. Nasenbluten entsteht meist durch die mechanische Verletzung eines dieser Blutgefäße. Selten kann es auch spontan auftreten. Dieser Notfall ist nicht lebensgefährlich – es sei denn, es liegt eine Blutgerinnungskrankheit vor. Nur selten kommt es dabei zu starkem Blutverlust.
Ursachen können sein: Nasenbohren, zu heftiges Schnäuzen, Anstoßen der Nase beim Spielen, Schlag auf die Nase, Schleimhautverletzung durch Fremdkörper, Schnupfen bei Erkältung oder Allergie, trockene Nasenschleimhaut, schleimhautreizende Chemikalien oder Bluthochdruck.
Symptome: leichte bis mittelstarke Blutungen aus der Nase, starke Blutungen, evtl. Verletzung größerer Blutgefäße.
Erste Hilfe: Das Blut muss durch die Nasenlöcher nach außen abfließen können. Setzen Sie sich dafür mit leicht nach vorn gebeugtem, aufgerichtetem Oberkörper hin und neigen Sie den Kopf nach vorn (nicht hinlegen!). Das Blut darf nicht geschluckt werden, denn dies könnte einen Brechreiz auslösen! Stützen Sie die Stirn mit einer Hand ab und atmen Sie durch den Mund. Drücken Sie die Nasenflügel für fünf bis zehn Minuten zusammen, stopfen

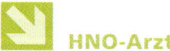

HNO-Arzt

Wenn Sie unter häufigem Nasenbluten leiden, sollten Sie einen HNO-Arzt aufsuchen.

Sie aber die Nase nicht – etwa mit Watte – zu. Zur Unterstützung der Blutstillung können Sie einen kalten Umschlag oder Eis auf Nase oder Nacken legen, denn durch den Kältereiz ziehen sich die Blutgefäße zusammen, und leichte Blutungen kommen bald von selbst zum Stillstand. Naseputzen sollte für mindestens zwölf Stunden vermieden werden, da sich sonst die Wundkruste lösen könnte.

Bei stärkeren Blutungen aus der Nase besteht durch erheblichen Blutverlust Schockgefahr. Den Verletzten in die Seitenlage bringen. Notarzt rufen!

Homöopathische Mittel: Arnica (bei Verletzung der Nasenschleimhaut), Ferrum metallicum (bei Blutungsneigung), Ferrum phosphoricum (bei hellrotem Blut), Ipecacuanha (bei zusätzlicher Übelkeit), Lachesis (bei zusätzlichen Halsbeschwerden), Phosphorus (bei Kindern), Antimonium, Sulfuratum aurantiacum (beim Waschen).

Pilzvergiftungen

Allgemeines: Bei ungenügenden Pilzkenntnissen des Sammlers kann es zu Pilzvergiftungen kommen. Vorbeugend hilft es, Pilzgerichte niemals aufzuwärmen!

Symptome: Rötungen im Gesicht, Speichelfluss, Krämpfe, Rauschzustände, Verwirrtheit, übermäßige Erregung; nach einer gewissen Latenzzeit: Bauchschmerzen, starkes Erbrechen, Durchfälle.

Erste Hilfe: Bei allen Pilzvergiftungen ist unbedingt ein Arzt aufzusuchen! Stellen Sie zur Identifizierung des Gifts Pilzreste sicher. Alle Beteiligten des Pilzessens müssen untersucht werden, auch wenn noch keine Symptome aufgetreten sind.

Homöopathische Mittel: Natrium carbonicum sowie Arsenicum album.

Sonnenstich

Allgemeines: Sonnenstich entsteht durch die direkte Sonneneinstrahlung auf den – meist ungeschützten – Kopf und Nacken. Dadurch kommt es zu einer Erhöhung der Körpertemperatur und Reizung der Hirnhäute und des Gehirns. Kleinkinder und Kahlköpfige sind besonders gefährdet. Das Tragen einer geeigneten Kopfbedeckung beugt dem Auftreten eines Sonnenstichs vor. Dieser kann auch mit einem Hitzschlag kombiniert sein.

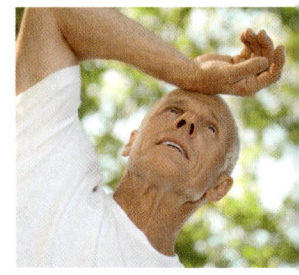

Symptome: hochroter, heißer Kopf, kühle, blasse Körperhaut, glasige Augen, Übelkeit, Erbrechen, Unruhe, Orientierungsstörungen, Torkeln, Temperatur, Kopfschmerzen, Nackensteifheit, evtl. Bewusstlosigkeit.

Erste Hilfe: Legen Sie den Betroffenen in den Schatten und öffnen Sie die Kleider. Lagern Sie den Kopf erhöht und kühlen Sie Nacken und Stirn. Fächeln Sie Luft zu. Bei Bewusstlosigkeit sollten Sie Atmung und Puls kontrollieren. Hilfreich ist hier die stabile Seitenlage. Rufen Sie den Notarzt.

Homöopathische Mittel: Belladonna (bei rotem Gesicht, Kopfschmerzen, Bewusstseinstrübung), Camphora (bei Schwindel, pulsierenden Kopfschmerzen), Glonoinum (bei hochrotem Kopf, starren Augen, Erbrechen, Atembeengung), Natrium carbonicum (in leichteren Fällen), Lachesis (bei Schwindel, Mattigkeit).

Verbrennungen und Verbrühungen

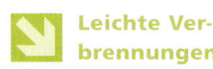 **Leichte Verbrennungen**

Verbrennungen ersten Grades treten oft bei einem Sonnenbrand auf, Verbrennungen zweiten Grades beim Berühren einer heißen Herdplatte.

Allgemeines: Verbrennungen sind Hautschäden, die durch Hitze (Feuer, heiße Herdplatte oder Sonne) hervorgerufen werden. Man spricht von Verbrühung, wenn die Ursache der Verletzung heiße Flüssigkeit ist. Entscheidend für das Ausmaß der Schädigung bei einer Verbrennung sind die Größe der verletzten Stelle, die einwirkende Temperatur und die Dauer der Einwirkung.

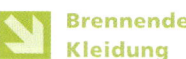

Löschen Sie Kleiderbrände mit Wasser (evtl. unter der Dusche) und entfernen Sie am Körper haftende Kleidung nicht.

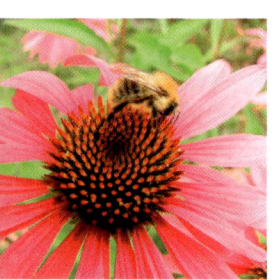

Komplikationen drohen insbesondere durch den großen Flüssigkeitsverlust aus den Blutgefäßen ins Gewebe (Schockgefahr!). Außerdem besteht eine Infektionsgefahr der verbrannten Haut!

Symptome: Rötung der Haut, Schmerzen auf betroffenen Hautbezirken (Verbrennung ersten Grades); Rötung der Haut mit Blasenbildung (Verbrennung zweiten Grades); weiß- bis graufleckige Hautbezirke, manchmal auch bräunlich schwarz, verfärbte Haut, abgestorbenes Gewebe, oft kaum schmerzhafte Berührung (Verbrennung dritten Grades).

Erste Hilfe: Kaltes Wasser ist die erste und wichtigste Sofortmaßnahme bei Verbrennungen, um ein „Nachbrennen" der Wunde zu vermeiden. Zur Schmerzstillung mindestens 15 Minuten lang kaltes Wasser (zehn bis 20 Grad) auf die betroffene Stelle laufen lassen. Zum Schutz vor Infektionen einen sterilen Verband oder Kompressen auflegen. Dazu gibt es spezielle Brandwundenverbandmittel (zur Not: frische Leintücher). Verwenden Sie auf keinen Fall Salben, Puder, Öl, Butter, Mehl, Alkohol oder Desinfektionsmittel und öffnen Sie die Brandblasen nicht. Vermeiden Sie bei großflächigen Verbrennungen die Auskühlung des Körpers und lassen Sie schluckweise Flüssigkeit trinken (außer bei Bewusstlosigkeit oder Schock). Sind Schockzeichen erkennbar, sollten Sie Bewusstsein, Atmung und Puls kontrollieren. Gehen Sie bei Verbrennungen dritten Grades sofort zum Arzt!

Homöopathische Mittel: Urtica-urens-Tinktur und Cantharis-Tinktur (für Umschläge bei Verbrennungen ersten Grades), Echinacea (gegen Schmerzen bei Verbrennungen zweiten Grades), Arsenicum album (gegen Schmerzen), Causticum (gegen Brandblasen).

Wundbehandlung

Allgemeines: Eine Wunde entsteht durch äußere Einwirkung wie Hitze, Kälte, ätzende Substanzen oder mechanische Gewalt. Je nachdem, wie tief sie ist, können Blutgefäße, Nerven, Muskeln oder Knochen mit betroffen sein. Jede Wunde muss als möglicherweise infiziert gelten, da durch Berührung oder Verschmutzung Krankheitskeime eindringen können.

Es besteht die Gefahr der lokalen Eiterung, Blutvergiftung, aber auch des Wundstarrkrampfs (Tetanus)! Die häufigsten Wundarten sind Platz-, Quetsch- und Risswunden.

Symptome: Blutung eher gering, sehr schmerzhaft, stark nässend, häufige Verschmutzung der Wunde (Schürfwunden); glatte Wundränder, starke Blutung, oft tief bis zum Knochen, stark auseinanderklaffend (Schürfwunden); glatte Wundränder, oft tiefe Wunden, starke Blutung in der Tiefe, hohe Infektionsgefahr (Stichwunden); unregelmäßige Wundränder, oft mit Quetschungen verbunden, meist an Körperstellen, an denen der Knochen unmittelbar unter der Haut liegt, hohe Infektionsgefahr (Platzwunden); Bluterguss, unregelmäßige Wundränder, meist verschmutzt, hohe Infektionsgefahr (Quetschwunden); oft nur die Haut betreffend, unregelmäßige Wundränder, zusätzliche Verletzung der Wundumgebung, meist verschmutzt (Risswunden); stumpfe, unregelmäßige, zerfranste Wundränder, Bluterguss in der Umgebung, Spuren von Pulverschmauch, häufige Verletzung von Nerven, Blutgefäßen oder Organen, hoher Blutverlust (Schusswunden); unscharfe Wundränder, schmierige Wunde, fließender Übergang zur unzerstörten Haut, Gefahr der Gifteinwirkung durch die ätzende Substanz (Ätzwunden); meist großflächige Ausdehnung, starke Schmerzen, Rötung, Schwellung, Blasenbildung, verkohltes Gewebe, Gefahren durch Schock und Infektion (Brandwunden).

Erste Hilfe: Belassen Sie jede Wunde so, wie sie vorgefunden wurde (nicht berühren oder auswaschen). Ausnahmen sind Verbrennungen und Verätzungen (auswaschen). Wenden Sie keine Puder, Salben, Sprays oder Desinfektionsmittel als Erstmaßnahme an, sondern decken Sie sie sofort keimfrei ab (Wundverband). Wenn der Verletzte liegt, sollten Sie ihn nicht bewegen. Auch Fremdkörper sollten

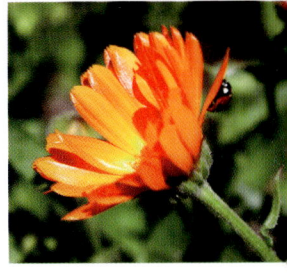

nicht aus der Wunde entfernt werden. Gehen Sie unbedingt zum Arzt und stellen Sie den Impfschutz sicher.

Homöopathische Mittel: Arnica und Hypericum (gegen Schmerzen), Calendula (zur Blutstillung), Belladonna (bei pochendem Wundschmerz), Hepar sulfuris (bei Eiterbildung), Lachesis (bei Wundbrand), Cepa (bei kleinen Blasen).

Zeckenbiss

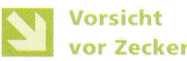

Vorsicht vor Zecken

Zecken kommen in ganz Europa vor. Sie halten sich vorwiegend in feuchten Wiesen, an Waldrändern, im Unterholz, an Wegrändern, in Sträuchern oder Gräsern auf. Tragen Sie bei Spaziergängen daher möglichst lange Kleidung und eine Kopfbedeckung.

Allgemeines: Zeckenbisse treten vom Frühjahr bis zum Spätherbst auf. Gefährdet sind besonders diejenigen Personen, die sich beruflich oder in der Freizeit viel im Freien aufhalten. Dabei werden die Zecken von den Gräsern oder vom Gebüsch abgestreift – sie lassen sich nicht von Bäumen fallen, wie oft behauptet wird.

Sie beißen sich in der Haut fest, meist am Genick, aber auch an unbedeckten Körperstellen wie Armen oder Beinen.

Der Zeckenbiss selbst ist nicht gefährlich, aber mit dem Speichel des Tieres können Krankheitserreger übertragen werden. Diese können gefährliche Krankheiten wie Borreliose und eine spezielle Form der Hirnhautentzündung, die Frühsommer-Meningoenzephalitis (kurz FSME) übertragen. Das Risiko der Erkrankung ist besonders hoch in Gebieten, die eine große Anzahl infizierter Zecken aufweisen.

Symptome: sichtbar festgebissene Zecke.

Erste Hilfe: Eine festsitzende Zecke sollte sofort entfernt werden (am besten vom Arzt). Die Zecke darf nicht zerquetscht werden, weil dadurch Krankheitserreger in die Haut gedrückt werden. Beobachten Sie das Hautareal in den nächsten drei Wochen auf Anzeichen von Rötung oder Entzündung.

Homöopathische Mittel: Calendula-Tinktur (gegen Infektion der Bissstelle), Ledum (gegen Ausbreitung der Infektion), FSME-Nosode (bei Fieber), Borreliose-Nosode (bei kreisförmiger Rötung um die Bissstelle).

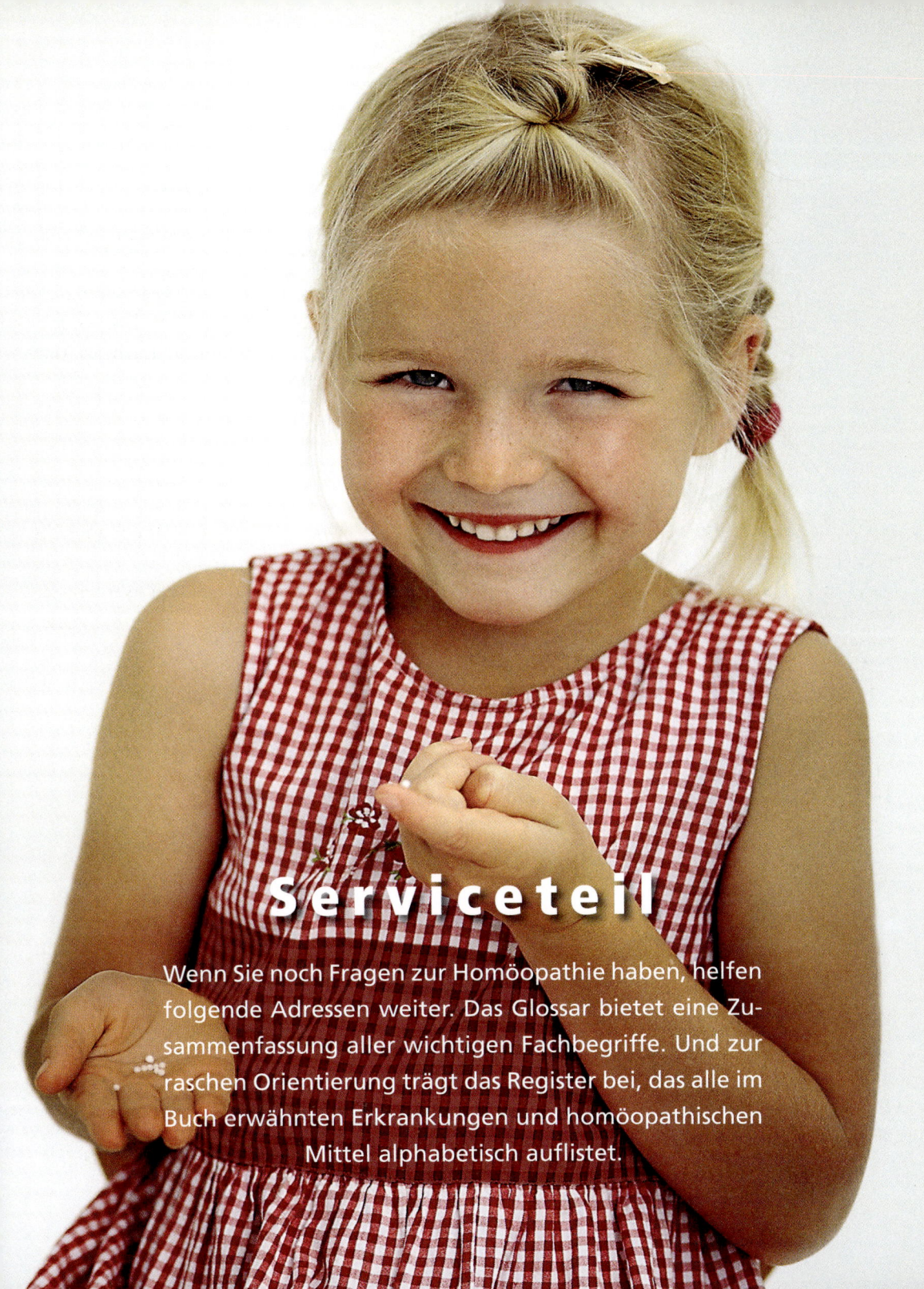

Serviceteil

Wenn Sie noch Fragen zur Homöopathie haben, helfen folgende Adressen weiter. Das Glossar bietet eine Zusammenfassung aller wichtigen Fachbegriffe. Und zur raschen Orientierung trägt das Register bei, das alle im Buch erwähnten Erkrankungen und homöopathischen Mittel alphabetisch auflistet.

Hilfreiche Adressen

Deutschland

Deutscher Zentralverein homöopathischer Ärzte
Am Hofgarten 5
53113 Bonn
Telefon 0228/2425330
Fax 0228/2425331
www.dzvhae.com

Deutsche Gesellschaft für klassische Homöopathie e.V.
Saubsdorfer Straße 9
86807 Buchloe
Telefon 08241/911680
Fax 08241/911702
www.dgkh-homoeopathie.de

Bundesverband Patienten für Homöopathie e.V.
Burgstraße 20
37181 Hardegsen
Fax 05505/959666
info@bph.de
www.bph-online.de

Verband klassischer Homöopathen Deutschlands e.V.
Wagnerstraße 20
89077 Ulm
Telefon 0731/4077220
Fax 0731/40772240
www.vkhd.de

Die Deutschen Heilpraktikerverbände (DDH)
Maarweg 10
53123 Bonn
Telefon 0228/96289900
Fax 0228/96289901
info@ddh-online.de
www.ddh-online.de

**Organisation klassisch homöopathisch arbeitender
Heilpraktiker e.V.**
Homöopathie-Forum e.V.
Grubmühlerfeldstraße 14 b
82131 Gauting bei München
Telefon 089/89355765
Fax 089/89999610
www.homoeopathie-forum.de

GLObulus e.V.
Verein zur Förderung der ärztlichen Homöopathie
Benderstraße 7
81247 München
Fax 089/81009508
info@globulus.org
www.globulus.org

Deutsche Homöopathie-Union
Ottostraße 24
76227 Karlsruhe
Telefon 0721/409301
Fax 0721/4093263
info@dhu.de
www.dhu.de

Österreich

Österreichische Gesellschaft für homöopathische Medizin
Mariahilferstraße 110
1070 Wien
Telefon 01/5267575
Fax 01/52675754
www.homoeopathie.at

Ärztegesellschaft für klassische Homöopathie
Kirchengasse 21
5020 Salzburg
Telefon 0662/437841
Fax 0662/43784115
office@aekh.at
www.aekh.at

Schweiz

Homöopathie Verband
HVS Sekretariat
Postfach
9501 Wil
Telefon 071/9118908
Fax 071/9118909
www.hvs.ch

Verband klassischer HomöopathInnen
Leimeren 8
3210 Kerzers
www.vkh.ch

Glossar

Ähnlichkeitsprinzip: „Similia similibus curentur" – „Ähnliches soll mit Ähnlichem geheilt werden". Eine Krankheit wird durch ein Arzneimittel geheilt, das am gesunden Patienten ähnliche Symptome hervorzurufen vermag. Dies ist die oberste Leitlinie der klassischen Homöopathie und auch als Simile-Prinzip bekannt.

Arzneimittelbild: Beschreibung aller Symptome, die ein homöopathisches Mittel im menschlichen Organismus auslösen kann. Dabei werden die einzelnen Arzneien an gesunden Personen getestet (Arzneimittelprüfung).

Bewährte Indikationen: Wird ein Mittel bei sogenannten bewährten ➜ Indikationen verschrieben, bedeutet das, dass sich der Therapeut über die richtige Mittelwahl sicher ist, weil dasselbe homöopathische Präparat in der Vergangenheit bei ebendiesen Indikationen wirksam war.

C-Potenz: Centesimalpotenzen sind homöopathische Arzneimittel, die nach einem bestimmten Verfahren, das der Begründer der Homöopathie Samuel Hahnemann erfunden hat, hergestellt werden. Dabei wird ein Ausgangsstoff im Verhältnis 1:100 verdünnt.

D-Potenz: Dezimalpotenzen nennt man homöopathische Arzneimittel, die im Verhältnis 1:10 mit reinem Wasser oder Alkohol verdünnt und anschließend 10-mal kräftig gegen den Handballen geschlagen werden.

Einzelmittel: Mittel, das von einem einzigen Ausgangsstoff potenziert wird und auf den Gesamtzustand des Patienten abgestimmt ist.

Erstverschlimmerung/Erstreaktion: Kann nach der Gabe eines homöopathischen Arzneimittels auftreten. Es handelt sich um eine kurzzeitige Verstärkung der bereits vorhandenen Beschwerden. Eine Erstreaktion ist keine schädliche Arzneimittelwirkung, sondern zeugt im Gegenteil von einer passenden Arzneimittelwahl. Nach Absetzen oder Anpassen der homöopathischen Arznei klingt eine Erstreaktion wieder schnell ab. Der Begriff Erstverschlimmerung ist nicht ganz zutreffend, da es sich nicht um eine Verschlimmerung der Krankheit im eigenen Sinne handelt, sondern um eine Reaktion des Körpers auf das homöopathische Arzneimittel.

Folgemittel: Mittel, das passend zur zuvor verabreichten Arznei ausgewählt wird.

Globuli: Aus Zucker hergestellte (Streu-)Kügelchen. Homöopathische Globuli gibt es in unterschiedlichen Größen.

Hochpotenzen: Von Hochpotenzen spricht man dann, wenn in einer potenzierten Arznei rein rechnerisch kein Molekül der Ausgangssubstanz mehr enthalten sein kann.

Indikation: Krankheitsbild, nach dem das entsprechende homöopathische Mittel ausgewählt wird.

Klassische Homöopathie: Die klassische Homöopathie basiert auf den folgenden Grundsätzen: Arzneimittelprüfung am gesunden Menschen als Methode zur Gewinnung von Erkenntnissen über homöopathische Arzneien, Potenzierung als Verfahren zur Herstellung homöopathischer Arzneimittel, Individualisierung eines jeden Krankheitsfalls, Ähnlichkeitsprinzip als Grundlage für die Verordnung eines homöopathischen Arzneimittels, Gabe von diversen Einzelmitteln.

Komplexmittel: Fertige Mischungen aus mehreren homöopathischen Einzelmitteln, die nicht der Lehre der klassischen Homöopathie nach Hahnemann entsprechen. Sie werden im Allgemeinen nach klinischer Denkweise verordnet, also symptombezogen, und entsprechen nicht dem Ähnlichkeitsprinzip.

Konstitution: Anlagebedingte Reaktionsbereitschaft eines Organismus auf die unterschiedlichsten Reize und Einflüsse, denen er in seiner Umwelt ausgesetzt ist, sowie ererbte Merkmale. Die Konstitution beinhaltet die Gesamtheit aller körperlichen, seelischen und geistigen Anlagen.

Konstitutionsmittel: Homöopathisches Arzneimittel, das den gesamten Krankheitszustand und auch die allgemeine geistige, emotionale und körperliche Verfassung eines Menschen einbezieht. Wenn ein homöopathisches Arzneimittel in seinem Arzneimittelbild eine große Ähnlichkeit mit den angeborenen und erworbenen, körperlichen und geistigen Eigenschaften, Reaktionsweisen und Charakteristika des Patienten hat, dann spricht man von einem Konstitutionsmittel.

Leitsymptome: Diejenigen Symptome, die besonders charakteristisch für ein Arzneimittel sind.

LM-Potenzen: Das Verdünnungsverhältnis dieses homöopathischen Arzneimittels ist 1:50.000.

Materia Medica: Zusammenstellung und Sammlung der zu einem homöopathischen Arzneimittel gehörenden Symptome. Ein Synonym für das Wort Materia Medica ist der Begriff Arzneimittellehre. Die erste homöopathische Materia Medica war „Die reine Arzneimittellehre" von Hahnemann.

Nosode: Homöopathische Arzneimittel, die aus Krankheitserregern oder deren Produkten hergestellt wurden. Ausgangsstoffe können körpereigene Stoffe (Gewebe), Sekrete (Eiter), Krankheitserreger oder sonstige Allergene sein.

Organon: Das Organon der Heilkunst von Samuel Hahnemann ist in der ersten Auflage 1810 als „Organon der rationellen Heilkunde" erschienen. Es ist das erste umfassende Lehrwerk zur klassischen Homöopathie und beschreibt in Form von Paragraphen die Ideen und Schlussfolgerungen Samuel Hahnemanns. An seinen Leitlinien orientieren sich auch heute noch alle klassischen Homöopathen.

Potenz: In der Homöopathie bezeichnet man als Potenz die Herstellungsstufe einer homöopathischen Arznei. Je nach Art der Potenzierung unterscheidet man ➤ C-, D-, LM- oder Q-Potenzen.

Q-Potenzen: Abkürzung für Quinquagintamillesimalpotenzen, ein Begriff, der sich vor allem auf das Verdünnungsverhältnis bezieht. Sie werden häufig fälschlicherweise mit LM-Potenzen gleichgesetzt.

Simile: Ein den Krankheitssymptomen des Patienten ähnliches homöopathisches Mittel.

Unterdrückung: Ein Symptom wird unterdrückt, ohne dass die eigentliche Krankheit, die dahintersteckt, geheilt ist. Gemäß der homöopathischen Sichtweise wird sich dadurch der Körper zwangsläufig eine andere Ebene für den Ausdruck der Erkrankung suchen müssen.

Urtinktur: Lösung, in welcher der Ausgangsstoff eines homöopathischen Arzneimittels enthalten ist und welche noch nicht potenziert wurde.

Beschwerdenregister

Arzneimittelregister

Bildnachweis

Wir bedanken uns bei allen Bildlieferanten, die uns durch die Bereitstellung von Abbildungen freundlicherweise unterstützt haben.

aboutpixel.de: 104, Astraios 61, Arnim Schindler 69, pfirsichmelba 74, Walter Christ 132, Mayflower 288, Evgeni T. 289, shelter_from_pain 291
djd/deutsche journalisten dienste: djd/Bepanthen 4 l., 43 u.; djd/Prontima Pharm GmbH 22; djd/Ochsner Wärmepumpen 23 u.; djd/RatGeberZentrale 30, 43 o., 149; djd/Dolormin 51, 234; djd/Ogilvy 52 o.; djd/Optima 58; djd/Livocab direkt 62; djd/proDente e.V. 70, 79; djd/Merz Consumer Care 78, 229; djd/antwerpes & partner ag (Bayer Vital) 80, 84; djd/Cesra Arzneimittel GmbH & Co. KG 89; Berufsverband Deutscher Präventologen 92; Allianz Private 93; djd/BOConcept 103; djd/Orgon Körperpflege GmbH 107; djd/Dr. Beckmann GmbH 110; djd/Evomed 117; djd/OeKolp 118, 242; djd/Karstadt-Quelle Versicherungen 124; djd/frei 128; djd/Gynokadin 136; djd/Arcon International 145; djd/Sutter Medizintechnik 147; djd/Intermed Verlagsgesellschaft mbH 150, 210; djd/Ursapharrm 154; djd/ResMed 157; djd/LaserTravel 163; djd/Tinnitronics 168; djd/Staatl. Fachingen 185; djd/Homviora Arzneimittel Dr. Hagedorn 190; djd/Protina Pharmazeutische GmbH 192; djd/santen 200; djd/Informationsbüro Deutsche Molke 202; djd/Protina 207; djd/NuvaRing 211; djd/panthermedia 214; djd/Aspirin 223; djd/Holsten Pharma 226; djd/3K Agentur für Kommunikation 249; djd/Verband Deutscher Rentenversicherungsträger 254; djd/Woerwag Pharma 303
Fotolia.com: losif Szasz-Fabian 5 r., 6, 87, 155; Marion Neuhauß 15, 160, 268; Xenia1972 16, 96; Jesse Barrow 36; Gina Sanders 49; Pshenichka 91; nsphotography 102; Alison Bowden 111; Stefan Lenz 115; Monika Adamczyk 122, SyB 123; unpict 153; Joanna Wnuk 162, 173; sil 164; Ioflo69 174; schweizer-degen 176; Liv Friis-larsen 182; evgenyb 204; markus spiske 219; Kurhan 225; Emilia Stasiak 266; AGphotographer 270; Oleg Artaev 277; Wolfgang Berroth 280

Freundlicher Versand für Diabetiker: 220, 221
Klosterfrau Gesundheitsdienst: 24, 26, 28, 31, 50, 65, 67, 68, 76, 82, 94, 98, 101, 106, 127, 129, 140, 170, 172, 187, 188, 203, 213, 216, 218, 232, 244, 271, 290, 298, 300
Launer, Annette, pflanzenliebe.de: 34
mauritus images: 10, 12, 14, 19, 20, 21, 48, 159, 267, 272, 273, 274, 276, 278, 282, 283, 287, 307
Photocase.de: emma75 99, Martin Pieruschek 121, A. P. 138
Picture Alliance: picture-alliance/Hippocampus Bildarchiv 7, 284; picture-alliance/dpa 8, 279; picture-alliance/OKAPIA KG, Germany 269
pixelio.de: Cornelie Kublun 4 r. o., 126; Angelika Lutz 4 r. u., 239; C. H. Bürger 5 l., 142; Julietta Hoffmann 23 o.; Kim Weinand 25; Astrid Kettling 33; Marit Peters 38; Stephanie Hofschlaeger 39, 263; Peter Röhl 41; Jasmin Baier 44; marika 45; Sigrid Roßmann/Frankfurt 46, 179; Maja Dumat 47; Ilse Dunkel 52 u.; Kerstin Gummelt 54; Robert Emmerich 55; Maria Lanznaster 56; Manfredo 59; Thomas Max Müller 60; Udo Mörsch 63; Kurt Bouda 64; Birgit Hassel 71; Martina Bublitz 72; Helga Gross 75; Kunststart.net/Romana Schaile 77; Helga Schmadel 83; Paul-Georg Meister 86; Michael Jurman 95; Marco Kröner 105; Karin Jähne 108; Friedrich Frühling 112; Peter Behrens 116; Kurt F. Domnik 131, 209; Patricia 135; bbroianigo/pixelio 144; Sabine Fischer 146; Ernst Rose 151; U. Herbert 166; Michael Jurmann 171; irisch 180; Marco Barnebeck (Telemarco) 181, 292; Thomas Werner 194; Wolfgang Langer 197, 293; marita 198; knipseline 205, 294; Birgit Lieske 228; thomas@fuessel-gambach.de 230; Sylwia Schreck 236, 261; Harald-KU 240; ro18ger 247; Gunda Schünemann 257; Kenneth Brockmann 259; Kerstin Schwebel 264; Dr. Leonara Schwarz 265; Jürgen Vieweg 296; Steffi8870 297; Jutta Nowack 299; Jürgen Weingarten 304; Ulla Trampert 305
Stock.xchng: Claudia Meyer 9, tinpalace 53, Elvis Santana 252
Unipath: 251
WALA Heilmittel GmbH: 120
www.my-hyphen.com: 295